W0095460

Vorwort 7

DAS SUPER-SHRED-KONZEPT 10
Motivation ist (fast) alles 12
  Zeigen Sie Standvermögen! 13
  Bye bye, Mr. Speck! 14
Schnell, schneller, SUPER SHRED 14
  Gesund und fit zur Traumfigur 15
  Volle Konzentration! 16
Ein bisschen »höhere SHREDologie« 17
  Strategie Nr. 1: Negative Energiebilanz ... 18
  Strategie Nr. 2: Unregelmäßige Kalorienzufuhr ... 19
  Strategie Nr. 3: Veränderung der Nährstoffdichte ... 21

DIE SUPER-SHRED-WOCHEN 22
Wie SUPER SHRED funktioniert 24
  Der richtige Rhythmus 26
  Variationen und Wahlmöglichkeiten 26
  Training und Workout 27
Und was kommt danach? 29

WOCHE 1 30
Schaffen Sie Grundlagen 32
SUPER-SHRED-Woche 1: Einkäufe 34
Super-Shred-Woche 1: Vorgaben 38
  Woche 1 Tag 1 41
  Woche 1 Tag 2 44
  Woche 1 Tag 3 47
  Woche 1 Tag 4 50
  Woche 1 Tag 5 53
  Woche 1 Tag 6 56
  Woche 1 Tag 7 59

WOCHE 2 62
Drehen Sie auf! 64
SUPER-SHRED-Woche 2: Einkäufe 66

Super-Shred-Woche 2: Vorgaben 70

  Woche 2 Tag 1 73

  Woche 2 Tag 2 76

  Woche 2 Tag 3 79

  Woche 2 Tag 4 82

  Woche 2 Tag 5 85

  Woche 2 Tag 6 88

  Woche 2 Tag 7 91

WOCHE 3 94

Bringen Sie sich in Form! 96

SUPER-SHRED-Woche 3: Einkäufe 98

Super-Shred-Woche 3: Vorgaben 101

  Woche 3 Tag 1 104

  Woche 3 Tag 2 107

  Woche 3 Tag 3 110

  Woche 3 Tag 4 112

  Woche 3 Tag 5 115

  Woche 3 Tag 6 118

  Woche 3 Tag 7 121

WOCHE 4 124

Bleiben Sie hartnäckig 126

SUPER-SHRED-Woche 4: Einkäufe 128

Super-Shred-Woche 4: Vorgaben 132

  Woche 4 Tag 1 135

  Woche 4 Tag 2 138

  Woche 4 Tag 3 141

  Woche 4 Tag 4 144

  Woche 4 Tag 5 147

  Woche 4 Tag 6 150

  Woche 4 Tag 7 153

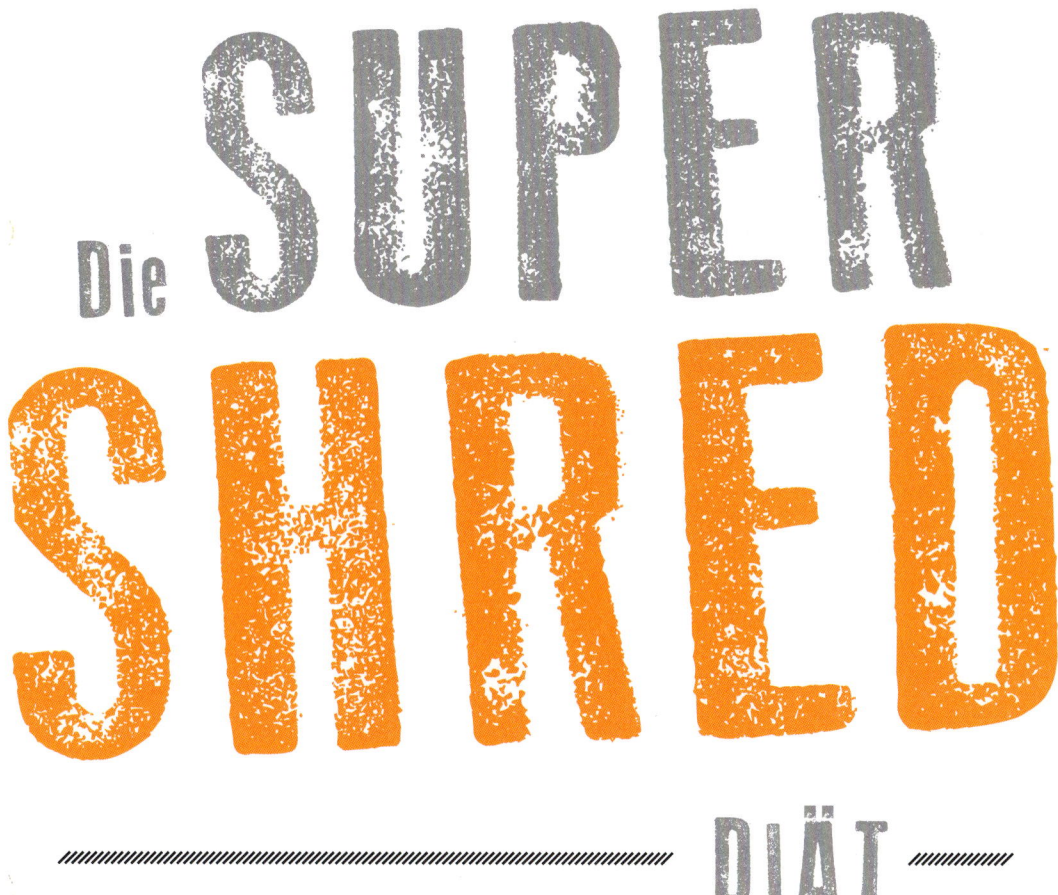

Die SUPER SHRED DIÄT

DR. IAN K. SMITH, M. D.

INHALT

SUPER-SHRED-SNACKS 156

Snacken Sie mit Köpfchen! 158

100-Kalorien-Snacks 159

  Snacks mit Früchten 159

  Würzige Gemüse-Snacks 161

  Snacks aus Milchprodukten 163

  Snacks mit Fleisch, Ei oder Fisch 163

  Knackige Nüsse & Samen 164

  Snacks aus Getreide & Co. 165

150-Kalorien-Snacks 167

  Snacks mit Früchten 167

  Würzige Gemüse-Snacks 168

  Snacks aus Milchprodukten 170

  Snacks mit Fleisch, Ei oder Fisch 170

  Knackige Nüsse & Samen 171

  Snacks aus Getreide & Co. 172

SUPER-SHRED-SMOOTHIES 174

SUPER-SHRED-SUPPEN 246

Bücher, die weiterhelfen 284

Adressen, die weiterhelfen 285

Register 286

Rezeptregister 287

Impressum 288

VORWORT

Was wäre passiert, wenn mir vor fünf Jahren jemand gesagt hätte: »Du wirst demnächst ein Programm austüfteln, dessen einziger Sinn es ist, sehr schnell Gewicht zu verlieren«? Ich hätte ihn angesehen, als ob er zwei Köpfe hätte. Wie viele andere Diätfachleute sang ich damals laut vernehmlich die vertraute Abspeckhymne: »Nur langsames, nachhaltiges Abnehmen bringt etwas.«

Aber die vielen Menschen, die mir E-Mails und Twitter-Feeds schickten, wollten in diesen Chor nicht mit einstimmen. Stattdessen haben sie mich unablässig mit Fragen bombardiert, weil sie ohne Medikamente und chirurgische Eingriffe schnell Gewicht verlieren wollten. Also fing ich an, mich mit dem zu beschäftigen, was lange als unmöglich galt: superschnell und gesund abzunehmen.

Durch den Erfolg meines letzten Buches »SHRED. Die Erfolgsdiät ohne Hungern« habe ich viel darüber gelernt, welche Entschlossenheit Diätwillige an den Tag legen können, die mehr als ein Pfund in der Woche – das, was Fachleute immer als sinnvollen Gewichtsverlust propagieren – über Bord werfen wollen.

Das durchschnittliche Ergebnis bei sechs SHRED-Wochen lag bei zwei Kleidergrößen und zehn Zentimeter Bauchumfang weniger. SHREDDER auf der ganzen Welt haben SHRED-Gruppen auf Facebook gegründet, wo sie sich Mut zusprechen, Rezepte austauschen, einander Tipps geben oder sich sogar zum regelmäßigen Sport verabreden.

Trotz des riesigen Erfolgs von SHRED wurde ich immer wieder gefragt, wie man noch effektiver Gewicht verlieren kann. Also setzte ich mich noch einmal hin, ackerte mich durch die neuesten Forschungsergebnisse und sah mir interessante neue Ansätze an. Dabei wurde mir immer bewusster, warum so lange davon abgeraten wurde, möglichst schnell abzunehmen: weil das nur mit ungesunden Mitteln möglich war.

Also überlegte ich mir ein Programm, mit dem man in sehr kurzer Zeit bei vollem Wohlbefinden viel Ballast abwerfen kann, und gab ihm den Namen SUPER SHRED.

Ich widme dieses Buch Damian Cherry, Lisa Vines, dem kleinen Damian, Dante und Omar sowie der neuen Crew von 62.
Ihr seid für immer in meinem Herzen. Auf euch alle!

WICHTIGER HINWEIS

Alle Informationen in diesem Ratgeber sind von Autor und Verlag sorgfältig und gewissenhaft geprüft. Dieses Buch vermittelt Ihnen verlässliche und präzise Informationen. Die Diät- und Ernährungsforschung befindet sich jedoch in ständiger Entwicklung. Zudem unterscheiden sich die in diesem Buch gezogenen Schlüsse teilweise von denen in anderen Quellen. Wer gesundheitliche Probleme hat, sollte einen Arzt befragen, bevor er seine Ernährungsgewohnheiten entsprechend den Ratschlägen in diesem Buch umstellt. Autor und Verlag übernehmen keinerlei Verantwortung für mutmaßliche negative Folgen, die direkt oder indirekt mit den im Buch enthaltenen Informationen in Zusammenhang gebracht werden.

Kostenlose Diät- und Gesundheitstipps bekommen Sie von

DR IAN K. SMITH

unter:

twitter:
@doctoriansmith

website:
www.doctoriansmith.com

facebook:
www.facebook.com/ShredderNation

DANK

Jedes Mal, wenn ich meinen Namen in großen Lettern auf dem Umschlag eines Buches sehe, finde ich es ungerecht, dass nicht all die anderen Namen der Mitwirkenden darauf Platz haben. Das Erstellen, Vermarkten, Entwerfen, Veröffentlichen und Verkaufen eines Buches ist harte Arbeit. Sie wird von einem großen Team geschultert, das leider größtenteils unerwähnt bleibt. Deshalb ist es mir umso wichtiger, alle Mitwirkenden wenigstens hier zu erwähnen. Mit dabei waren (in rein zufälliger Reihenfolge): Elizabeth Beier, Michelle Richter, Steve Cohen, Sally Richardson, John Karle, Katie Bassell, Michael Storrings, Jeff Dodes, Lorraine Saullo und John Custack sowie das gesamte Verkaufsteam von St Martin's Press. Ich bin euch allen zutiefst dankbar, dass ihr an mich und meine Bücher geglaubt und zahllose Stunden geopfert habt, um meinen Traum Wirklichkeit werden zu lassen.

Besonders danken möchte ich ferner meinem Verleger Matthew Shear. Er hatte ein ganz großes Herz und war immer bereit, die Ärmel hochzukrempeln, um »Bücher so richtig rauszubringen«. Möge dein Vermächtnis ein Segen sein, Matthew. Ich werde dich sehr vermissen.

Danke auch an alle SHREDDER. Ihr habt mich sehr stolz gemacht und mir sehr viel Feedback gegeben, das mir geholfen hat, mein Programm zu perfektionieren. Euer Erfolg ist der Treibstoff meiner Kreativität.

Last but not least danke ich Tristé, Dashiell und Declan.
Ich schaffe das alles nur, weil ihr mich stark und stolz macht und mich dazu bringt, besser und glücklicher zu werden. Ich liebe euch und hoffe, ich kann ein Lächeln auf eure Gesichter zaubern.

Dr. Ian K. Smith
Januar 2014

DAS
SUPER SHRED
KONZEPT

MOTIVATION IST (FAST) ALLES   12

SCHNELL, SCHNELLER,
SUPER SHRED   14

EIN BISSCHEN
»HÖHERE SHREDOLOGIE«   17

MOTIVATION
IST (FAST) ALLES

Das Programm SUPER SHRED ist kurz, mit seinen vier Wochen noch kürzer als das sechswöchige Programm SHRED. Weil es jedoch einiges von Ihnen fordert, wird sicherlich Ihre Lust nicht ausbleiben, hier und da einen zusätzlichen Snack einzuwerfen, die Portionen ein bisschen größer zu machen oder ab und zu eine Trainingssession zu überspringen.

Wenn Sie das Gefühl haben, dass Sie gerade nah dran sind, der Versuchung zu erliegen, schreiben Sie folgende Worte auf ein Blatt Papier und stecken Sie den Zettel in Ihre Handtasche oder Ihren Geldbeutel, damit Sie jedes Mal einen Blick darauf werfen können, wenn der Drang, schwach zu werden, übermächtig wird:

Ich habe ein großes Ziel und möchte es in kurzer Zeit erreichen.

Ich will dieses Ziel mehr als alles andere erreichen.

Ich tue genau das, was notwendig ist, um dieses Ziel in kurzer Zeit zu erreichen.

Ich KANN und MUSS und WERDE diesen Plan durchziehen.

ZEIGEN SIE STANDVERMÖGEN!

Es ist ausgesprochen hilfreich, wenn Sie ein paar Bekannte und Freunde mit ins Boot nehmen. Denn die können Ihnen unverzüglich ein ehrliches Feedback geben und Sie auf den Boden der Tatsachen zurückholen, wenn Sie drauf und dran sind, schlechte Entscheidungen zu treffen. Sie selbst können sich bei ihnen per Telefon, E-Mail oder SMS beklagen, wie schwer Ihnen heute oder diese Woche die Diät fällt und dass Sie jetzt Unterstützung brauchen.

Hin und wieder benötigen wir alle Halt und etwas Motivation. Das kann der Anblick unserer Kinder sein, der Traum von einem Ziel, das wir erreichen wollen, oder ein anerkennendes Lächeln von jemandem, wenn uns etwas gelungen ist. Was immer Sie früher gemacht haben, um Hürden zu meistern, machen Sie es auch diesmal, und zwar immer dann, wenn es in den nächsten vier Wochen hart wird. Was das sein könnte, notieren Sie am besten hier:

Mein Programm funktioniert nur, weil diejenigen, die wirklich Ergebnisse sehen möchten, das auch durchzuziehen bereit sind. Keine gesunde, vernünftige Diät wird bei Ihnen anschlagen, wenn Sie nachlässig sind und den ganzen Tag zu viel Ungesundes in sich hineinstopfen. Sie wird nur dann erfolgreich sein, wenn Sie Ihr Bestes geben. Viele wünschen sich einen Plan, für den sie keine Energie aufwenden müssen, aber den gibt es nun einmal nicht.

BYE BYE, MR. SPECK!

Hier noch etwas zur Motivation: Ich habe mich über Facebook und Twitter an meine SHREDDER gewandt und mit ihnen mein neues Programm getestet. Die Ergebnisse übertrafen alle unsere Erwartungen: Der durchschnittliche Gewichtsverlust belief sich auf zehn Kilogramm in nur vier Wochen. Manche SHREDDER behaupteten sogar, es wäre noch mehr drin gewesen, wenn sie sich noch ein bisschen mehr angestrengt hätten.

SCHNELL, SCHNELLER, SUPER SHRED

SUPER SHRED ist kein Diätprogramm für eine langfristige Umstellung – dafür gibt es SHRED, mein erstes Programm. SUPER SHRED habe ich speziell als Schnellschuss für alle entwickelt, die es eilig haben, zum Beispiel, weil ein besonderes Ereignis ansteht, zu dem sie gut aussehen und sich gut fühlen wollen. Es ist außerdem für alle gedacht, denen ihr Arzt zu verstehen gegeben hat, dass sie auf dem besten Weg sind, zuckerkrank zu werden oder zum ersten Mal in ihrem Leben Bluthochdruck zu entwickeln. SUPER SHRED hilft ihnen nicht nur, Pfunde loszuwerden, es senkt auch ihren Blutzuckerspiegel, normalisiert ihre Cholesterinwerte und senkt ihren Blutdruck.

SUPER SHRED ist als Schnellschuss gedacht, als Wunderwaffe aller Abnehmwilligen. Es ist eine Lösung Ihrer Gewichtsprobleme, die Ihre Gesundheit nicht aufs Spiel setzt. Manchmal ist das Programm kein Zuckerschlecken – und das soll es auch gar nicht sein. Wenn Sie von Ihrem Körper verlangen, das gleiche Gewicht in vier Wochen loszuwerden, das Sie ihm in drei Jahren draufgepackt haben, dann müssen Sie schon etwas auf sich nehmen. Anders geht es nicht. Ihr Körper ist zu Erstaunlichem fähig, aber Sie müssen – Entschuldigung! – Ihren Hintern hochkriegen und etwas dafür tun. Und das tun Sie, wenn Sie sich an mein Programm halten und an sich selbst ebenso glauben wie daran, dass die Philosophie und Strategie von SUPER SHRED Ihnen hilft, das zu erreichen, was Sie bisher für unmöglich gehalten haben. SUPER SHREDDERN Sie sich!

GESUND UND FIT ZUR TRAUMFIGUR

Zehntausende haben mich in den letzten Jahren immer wieder gefragt: »Wie kann ich schnell abnehmen?« Meine Antwort war immer die gleiche: »Zu rasch Gewicht zu verlieren kann gefährlich sein. Am besten ist es, wenn man langsam und beständig abspeckt, dann nimmt man auch nicht wieder so schnell zu.«

Es war für mich immer klar, dass ein allmählicher Gewichtsverlust besser ist als ein schnelles Runterhungern – so lautete auch der Kanon der Wissenschaft. Trotzdem wollte ich immer noch herausfinden, ob es nicht doch möglich ist, schnell und gleichzeitig gefahrlos zu »verschlanken«. Schließlich habe ich die Antwort gefunden – ja, es geht! –, aber erst nachdem ich erkannt hatte, aus welchen Gründen Diätfachleute ständig vor Blitzdiäten warnen.

Diäten, die einen raschen Gewichtsverlust versprechen, sind in den allermeisten Fällen extrem – und extrem ungesund. Sie setzen entweder eine starke Drosselung der Kalorienzufuhr voraus, arbeiten mit zweifelhaften Nahrungsergänzungsmitteln, die den Stoffwechsel anheizen sollen, oder sie verlangen, dass man ganze Nahrungsmittelkategorien aus dem Speiseplan streicht. Damit haben zwar viele Menschen zunächst durchaus erfolgreich abgenommen. Aber die Vorteile werden durch die Schäden einer solchen Rosskur niemals aufgewogen!

Was hat man davon, sieben, acht Kilo zu verlieren, wenn nachher die Nieren geschädigt sind? Was bringen zehn Kilo weniger Gewicht, wenn man sich nach Beendigung der Diät alles – und noch mehr – wieder draufpackt?

SUPER SHRED wurde speziell für einen kurzfristigen, raschen Gewichtsverlust konzipiert. Das Programm ist nicht als langfristige Diät geeignet. Ich nenne es zielgerichtete Diät. Sie müssen in zwei Monaten für eine Kreuzfahrt in Form sein? In sechs Wochen steht ein Klassentreffen an? Für eine Hochzeit in vier Wochen wollen Sie sich in Bestform präsentieren? Dann ist SUPER SHRED Ihre geheime Wunderwaffe, die Ihnen die gewünschten Ergebnisse liefert.

Doch denken Sie immer daran: Wunderwaffen werden nur eingesetzt, wenn es um wirklich viel geht. Für den Normalfall haben Sie reichlich anderes im Arsenal – erst wenn Sie den entscheidenden Schlag landen wollen, müssen Sie bis zum Äußersten gehen. Das Überraschungsmoment, das etwa auf dem Fußballfeld eine so große Rolle spielt, ist auch bei Ihrem Kampf gegen die Pfunde entscheidend.

VOLLE KONZENTRATION!

Wenn Sie eine Wunderwaffe zu oft einsetzen, weiß Ihr Gegner bald, was er zu erwarten hat, und kann sich darauf einstellen. So verliert Ihre Geheimwaffe irgendwann den Biss. Auch mit SUPER SHRED verhält es sich so: Wer zu lange und zu oft darauf setzt, schmälert die Wirkung. Deshalb ist SUPER SHRED als kurze, heftige Attacke auf die Pfunde gedacht.

Wer langfristig abnehmen möchte, sollte sich an SHRED – die Erfolgsdiät ohne Hungern – halten. Sie ist ein praktisches, preiswertes, geradliniges Programm, das erstaunliche Erfolge bringt. Mit ihr kann man in sechs Wochen zehn Zentimeter Bauchumfang loswerden oder seine Kleidergröße um zwei Nummern reduzieren.

Testpersonen, die sich an den ursprünglichen SHRED-Plan gehalten und mit SUPER SHRED noch eins draufgelegt haben, verloren im Durchschnitt wöchentlich etwas mehr als zwei Kilo. SUPER SHRED ist ein Vierwochenprogramm, das auf optimale Ergebnisse ausgelegt ist. Sie haben zwar gewisse Variationsmöglichkeiten, doch sollten Sie das Programm nach Möglichkeit genau so umsetzen, wie es vorgegeben ist. Wir haben nicht viel Zeit zur Verfügung, entsprechend wenig Spielraum bleibt für Umwege oder Auszeiten.

Jeder Tag im Vierwochenprogramm ist wichtig, weshalb die Planung, Vorbereitung und Umsetzung so effizient wie möglich sein müssen. Wer sich auf SUPER-SHRED einlässt, muss Zeit und volle Motivation dafür haben. Wenn Sie von anderen Dingen abgelenkt werden oder gerade wenig Einfluss auf Ihren Speiseplan haben, sollten Sie gar nicht erst anfangen. Optimale Ergebnisse sind nur möglich, wenn Sie sich dem Programm mit der mentalen und körperlichen Kraft widmen, die es verdient und die auch notwendig ist.

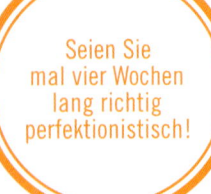

Seien Sie mal vier Wochen lang richtig perfektionistisch!

EIN BISSCHEN »HÖHERE SHREDOLOGIE«

Abnehmen ist nie leicht. Sie müssen Ihren Alltag verändern und auf schlechte Gewohnheiten verzichten, durch die Sie und Ihr Gewicht außer Kontrolle geraten sind. Es ist leicht, den schnellen Gewichtsverlust zu wollen, aber es ist nicht so leicht, diesen Weg auch wirklich zu gehen.

SUPER SHRED ist keine Rosskur, aber es verlangt Ihnen schon etwas ab, und das ist auch so gedacht. Denn wenn Ihr Körper nicht spürbar herausgefordert wird, verändert er sich auch nicht spürbar. SUPER SHRED fordert Sie, aber es überfordert Sie nicht. Je mehr Sie sich anstrengen, desto bessere Ergebnisse erzielen Sie. Ihre Erwartungen sollten also nur so hoch sein wie die Intensität, mit der Sie das Programm umzusetzen bereit sind.

Wie bei allen Diäten wird der Gewichtsverlust von Person zu Person unterschiedlich ausfallen. In unseren Tests hat sich gezeigt, dass der SUPER-SHRED-Durchschnitt bei knapp zehn Kilogramm in vier Wochen liegt. Manche lagen darüber, andere darunter. So viele Teilnehmer wir hatten, so viele unterschiedliche Verläufe gab es auch: Die einen verloren zuerst nur laut Waage Gewicht, die anderen konnten anfangs ausschließlich ihren Umfang reduzieren und wieder andere verbuchten an beiden Fronten Erfolge. Jeder von uns ist anders und reagiert entsprechend unterschiedlich auf Diätpläne. Vergleichen Sie sich nie mit anderen, sonst sind Enttäuschungen vorprogrammiert. Sie sind Ihr eigener Maßstab – und so sollten Sie auch an SUPER SHRED herangehen. Denken Sie daran, wie Sie früher Gewicht verloren haben, und vergleichen Sie die Effektivität früherer Versuche mit Ihren SUPER-SHRED-Ergebnissen.

Was Sie in diesen vier Wochen loswerden, hängt von etlichen Variablen ab. Es gibt viele gesundheitliche Bedingungen, wie zum Beispiel eine Unterfunktion der Schilddrüse, die den Gewichtsverlust verlangsamen oder reduzieren können. Oft wirken sich auch Medikamente, etwa Mittel gegen Bluthochdruck, auf das Körpergewicht aus. Eine Rolle spielt zudem, wie viel Gewicht Sie überhaupt verlieren müssen beziehungsweise wollen, wie weit Sie also von Ihren Wunschmaßen entfernt sind. Wer nur noch 10 Kilo bis zum optimalen Gewicht hat, verliert nicht mehr so viel wie jemand, der noch 30 Kilo davon entfernt ist.

Das ist genau die Crux des Abnehmens: Je näher man seinem Ziel kommt, desto schwieriger wird es, noch Fortschritte zu erzielen. Nehmen Sie es nicht persönlich – unser Körper funktioniert nun einmal so. Er wird sich dagegen sträuben, auch noch die letzten 5 bis 10 Kilo herzugeben. Das heißt nicht, dass gar nichts mehr geht. Aber es heißt, dass man entschlossener und härter an sich arbeiten muss.

Bei SUPER SHRED kommen viele Strategien zum Einsatz. Die drei wichtigsten aber sind: negative Energiebilanz, unregelmäßige Kalorienzufuhr und die Veränderung der Nährstoffdichte. Jede einzelne Strategie bringt Erfolg im Kampf gegen die Pfunde, doch ich habe sie alle drei in einem einzigen Programm zusammengefasst, damit Sie maximale Ergebnisse erzielen.

STRATEGIE NR. 1:
NEGATIVE ENERGIEBILANZ

Die Energiebilanz in den negativen Bereich zu bringen ist bei allen Diäten wichtig – und bei SUPER SHRED besonders. Das Prinzip ist denkbar einfach: Es geht um das Verhältnis zwischen den durch Essen und Trinken zugeführten Kalorien und der Menge an Kalorien, die der Körper für seine täglichen Aktivitäten braucht. Dieses Verhältnis entscheidet, ob Sie Ihr Gewicht halten, an Gewicht verlieren oder sich neues Gewicht draufpacken.

- Eine negative Energiebilanz ergibt sich, wenn Sie mehr Energie verbrauchen, als Sie zu sich nehmen. In diesem Zustand sucht Ihr Körper nach Energie, denn er bekommt ja über die Nahrung nicht genug.
- Eine positive Energiebilanz ergibt sich, wenn wir uns mehr Energie zuführen, als wir brauchen. Unser Körper speichert die Energie dann in den Fettzellen.

Drei Energieformen liefert uns die Nahrung: Kohlenhydrate, Fett und Eiweiß. Und in genau dieser Reihenfolge nutzt unser Organismus diese Quellen auch.

Wenn der Körper Energie verbraucht, etwa bei diversen Aktivitäten wie Sport, Gehen oder auch einfach beim Wegräumen von Geschirr, bedient er sich zuerst der Energie, die ihm Kohlenhydrate bieten, dies ist quasi sein Treibstoff. Die Kohlenhydrate gehen aber bald zur Neige, da der Organismus nur begrenzte Speicherkapazitäten für sie hat. Also macht er sich anschließend über die Fettzellen her, sprich: die eingelagerte Energie. Ganz zuletzt zapft er als Notreserve das körpereigene Eiweiß an.

SUPER SHRED bringt Ihren Körper in eine negative Energiebilanz, damit er seine Energie aus den Fettablagerungen holt und dieses Depot abbaut. Körperliche Betätigung ist bei dem Vierwochenprogramm entscheidend, denn sie schafft überhaupt erst die Nachfrage nach Energie im Körper und damit die Notwendigkeit, Fett zu verbrennen, um diese Energie zu bekommen. Die Kalorien, die Sie tagtäglich konsumieren, wurden exakt so abgemessen, dass Ihr Körper in eine negative Energiebilanz gerät, dass aber trotz sportlicher Betätigung die Eiweißreserven, etwa aus den Muskeln, nicht angegriffen werden.

Sie brauchen während des gesamten Programms keine Kalorien zu zählen (ich habe das für Sie gemacht), dafür müssen Sie sich genau an die Vorgaben zur Größe und Art der Essens- und Getränkeportionen halten.

STRATEGIE NR. 2: UNREGELMÄSSIGE KALORIENZUFUHR

Dass man nur dann Gewicht verliert, wenn man sich weniger Kalorien zuführt, als man verbraucht, weiß inzwischen jedes Kind. Wissenschaftler haben diese alte Wahrheit nun um einige neue Fakten bereichert. Sie befassten sich mit wichtigen »Nebenschauplätzen« wie Stoffwechsel, Kalorienverwertung und Fasten. Wie immer bei neuen Erkenntnissen sind nicht alle einverstanden, gleichwohl sind die Ergebnisse der Untersuchungen so interessant, dass sich nun auch renommierte Forschungsinstitute näher damit befassen.

Eine Diätstrategie, deren Erkenntnisse wir uns bei SUPER SHRED zunutze machen, ist das sogenannte intermittierende (zeitweilig aussetzende) Fasten, bei dem man immer nur eine bestimmte Anzahl von Tagen fastet. Tage, an denen man »normal« isst, wechseln sich also mit Tagen ab, an denen man die Kalorienaufnahme zwar nicht auf null zurückfährt, aber stark drosselt. Beispiel: An fünf aufeinanderfolgenden Tagen hält man eine tägliche Zufuhr von 2500 Kalorien, anschließend kommen zwei Tage mit jeweils nur 700 Kalorien.

Kleinere Studien haben gezeigt, dass das mindestens so wirkungsvoll sein kann wie ein tägliches Fasten. Gleichzeitig aber sollen noch mehr Vorteile als nur ein Gewichtsverlust dabei herausspringen: Der Blutdruck sinkt, die Blutzucker- und Blutfettwerte verbessern sich und das Risiko einer Herzerkrankung wird reduziert. Obwohl noch intensivere Studien nötig sind, ist das intermittierende Fasten ein vielversprechendes Konzept für die Gewichtsreduktion.

SUPER SHRED nutzt einen Aspekt des intermittierenden Fastens, den ich unregelmäßige Kalorienzufuhr nenne. Die Kalorien werden nicht so stark zurückgefahren wie beim intermittierenden Fasten, aber die täglichen Kalorien sind so abgezählt, dass die aufgenommene Menge immer wieder abrupt wechselt. Deutlich wird dies vor allem beim SUPER-SHREDDER-Tag: In jeder Woche gibt es einen Tag, an dem die aufgenommene Kalorienzahl sich deutlich von der an den vorausgehenden und nachfolgenden Tagen unterscheidet. An diesen Tagen ist es ganz besonders wichtig, dass Sie sich an den Plan halten und alle Snacks und Mahlzeiten wie beschrieben zu sich nehmen – nicht mehr und nicht weniger. Dieser Tag wird jeweils der härteste in Ihrer SUPER-SHRED-Woche sein, aber wenn Sie ihn richtig planen und wissen, wofür er gut ist, dann bringen Sie auch ihn gut hinter sich. Am wichtigsten ist dabei der psychologische Aspekt: Sehen Sie den SUPER-SHREDDER-Tag als positive Herausforderung. Er dauert auch nur 24 Stunden – und 24 Stunden lang geht fast alles.

Aber auch den Rest der Woche ist Ihre Kalorienzufuhr eine Achterbahnfahrt zwischen den Mahlzeiten und sogar zwischen den Tagen. Wie immer brauchen Sie keine Kalorien zu zählen und keine Nährstoffe zu berechnen, denn die Speisen, Getränke und Portionsgrößen halten Ihren Organismus durch ihre Vielfalt auf Trab und wirken sich dadurch auf Ihren Stoffwechsel aus. Gerade die Veränderungen im Stoffwechsel, die sich durch die Auswahl der jeweiligen Lebensmittel und Mahlzeiten sowie die genau abgestimmten Trainings einstellen, wirken sich ganz entscheidend auf Ihren Erfolg aus.

Beim ursprünglichen Sechs-Wochen-SHRED-Programm hat sich die Kalorienmenge von Woche zu Woche verändert, bei SUPER SHRED jedoch gibt es stärkere Schwankungen. Dieses Auf und Ab fordert Ihren Körper ständig und zwingt ihn, neue Stabilität zu suchen und sich anzupassen. Der Trick dabei ist, dass Ihr Stoffwechsel diese Stabilität kaum je erreicht. Er kann sich also niemals gemütlich zurücklehnen. Dadurch ergibt sich eine Instabilität, die Ihren Kalorienverbrauch deutlich erhöht und Ihre Speckröllchen nur so dahinschmelzen lässt.

»Schockieren« Sie Ihren Stoffwechsel, und die Pfunde flüchten!

STRATEGIE NR. 3:
VERÄNDERUNG DER NÄHRSTOFFDICHTE

Mit der Nährstoffdichte ist die Menge der Nährstoffe (Vitamine, Mineralien, Spurenelemente, sekundäre Pflanzenstoffe und Co.) gemeint, die Sie mit einer Speise oder einem Getränk pro Kalorie aufnehmen. Ideal ist eine maximale Nährstoffzufuhr bei minimaler Kalorienzufuhr. SUPER SHRED funktioniert auch deshalb, weil das Essen außerordentlich nährstoffdicht ist. Das erreichen wir, indem wir den Anteil von Fleisch, fettreichen tierischen Lebensmitteln wie Sahne sowie von Kohlenhydraten verringern, die bei vielen Kalorien relativ wenig Nährstoffe liefern. Kurzum: Sie fahren die Menge gesunder Nährstoffe hoch und die Kalorienzahl gleichzeitig herunter.

Die meisten Menschen sind Allesfresser, ernähren sich also sowohl von pflanzlichen als auch von tierischen Produkten. Ganze Bücher wurden darüber geschrieben, ob nun eine auf Pflanzen oder eine auf einer Mischkost mit Fleisch basierende Diät besser ist. Aus meiner Sicht: Gesund zubereitetes Fleisch kann in moderater Menge einen wichtigen Beitrag zu Ihrer Diät leisten. Doch ein hoher Anteil pflanzlicher Lebensmittel ist mindestens ebenso wichtig, da pflanzliche Ernährung Krankheiten vorbeugt, den Gewichtsverlust erheblich fördert und das Abnehmen durch die vielen in Pflanzen enthaltenen Gesundstoffe erheblich schonender für Sie macht. Die Ballaststoffe der Pflanzen geben zudem ein nachhaltigeres Sättigungsgefühl und verhindern Heißhunger.

Fleisch oder Fisch sind bei SUPER SHRED keine Pflicht. Vegetarier können das Programm ebenfalls erfolgreich durchziehen. Sie brauchen nur die tierischen Bestandteile der täglichen Menüs durch etwas Pflanzliches ersetzen.

Sie essen nach wie vor Gemüse, Fleisch und Fisch, doch sind Ihre Speisen so zusammengesetzt, dass Sie zum Ende jedes Tages hin eher pflanzliche als fleischliche Kost zu sich nehmen. Mit anderen Worten: Sie bekommen einen Allesfresser-Speiseplan mit hoher Nährstoffdichte und starkem Pflanzenanteil. Das verhilft Ihnen zu reichlich gesunden Ballaststoffen und Antioxidanzien (die fangen sogenannte freie Sauerstoffradikale, die uns alt, krank und dick machen). Gleichzeitig reduziert sich die Anzahl der Kalorien tagsüber. Ihre ersten Mahlzeiten sind also etwas üppiger als die letzten. Das ist wichtig, denn wenn wir im Lauf des Tages weniger aktiv werden und keine Zeit mehr haben, Kalorien zu verbrennen, müssen wir auch die Zufuhr von Energie etwas drosseln.

DIE SUPER-SHRED-WOCHEN

WIE SUPER SHRED FUNKTIONIERT 24

UND WAS KOMMT DANACH? 29

WIE SUPER SHRED FUNKTIONIERT

SUPER SHRED ist ein Programm, das sofort wirkt und trotzdem gesund ist. Es ist eine sehr einfache, unmittelbar umsetzbare Strategie: Sie bekommen jeden Tag einen exakten Speiseplan, an den Sie sich halten müssen – mit einigen Wahlmöglichkeiten als Spielraum. Entscheidend fürs erfolgreiche Abspecken ist das Timing – tun Sie also Ihr Bestes!

Jede Woche ist anders. Manchmal dürfen Sie sich an einem Tag drei Snacks, ein andermal nur zwei gönnen. In manchen Wochen stehen vier Mahlzeiten täglich auf dem Programm, in anderen zwei. Der Fahrplan für jede Woche steht am Anfang jedes Kapitels und ist sehr wichtig, lesen Sie alles gut durch.

SUPER SHRED geht über vier Wochen. Jede Woche ist ein eigenständiges Programm, doch die Wochen bauen aufeinander auf und bilden so einen kompletten Diätplan. Jede Woche hat ein anderes Thema und einen anderen Zweck, aber das Ziel der gesamten Strecke ist es, schnell Gewicht loszuwerden.

- In der ersten Woche schaffen Sie sich gute Grundlagen. Wir haben nur vier Wochen Zeit, um das gewünschte Resultat zu erzielen, also müssen wir gleich in die Vollen gehen. Die erste Woche ist die leichteste, aber sie ist sehr wichtig, denn sie legt den Grundstein für den Erfolg des Programms. Sie gewöhnen sich an die Zeiteinteilung der Mahlzeiten. Außerdem erfahren Sie, wie Sie Trainings- und Essenszeiten optimal takten. Das Gros der Teilnehmer verliert in dieser Woche gut zwei Kilo, manche sogar noch mehr. Die Ergebnisse variieren jedoch und hängen von allerlei Faktoren ab.
- »Drehen Sie auf« ist das Motto der zweiten Woche. Sie ist speziell darauf ausgerichtet, Sie voranzutreiben. Bei den meisten Diäten reduziert sich der Abnehmeffekt in der zweiten Woche drastisch. Um das zu verhindern, müssen Sie diesen natürlichen Verlangsamungsprozess durch ein zusätzliches Durchstarten hinter sich bringen. Sie werden zwar trotzdem nicht ganz so viel Ballast abwerfen wie in der ersten Woche, aber Sie meiden Stillstand ebenso wie den großen Frust. In dieser Woche ist ein Motivationsschub besonders wichtig, denn wenn Sie die sieben Tage hinter sich gebracht haben, haben Sie schon die Hälfte geschafft.

- »Bringen Sie sich in Form« habe ich die dritte Etappe des Programms genannt, weil sich der Körper in dieser Woche merklich verändert und Sie einen echten Unterschied zu erkennen beginnen. Er bekommt eine andere Form, die Kleider sitzen anders als vorher, und Sie erhalten immer häufiger Feedback von anderen, dass Sie sich positiv verändern. Die dritte Woche ist die schwerste und geht mit einer echten Veränderung der Kalorienzufuhr einher. Diese Etappe ist hart, aber nicht unüberwindlich. Sie kriegen die sieben Tage schon hinter sich – und danach haben Sie umso mehr Selbstvertrauen und wissen, wozu Sie imstande sind, wenn Sie Geist und Körper nur richtig darauf einstellen.
- »Bleiben Sie hartnäckig« heißt die vierte und letzte SUPER-SHRED-Woche. Ich habe sie so genannt, weil es sehr wichtig ist, dass Sie das Programm fokussiert und entschlossen bis zum Schluss durchziehen. Woche vier ist nicht die einfachste, aber auch nicht die schwierigste Phase des Programms. Nachdem Sie in Woche drei so richtig aufgedreht haben, scheint Ihnen die letzte Etappe gut machbar. Widerstehen Sie aber auf den letzten Metern allen Versuchungen und bleiben Sie Herr der Lage! Sie wissen ja bereits, was eine Woche SUPER-SHRED bedeutet. Jetzt können Sie alles ins Spiel bringen, was Sie bereits gelernt haben, und zum Schlusssprint ansetzen. Bleiben Sie stur, dann kann Sie nichts stoppen!

WOCHENÜBERBLICK

WOCHE 1: GRUNDLAGEN   SEITE   30

WOCHE 2: AUFDREHEN   SEITE   62

WOCHE 3: DEN KÖRPER FORMEN   SEITE   96

WOCHE 4: DRANBLEIBEN   SEITE 126

DER RICHTIGE RHYTHMUS

Mahlzeiten zu überspringen ist nicht ratsam, denn es kann sich sehr kontraproduktiv auswirken und Ihrem Erfolg im Weg stehen. Wenn Sie einmal nicht die ganze Mahlzeit schaffen, müssen Sie auch nicht alles aufessen – aber essen Sie wenigstens ein bisschen. Eine Mahlzeit ganz zu streichen tut Ihrem Körper nicht gut, denn er muss sich an den regelmäßigen Mahlzeitenrhythmus gewöhnen. Er braucht die Energie, damit er weiter gut funktioniert.

Essen Sie, bis Sie satt sind, aber nicht, bis Sie »bis zur Halskrause voll« sind. Wir alle wissen, wie es sich anfühlt, so vollgestopft zu sein, dass man kaum vom Tisch hochkommt. Es mag noch so gut geschmeckt haben: Später liegt es einem im Magen, sodass man sich überhaupt nicht mehr bewegen mag. Wenn Sie reinhauen, bis nichts mehr geht, essen Sie viel zu viel – und das ist genau das Gegenteil von dem, was wir mit SUPER SHRED erreichen wollen.

Das SUPER-SHRED-Programm hilft Ihnen auch, Ihre Beziehung zu Nahrung nachhaltig zu verbessern, sodass Sie die wahren Bedürfnisse Ihres Körpers erkennen und sich darauf einstellen können, anstatt immer nur zu erahnen, was gut für ihn sein könnte und was nicht.

VARIATIONEN UND WAHLMÖGLICHKEITEN

SUPER SHRED lässt sich perfekt an individuelle Bedürfnisse anpassen und ist daher für fast alle geeignet. Sie können sich an den Plan halten, ganz gleich, ob Sie Beschwerden haben, sich mit den Auswirkungen einer Nahrungsmittelallergie herumschlagen müssen oder einfach nicht alles mögen oder nicht alles essen wollen. Sie können den täglichen Speiseplan nach Bedarf variieren. Doch bitte immer nur im vorgegebenen Rahmen, denn die ausgefeilte Strukturierung des Programms SUPER SHRED ist entscheidend für den Erfolg. Zu große Abweichungen schmälern Ihre Erfolgsaussichten.

Ich habe also versucht, so viele Szenarien wie möglich abzudecken und das Programm für so viele Abnehmwillige wie möglich anwendbar zu machen. Jedoch kann keine Diät allen Eventualitäten Rechnung tragen. Deshalb ist auch der gute alte gesunde Menschenverstand wichtig und muss bei Zweifelsfällen ins Spiel gebracht werden: Wenn Sie nicht mehr weiterwissen oder unsicher sind, gehen Sie auf Nummer sicher! Gemüse eignet sich beispielsweise immer als Ersatz, damit liegen Sie niemals falsch. Aber es muss auch passend zubereitet werden. Frittierte grüne Tomaten beispielsweise schmecken zwar köstlich, sind aber nicht unbedingt das richtige Gemüse im Rahmen einer Diät.

Unsere Diätgrundlage ist es, Lebensmittel so unverfälscht wie möglich zu essen. Haben Sie also die Wahl – etwa wenn sich ein Restaurantbesuch nicht umgehen lässt –, wählen Sie die kalorienärmere, weniger stark verarbeitete, mit möglichst wenig verschiedenen Zutaten zubereitete Alternative mit den meisten Nährstoffen wie Vitaminen, Mineralien, Ballaststoffen und Proteinen. Also etwa Salat zum Selbstanmachen und ein Hühnchensteak vom Grill statt Salat mit French Dressing und paniertes Schnitzel. SUPER SHRED muss Ihr ständiger Begleiter sein, ganz gleich ob Sie in einem Restaurant, bei Freunden oder im Büro essen. Es ist ein durchaus alltagstauglicher Plan. Selbst unter widrigen Umständen sollten Sie immer etwas finden, das dem Programm nicht zuwiderläuft oder das die Zeit überbrückt, bis Sie etwas Besseres finden.

TRAINING UND WORKOUT

Ich weiß schon, »Training« ist das Wort, das viele von Ihnen gar nicht gern hören. Bei SUPER SHRED aber gehört es unbedingt zum Programm. Denken Sie dran: Sie wollen in extrem kurzer Zeit extrem beeindruckende Ergebnisse sehen. Dazu müssen alle beteiligten Strategien aufeinander abgestimmt sein, sie müssen optimal funktionieren und ineinandergreifen. Körperliche Betätigung ist nun einmal die beste Möglichkeit, den Stoffwechsel auf Trab zu bringen und die Energie zu verpulvern, die in Ihren Fettzellen gespeichert ist.

Jeden Tag empfehle ich Ihnen eine gewisse Trainingszeit. Dieses Workout sollte Ihr Minimum sein. Wenn mehr drin ist, umso besser – nur zu! Einige Tage sind als Ruhetag gedacht. Wer trotzdem trainieren will, kann das ohne Weiteres tun. Je mehr Sport Sie treiben, desto bessere Ergebnisse erzielen Sie.

Die DVD SHRED 27 Burn zeigt ein 27-Minuten-Workout, das speziell für SHREDDER zusammengestellt wurde (mehr dazu auf meiner Homepage, siehe Seite 8). Viele sind überrascht, dass dieses Workout so kurz ist – wo Fitnesstrainer und andere doch immer raten, mindestens eine Stunde am Tag zu trainieren. Das High-Intensity-Intervalltraining auf der DVD ist allerdings besonders gut geeignet, Kalorien zu verbrennen, die Ausdauer zu verbessern und die allgemeine Leistungsfähigkeit zu steigern. Sie können sich nach der DVD richten oder Ihr eigenes Workout durchziehen. Abwechslung ist mehr als ratsam, denn ein abwechslungsreiches Training hält Ihren Stoffwechsel auf Touren und verhindert außerdem, dass Ihnen langweilig wird.

Im Mittelpunkt des SUPER-SHRED-Workouts steht Ausdauertraining, auch Cardiotraining (Herz-Kreislauf-Training) genannt. Das heißt aber nicht etwa, dass Kraftübungen mit freien Gewichten oder Bändern »tabu« sind! Krafttraining kann in der zweiten Woche dazukommen. Für ein gutes Krafttraining sollten Sie nicht mehr als etwa eine halbe Stunde veranschlagen. Versuchen Sie das dreimal die Woche durchzuhalten. Denken Sie dran: Wir wollen keine Riesenmuckis aufbauen, sondern eher schlanke Muskeln entwickeln. Beim Krafttraining bedeutet das: leichte Gewichte und viele Wiederholungen. Wenn Sie beispielsweise Armcurls mit einer Zwei-Kilo-Kurzhantel durchführen, sollten 15 Wiederholungen pro Satz und insgesamt drei Sätze drin sein. Schaffen Sie das nicht, ist das Gewicht noch zu schwer.

Es kann sehr hilfreich sein, wenn Sie sich im Fitnessstudio um die Ecke ein paar Einweisungsstunden mit einem Trainer reservieren, damit Sie die Übungen sicher und in der korrekten Ausführung und Körperhaltung durchzuführen lernen. Das schont und schützt auch Ihre Gelenke und Bänder.

Krafttraining als Ergänzung zum Ausdauertraining kann Ihren Stoffwechsel zusätzlich auf Trab bringen und Ihnen helfen, Energie, also Kalorien, noch schneller zu verbrennen. Denn in der Muskulatur wird viel Fett verbrannt – je mehr und aktivere Muskeln Sie haben, umso größer ist Ihr Plus bei der Fettverbrennung.

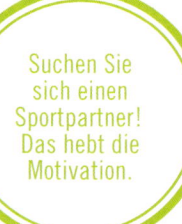

Suchen Sie sich einen Sportpartner! Das hebt die Motivation.

UND WAS KOMMT DANACH?

SUPER SHRED ist, wie bereits erklärt, nicht als langfristiger Plan gedacht. Das kann ich gar nicht genug betonen! SUPER SHRED ist Ihre Geheimwaffe, wenn Sie schnell und gesund Gewicht verlieren möchten. Ich habe das Programm speziell als Schnellschuss für »Notfälle« entworfen und nicht als dauerhafte Diät für den Rest Ihres Lebens. Es ist eine zielgerichtete Diät. Sobald Sie den SUPER-SHRED-Monat hinter sich haben und Ihr Gewicht halten oder sogar weiter drosseln möchten, sollten Sie zum normalen SHRED-Diätplan zurückkehren.

SUPER SHRED passt perfekt zur normalen SHRED-Diät. Dank der täglichen, modulartigen Essenspläne und der Anpassungsfähigkeit des Programms lässt es sich bestens mit SHRED verknüpfen.

Der durchschlagende Erfolg bei einem SUPER-SHRED-Zyklus verleitet Sie möglicherweise dazu, noch einmal vier Wochen dranzuhängen. Das ist okay, aber mehr als zwei Zyklen am Stück sind nicht ratsam. Bevor Sie einen weiteren SUPER-SHRED-Zyklus beginnen, sollten Sie mindestens einen sechswöchigen normalen SHRED-Zyklus einfügen.

Ihr Körper darf sich nämlich nicht an den immer gleichen Essens- und Trainingsrhythmus gewöhnen. Wenn Sie optimale Ergebnisse erzielen und halten wollen, sollten Sie nur gelegentlich einen SUPER-SHRED-Monat einlegen und ansonsten zum regulären SHRED-Plan oder einer anderen dauerhaft gesunden Lebensweise zurückkehren. So bleibt Ihre »Geheimwaffe« SUPER SHRED scharf und wirkungsvoll für eventuelle spätere Einsätze!

WOCHE 1

SCHAFFEN SIE GRUNDLAGEN   32

SUPER-SHRED-WOCHE 1:
EINKÄUFE   34

SUPER-SHRED-WOCHE 1:
VORGABEN   38

WOCHE 1

WOCHE 1 / TAG 1	SEITE 41
WOCHE 1 / TAG 2	SEITE 44
WOCHE 1 / TAG 3	SEITE 47
WOCHE 1 / TAG 4	SEITE 50
WOCHE 1 / TAG 5	SEITE 53
WOCHE 1 / TAG 6	SEITE 56
WOCHE 1 / TAG 7	SEITE 59

SCHAFFEN SIE GRUNDLAGEN

Willkommen zu Ihrer ersten SUPER-SHRED-Woche. Ich verspreche Ihnen: Es wird eine ereignisreiche, spannende Reise. Aber bevor wir loslegen, müssen Sie sich fest vornehmen, dass Sie in den nächsten vier Wochen Ihr Allerbestes geben und sich an den Plan halten. Sie müssen mir versprechen, dass Sie nicht nach Entschuldigungen suchen und auch dann noch dabeibleiben, wenn Sie Frust schieben oder das Gefühl haben, es einfach nicht mehr zu schaffen. Die erste Woche ist die Basis für Ihre Erfolgschancen in den restlichen drei Wochen! Sie müssen sich also jetzt für den Rest des Wegs programmieren.

Eines sollte klar sein: Sie werden Ihrem Körper viel abverlangen, denn es geht um einen durchschlagenden Erfolg in kürzester Zeit. Sie müssen also wohl oder übel Ihr Bestes geben. Je mehr Arbeit Sie hineinstecken, desto bessere Ergebnisse werden herauskommen. Weil Sie nur wenig Zeit haben, müssen Sie vom ersten bis zum letzten Tag voll einsatzfähig sein. Denken Sie an »Hundstagen« daran: Jeder Tag, an dem Sie sich an den Plan halten, bringt Sie Ihrem Traum näher. Jeder Tag, an dem Sie zu viel essen, mehr als eine Mahlzeit überspringen oder etwas essen, das nicht auf dem Speiseplan steht, entfernt Sie wieder ein großes Stück von Ihrem Ziel. Sollten Sie in der ersten Wochenhälfte (Tag 1 bis 3) straucheln, beginnen Sie die Woche unbedingt noch einmal von vorn. Werden Sie an Tag 4 schwach, wiederholen Sie Tag 4. Wenn Sie an Tag 5 bis 7 vom rechten Weg abkommen, gehen Sie einen Tag zurück und wiederholen Sie ihn.

Kleinere »Verfehlungen« wie ein zusätzlicher kleiner Snack oder eine um höchstens 30 Minuten nach vorn oder hinten verschobene Mahlzeit erfordern keinen Neustart. Nobody's perfect – und niemand erwartet Perfektion von Ihnen. Ob Sie nur leicht geschwächelt oder deftig danebengegriffen haben, wissen Sie selbst am besten. Seien Sie ehrlich zu sich selbst. Sie betrügen sich sonst um den Erfolg.

Der »Fahrplan« rechts gibt den Takt für Ihre Mahlzeiten und Snacks vor. Und dieser Plan ist wichtiger, als Sie glauben, denn er verteilt die Kalorienzufuhr so über den Tag, dass die Fettverbrennung im Stoffwechsel auf einem optimalen Level gehalten wird und der Insulinspiegel so konstant wie möglich bleibt. Zu starke Schwankungen des Insulinspiegels führen zur Gewichtszunahme. Mit der Verteilung der unterschiedlichen Mahlzeiten in unserem Programm sollen

Extremausschläge des Blutzuckers und damit des Insulins im Blut nach oben und unten so weit wie möglich vermieden werden.

Der folgende Plan ist allerdings nur als Beispiel gedacht. Jeder hat seinen eigenen Tagesrhythmus, in den die Mahlzeiten eingefügt werden müssen. Wichtig ist, dass die Abstände zwischen den Mahlzeiten genau eingehalten werden!

IHR TAGESPLAN

07:30 UHR:	AUFWACHEN
08:30 UHR:	FRÜHSTÜCK
10:00 UHR:	SNACK 1
11:30 UHR:	SNACK 2
12:30 UHR:	MITTAGESSEN
16:30 UHR:	SNACK 3
19:30 UHR:	ABENDESSEN

Lesen Sie die Vorgaben auf den folgenden Seiten gut durch, bevor Sie loslegen. Schlagen Sie lieber noch einmal nach, wenn Sie nicht sicher sind. Sind auch danach noch Fragen offen, lassen Sie am besten Ihren gesunden Menschenverstand entscheiden und lassen lieber die Finger von Essen, das nicht auf dem Plan steht. Wir haben nicht viel Zeit, um abzuspecken, deshalb schlagen falsche Entscheidungen umso heftiger zu Buche. Legen Sie sich die Latte richtig hoch!

Egal was die Waage am Ende dieser Woche anzeigt: Wenn Sie Ihr Bestes gegeben haben, dann ist das auch das Beste – und mehr kann man nicht verlangen. Sie haben noch immer drei Wochen vor sich, um Erfolge zu sehen. Jeder Mensch verliert unterschiedlich schnell Gewicht. Vergleichen Sie sich nie, nie, nie mit anderen! Sie müssen nur an sich glauben! Arbeiten Sie richtig hart an sich! Lächeln Sie und haben Sie Spaß nebenbei, vor allem wenn es heftig für Sie wird!

SUPER-SHRED-WOCHE 1: EINKÄUFE

In der folgenden Liste sind die Nahrungsmittel aufgeführt, die Sie für die kommende Woche brauchen. Weil das Programm reichlich Spielraum und Auswahlmöglichkeiten bietet, ist das keine Liste, die für alle gleichermaßen passt. Sie können viele einzelne Bestandteile nach eigenem Gusto auswählen und abändern. Einige brauchen Sie allerdings auf jeden Fall – sie sind als »Muss« gekennzeichnet und sollten vorher eingekauft werden, damit sie griffbereit sind, wenn Sie sie brauchen. Vegetarier streichen einfach die Fleischzutaten und fügen einen geeigneten Ersatz hinzu, der allerdings im Kalorienrahmen liegen muss.

Stellen Sie sich aus der Liste Ihre(n) Einkaufszettel zusammen – bitte nur mit Einkaufszettel in den Supermarkt!

OBST
- Muss: 2 Zitronen
- Muss: 6 weitere Portionen Obst. Möglich sind natürlich auch Kombinationen aus Beeren und anderen Früchten. 1 Portion = 1 Stück Obst oder 75 g Beeren.

FRÜHSTÜCK
- Muss: 6 Frühstücksmahlzeiten. Wählen Sie aus der folgenden Liste aus.
  - 3 x 75 g Haferflocken (75 g Haferbrei/Porridge = 1 Mahlzeit)
  - 75 g Grießbrei (75 g gekocht = 1 Mahlzeit)
  - 4 x 50 g Frühstücksflocken mit höchstens 5 g Zucker pro Portion, z. B. Cornflakes oder Weetabix (50 g = 1 Mahlzeit)
  - 2 Eier (2 Eier = 1 Mahlzeit)
  - 1 Laib Brot
  - 2 Mini-Pfannkuchen (CD-Größe), möglichst mit Vollkornmehl
  - 1 Streifen Schinken (Pute oder Schwein)
  - 180 g Joghurt, fettarm oder fettfrei
  - 1 Käsesandwich, gebraten, mit 2 Scheiben Käse auf 2 Scheiben Vollkornbrot

GETRÄNKE

- Muss: 6 Tassen grüner Tee oder Hibiskustee
- Muss: 32 Portionen für die ganze Woche, ausgenommen stilles Wasser oder Leitungswasser, von dem Sie immer so viel trinken können, wie Sie wollen. Stellen Sie sich die 32 Portionen aus der folgenden Liste zusammen und kaufen Sie die nötigen Zutaten vorab.
  - 27 Gläser frisch gepresster Saft
  - 14 Tassen Kaffee
  - 7 330-ml-Dosen Cola light
  - 21 Gläser Milch, fettfrei oder fettarm, ungesüßte Soja- oder Mandelmilch
  - 21 Gläser ungesüßter Eistee
  - 20 Gläser Zitronenwasser
  - 2 Gläser Mineralwasser mit Fruchtgeschmack

SALAT

- Muss: 4 große grüne Kopfsalate, 1 kleiner grüner Kopfsalat
- Optional: Es kommen noch weitere Salatportionen hinzu. Suchen Sie sich aus der nachfolgenden Liste etwas aus:
  - 3 mittelgroße grüne Kopfsalate
  - 1 großer Kopfsalat
  - 2 kleine Kopfsalate mit Putensandwich

GEMÜSE

- Muss: 12 Portionen Gemüse (1 Portion = ca. 100 g bzw. etwa die Menge von der Größe einer Faust, bei Tomaten eine mittelgroße Tomate)
- Optional: 3 Portionen Salat oder Rohkost zusätzlich

FLEISCH UND FISCH

- Sie dürfen diese Woche höchstens 5 Portionen Fleisch oder Fisch essen. Suchen Sie sich diese Portionen aus der Liste auf der folgenden Seite aus. Beachten Sie dabei: Sie können beispielsweise 3 Portionen mageres Rind, 1 Portion Hähnchenfleisch und 1 Portion Fisch essen, nicht jedoch 5 Portionen mageres Rind. Eine Sorte Fleisch darf nicht häufiger als dreimal auf dem Speiseplan stehen, Fisch dagegen schon.

- Muss: 4 Portionen (1 Portion = 150 g gekocht, was etwa der Größe von einein-halb Stapeln Spielkarten entspricht). Wählen Sie Ihre Portionen aus der Liste aus. Überschreiten Sie jedoch nicht die maximale Zahl der Portionen.
- Optional: 1 zusätzliche Portion
  – bis zu 3 Portionen mageres Rindfleisch
  – bis zu 3 Portionen Hähnchenfleisch
  – bis zu 3 Portionen Putenfleisch
  – bis zu 5 Portionen Fisch

SNACKS

- Suchen Sie sich für die ganze Woche 14 Snacks aus der Liste ab Seite 167 (à 150 kcal) bzw. Seite 159 (à 100 kcal) aus, zum Beispiel Nüsse, Eis am Stiel, Erdbeeren im Schokomantel… Nicht vergessen: Sie sollen, müssen aber keine Snacks essen.
  – 7 Snacks mit jeweils höchstens 150 Kalorien
  – 7 Snacks mit jeweils höchstens 100 Kalorien

SUPPEN UND SMOOTHIES

- Muss: 1 Portion Suppe (1 Teller oder 1 Tasse)
- Muss: 12 weitere Portionen können aus den Rezepten ab Seite 247 ausgewählt werden. Jede Portion darf nicht mehr als 200 Kalorien haben und die Portionen dürfen keinen Zuckerzusatz enthalten. Stellen Sie sich das »Arsenal« für die Woche zusammen, indem Sie die Zutaten vorab kaufen.
  – 9 Portionen Suppe (mit weniger als jeweils 0,5 g Salz)
  – 9 Obst-Smoothies
  – 8 Obst-Smoothies mit Joghurt oder Milch

ALTERNATIVEN

- Im Lauf der Woche haben Sie mehrmals Gelegenheit, eine der Speisen aus der Liste unten auszuwählen. Sie können sich alle, einige oder auch gar keine davon gönnen.
  – 1 Portion Nudeln (150 g)
  – 2 kleine Stücke Käsepizza (höchstens 12 x 12 cm)

- 1 Portion Lasagne mit oder ohne Fleisch (10 x 8 x 2 cm)
- 1 Veggieburger (7 cm Durchmesser, 1,5 cm hoch)

EXTRAS

- Das brauchen Sie vielleicht im Lauf der Woche. Legen Sie sich deshalb einen Vorrat zu.
  - Gewürfeltes Gemüse
  - 1 Nachspeise mit höchstens 100 Kalorien
  - 100 g Butter
  - 1 kleines Glas Fruchtgelee
  - Zuckerwürfel oder -päckchen (erleichtern das Portionieren)
  - Kaffeesahne (höchstens 10 % Fett)
  - 1,5 EL Sirup
  - 1 EL Käse, gerieben
  - fettarme oder fettfreie Milch für die Frühstücksflocken
  - Hackfleisch vom Rind (für die Nudeln)
  - Marinara-Soße (für die Nudeln)
  - 1 Scheibe Käse für das Putensandwich
  - Senf
  - Mayonnaise
  - Tomate
  - Kopfsalat

SUPER-SHRED-WOCHE 1: VORGABEN

- Wiegen Sie sich am Morgen des Tages, an dem Sie Ihr Programm starten, vor dem Frühstück. Schreiben Sie Ihr Gewicht auf. Sie dürfen sich nur einmal die Woche wiegen, machen Sie also einen Bogen um jede Waage, selbst wenn die Versuchung groß ist. Das Körpergewicht variiert von Tag zu Tag um mehrere Pfunde, vor allem bedingt durch den Wasserhaushalt. Wenn Sie jeden Tag auf der Waage stehen, bekommen Sie kaum aussagekräftige Daten. Ihr nächstes »Weigh-in« findet genau eine Woche nach dem Erstwiegen statt. Wiegen Sie sich beim zweiten Mal wieder genauso wie beim ersten Mal, also mit oder ohne Kleidung. Wenn Sie sich mit Kleidung wiegen, ziehen Sie dasselbe an wie die Woche davor. Stellen Sie sich außerdem immer auf dieselbe Waage, denn je nach Modell und Einstellung kann es Unterschiede von mehreren Pfund geben.

- Überspringen Sie keine Mahlzeit. Selbst wenn Sie nicht hungrig sind, sollten Sie etwas zu sich nehmen. Ein Stück Obst oder eine andere Kleinigkeit ist doch immer drin, oder? Sie müssen ja gar nicht alles verputzen. Stopfen Sie sich niemals voll. Wichtig ist, immer zu bestimmten Zeiten zu essen, damit sich der Körper daran gewöhnen kann. Jede Woche ändern wir diesen Rhythmus. Tagsüber sollten Sie nie mehr als 4 Stunden ohne Essen sein. Die Mahlzeiten liegen 3 bis 4 Stunden auseinander, die Snacks sind 90 Minuten nach den Mahlzeiten an der Reihe. Wenn Sie nicht zu einer Mahlzeit oder einem Snack kommen, können Sie die Portion NICHT aufheben und später essen oder mit anderen Portionen kombinieren! Ist das Zeitfenster dafür verstrichen, müssen Sie die Finger ganz davon lassen und sich auf die nächste Portion konzentrieren.

- Die Smoothies dürfen diese Woche bis zu 200 Kalorien haben. Wenn Sie die Rezepte ab Seite 175 verwenden, halten Sie die Obergrenze automatisch ein. Kaufen Sie dagegen Ihre Smoothies fertig, achten Sie auf den auf der Packung angegebenen Kaloriengehalt. Ergibt ein Rezept mehr als eine Portion, trinken Sie nur eine. Enthält das gekaufte Produkt mehr als eine Portion, trinken Sie nur eine Portion und stellen Sie den Rest in den Kühlschrank.

- Snacks müssen nicht sein, ich empfehle sie Ihnen aber dringend. Was Sie sich gönnen, ist egal, solange Sie unter der Kalorienobergrenze bleiben. Die Auswahl ist riesig – nutzen Sie das.

- Suppen – auch Fertigsuppen – sind erlaubt, doch muss der Salzgehalt bei weniger als 0,5 g pro Portion liegen, das ist nur ca. 2 Messerspitzen. Achten Sie auf die Portionsgröße: Eine Portion entspricht einem Teller beziehungsweise einer Tasse, ob selbst gekocht oder fertig. Dazu dürfen Sie sich einen Salzcracker gönnen (die kleinen, runden!).

- Trinken Sie vor jeder Mahlzeit ein Glas Wasser.

- 2 Tassen Kaffee am Tag sind erlaubt – eine Tasse zum Frühstück, die andere irgendwann im Lauf des Tages. Lassen Sie die Finger von Fertigzubereitungen wie Latte macchiato, Cappuccino oder Schoko-Cappuccino – sie enthalten zu viele Kalorien. Ein Löffel Zucker und ein bisschen Kaffeesahne schaden nicht, aber übertreiben Sie es nicht. Trinken Sie Ihren Kaffee so pur wie möglich.

- Dosen- oder Tiefkühlobst und -gemüse sind erlaubt. Checken Sie aber, was sonst noch dabei ist. Ist Zucker oder irgendetwas anderes zugesetzt, lassen Sie die Finger davon. Wichtig ist, dass Sie Ihre Nahrungsmittel in möglichst natürlichem Zustand, also so wenig verarbeitet wie möglich, essen. Versuchen Sie pro Portion nicht über 0,5 Gramm zu kommen.

- Frisch gepresste Säfte sind auf jeden Fall vorzuziehen, doch können Sie auch gekaufte Säfte trinken – naturreiner Direktsaft aus 100% Frucht, nicht aus Konzentrat und ohne Zuckerzusatz. Diabetiker oder Menschen mit unregelmäßigem Blutzuckerspiegel steigen besser auf Wasser, Milch oder Tee um.

- Alkohol ist im Programm nicht explizit angegeben, doch dürfen Sie sich in der Woche 3 alkoholische Getränke gönnen: 2 Mixdrinks (mit jeweils höchstens

4 cl Spirituose) oder 3 Leichtbiere (à ½ Liter) oder 3 Glas Wein (à 125 cl) oder eine Kombination davon. Natürlich dürfen Sie nicht alles an einem Tag hinunterkippen – es hat also keinen Sinn, für die große Sause am Wochenende zu sparen! Kalorien aus Getränken zählen genauso wie Kalorien im Essen!

- Ein Light-Getränk am Tag ist drin. Von den Normalversionen mit voller Zuckerdosis sollten Sie die Finger lassen.

- Essen Sie Ihre letzte Mahlzeit spätestens 90 Minuten vor dem Schlafengehen. Wenn es aus irgendeinem Grund später wird und Sie wissen, dass Sie nach dem Essen gleich in die Federn müssen, dann essen Sie nur die halbe Portion.

- Gewürze können Sie in unbegrenzter Menge verwenden. Salz gilt allerdings nicht als Gewürz. Mehr als ½ Teelöffel Salzzugabe pro Tag ist nicht drin.

- Vegetarier und Diabetiker können bedenkenlos Mahlzeiten oder Zutaten ersetzen, müssen sich aber an die Portionsgrößen und Kalorienobergrenzen halten.

- Portionsgrößen: 1 Portion Fisch oder Fleisch in gekochtem Zustand entspricht 150 g und ist in etwa so groß wie eineinhalb Stapel Spielkarten. Eine Portion Gemüse entspricht in etwa der Größe einer Faust. Eine Portion Haferbrei entspricht 75 g, eine Portion warme Frühstücksflocken 50 g.

- Sie können zu Haferbrei und warmen Frühstücksflocken etwa einen halben Teelöffel Butter dazugeben.

- Frühstücksflocken dürfen Sie mit einem Teelöffel weißem oder braunem Zucker, heiße Frühstücksflocken mit einem halben Teelöffel Honig süßen.

- Wenn Sie aus irgendeinem Grund Tage oder Mahlzeiten austauschen müssen, geht das zur Not, sollte aber so selten wie möglich gemacht werden.

- Wenn Sie aus irgendeinem Grund Ihre Trainingspläne umgestalten müssen, geht das in Ordnung.

WOCHE 1 | TAG 1

Sie schaffen das! Shreddern Sie Ihre Pölsterchen!

8:30 Frühstück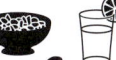

- 1 Stück Obst. Sie haben die Wahl: Birne, Apfel, 75 g Himbeeren, Erdbeeren, Heidelbeeren oder Brombeeren, Banane, 75 g Melone, ½ Grapefruit, 75 g Kirschen oder ein anderes Obst
- Eine der folgenden Speisen:
  - 1 Portion Haferbrei
  - 1 Portion Frühstücksflocken mit fettarmer oder fettfreier Milch, wahlweise mit ungesüßter Soja- oder Mandelmilch
  - 2 Eiweiß oder 1 Eiweißomelett, mit gewürfeltem Gemüse, Backspray oder etwas Öl bzw. Butter gebraten
- Optional: 1 Stück Vollkornbrot oder -toast (mit einer Messerspitze Butter oder ½ TL Marmelade)
- Muss: 1 Tasse grüner Tee oder 1 Tasse Hibiskustee (mit einer Messerspitze Zucker, wenn es sein muss)
- Muss: 1 Glas Wasser
- Optional: 1 Glas frisch gepresster Saft oder Direktsaft oder 1 Tasse Kaffee (mit höchstens 1 Stück Zucker, 1 EL Milch oder 1 Portion Kaffeesahne)

10:00 Snack 1

- 1 Portion Kirschtomaten oder 1 mittelgroße rote Paprika mit 50 g Guacamole oder ein anderer Snack mit höchstens 150 Kalorien (siehe ab Seite 167)

11:30 Snack 2

- 2 mittelgroße Kiwis oder 150 g Heidelbeeren mit 1 EL Schlagsahne oder ein anderer Snack mit höchstens 100 Kalorien (siehe ab Seite 159)

12:30 Mittagessen

- Eine der folgenden Speisen (mehr als 200 Kalorien dürfen es nicht werden; Zucker ist nicht erlaubt):
  - 1 Eiweiß-Shake
  - 1 Obst-Smoothie
  - 1 Portion Suppe (ohne Kartoffeln, ohne Sahne). Gut ist Hühnerbrühe mit Nudeln oder Gemüsesuppe (Linsen, Kichererbsen oder Schälerbsen, schwarze Bohnen, Tomaten-Basilikum, Minestrone). Wenig salzen!
- Eines der folgenden Getränke:
  - Wasser (still oder sprudelnd), so viel Sie wollen
  - 1 Glas Zitronenwasser
  - 1 Glas Eistee, ungesüßt
  - 1 Glas Direktsaft (nicht aus Konzentrat)
  - 1 Dose Light-Getränk (nicht mehr als 1 Dose täglich!)
  - 1 Glas fettarme oder fettfreie Milch, ungesüßte Soja- oder Mandelmilch

16:30 Snack 3

- 1 großer Kopfsalat, evtl. mit wenigen Oliven, geriebenen Karotten und ½ Tomate in Scheiben oder 5 Kirschtomaten. Höchstens 3 EL fettfreies Dressing, keine Croûtons, kein Schinken
- Eines der Getränke wie zum Mittagessen (nicht das gleiche!)

19:30 Abendessen

- 1 Glas Wasser vor dem Essen
- 2 Portionen Gemüse
- Eine der folgenden Speisen:
  - 150 g mageres Rindfleisch (gegrillt)
  - 150 g Hähnchenfleisch (ohne Öl und Fett gebraten oder gegrillt, ohne Haut)
  - 150 g Fisch (ohne Öl und Fett gebraten oder gegrillt)
  - 150 g Putenfleisch (ohne Öl und Fett gebraten, ohne Haut)
- Eines der Getränke wie zum Mittagessen (nicht das gleiche!)

TRAINING HEUTE

TRAININGSZEIT: mindestens 40 Minuten. Wenn Sie mehr schaffen, umso besser! Strengen Sie sich an! Wichtig ist, dass Sie nicht die ganze Zeit das gleiche Tempo beziehungsweise den gleichen Rhythmus halten: Versuchen Sie je nach Sportart die Geschwindigkeit, die Steigung oder die zurückgelegte Strecke zu variieren. Ziel ist ein intensives Intervalltraining!

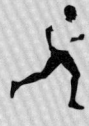

WÄHLEN SIE aus den nachfolgenden Cardio-Übungen zwei aus und absolvieren je eine 20-Minuten-Einheit

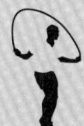

- Gehen/Laufen draußen oder auf dem Laufband
- Joggen im Freien
- Trainieren auf dem Crosstrainer
- Fahrradfahren auf einem Ergometer oder einem richtigen Fahrrad
- Schwimmen
- Stepptraining
- 200 Sprünge beim Seilspringen
- Gehen/Laufen auf dem Laufband in 20-Minuten-Intervallen
- Zumba oder ein anderes Dance-Workout

WOCHE 1 | TAG 2

8:30 Frühstück

- 1 Stück Obst oder 75 g Beeren
- Eine der folgenden Speisen:
  - 2 Mini-Pfannkuchen (CD-groß), möglichst aus Vollkornmehl, mit 1 Streifen Schinken (Pute oder Schwein) oder 1½ EL Sirup
  - 2 Eiweiß mit gewürfeltem Gemüse, nach Belieben mit Backspray oder etwas Öl bzw. Butter gebraten
  - 1 Portion Frühstücksflocken, ungesüßt, mit fettarmer oder fettfreier Milch, wahlweise mit ungesüßter Soja- oder Mandelmilch
- Muss: 1 Tasse grüner Tee oder Hibiskustee (mit einer Messerspitze Zucker, wenn's denn sein muss)
- Muss: 1 Glas Wasser mit dem frisch gepressten Saft von ½ Zitrone
- Optional: 1 Tasse Kaffee (mit höchstens 1 Stück Zucker und 1 EL Milch oder 1 Portion Kaffeesahne)

10:00 Snack 1

- ½ Heidelbeer-Muffin oder 1½ Portionen Obstsalat (gut 200 g) mit höchstens 150 Kalorien

11:30 Snack 2

- 25 g Wasabi-Erbsen oder 10 Babykarotten oder ein anderer Snack mit höchstens 100 Kalorien (siehe ab Seite 159)

12:30 Mittagessen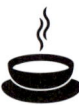

- Eine der folgenden Speisen. Mehr als 200 Kalorien dürfen es nicht sein. Zucker ist tabu.
  - 1 Smoothie mit Joghurt oder Milch

- 1 Obst-Smoothie
- 1 Portion Suppe (ohne Kartoffeln, ohne Sahne). Gut ist Hühnerbrühe mit Nudeln oder Gemüsesuppe (Linsen, Kicher- oder Schälerbsen, schwarze Bohnen, Tomaten-Basilikum, Minestrone). Wenig salzen!
- Eines der folgenden Getränke:
  - Wasser (still oder sprudelnd), so viel Sie wollen
  - 1 Glas Zitronenwasser
  - 1 Glas Eistee, ungesüßt
  - 1 Dose Light-Getränk (niemals mehr als 1 Dose täglich!)
  - 1 Glas fettarme oder fettfreie Milch, ungesüßte Soja- oder Mandelmilch

16:30 Snack 3

- 1 großer Kopfsalat, evtl. mit ein paar Hühnerbruststreifen, etwas Gemüse und 4 EL fettfreiem oder fettarmem Dressing. Keine Croûtons, kein Schinken
- Getränke: eines der Getränke wie zum Mittagessen (aber nicht das gleiche!)

19:30 Abendessen

- vorab 1 Glas Wasser
- 2 Portionen Gemüse
- Eine der folgenden Speisen:
  - 150 g Nudeln mit Marinara-Soße (keine Sahnesoße)
  - 1 großer Kopfsalat, evtl. mit ein paar Oliven, geriebenen Karotten, ein paar Scheiben Rote Bete, Zwiebeln und ½ große Tomate in Scheiben oder 5 Kirschtomaten. Höchstens 3 EL fettfreies Dressing, keine Croûtons, kein Schinken
  - 180 g Fisch (gebacken oder ohne Öl und Fett gebraten)
- Getränke: eines der Getränke wie zum Mittagessen (aber nicht das gleiche!)

TRAINING HEUTE

TRAININGSZEIT: mindestens 45 Minuten. Wenn Sie mehr schaffen, nur zu! Ran an die Geräte! Wichtig ist, dass Sie nicht die ganze Zeit ein und dasselbe Niveau halten: Versuchen Sie je nach Sportart die Geschwindigkeit, die Steigung oder die zurückgelegte Strecke zu variieren. Ziel ist ein intensives Intervalltraining!

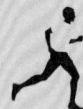

WÄHLEN SIE aus den nachfolgenden Cardio-Übungen eine aus.

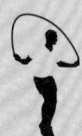

- Gehen/Laufen draußen oder auf dem Laufband
- Joggen im Freien
- Trainieren auf dem Crosstrainer
- Fahrradfahren auf einem Ergometer oder einem richtigen Fahrrad
- Schwimmen
- Stepptraining
- 200 Sprünge beim Seilspringen
- Gehen/Laufen auf dem Laufband in 20-Minuten-Intervallen
- Zumba oder ein anderes Dance-Workout

WOCHE 1 | TAG 3

8:30 Frühstück

- 1 Stück Obst oder 75 g Beeren
- Eine der folgenden Speisen:
  - 180 g Joghurt, fettarm oder fettfrei
  - 2 Stück Vollkorntoast (mit 1 Klecks Butter oder ½ TL Gelee)
  - 1 Rührei (wenn Sie wollen, auch mit gewürfeltem Gemüse, 1 EL geriebenem Käse, etwas Butter oder Backspray)
  - 1 Portion Frühstücksflocken, ungesüßt, mit fettarmer oder fettfreier Milch, wahlweise mit ungesüßter Soja- oder Mandelmilch
- Muss: 1 Tasse grüner Tee oder 1 Tasse Hibiskustee (mit einer Messerspitze Zucker, wenn's denn sein muss)
- Muss: 1 Glas Wasser
- Optional: 1 Tasse frisch gepresster oder Direktsaft oder 1 Tasse Kaffee (mit höchstens 1 Stück Zucker, 1 EL Milch oder 1 Portion Kaffeesahne)

10:00 Snack 1

- 16 Cashewkerne oder 50 g geröstete Kichererbsen oder 1 Apfel, in Scheiben geschnitten und mit Zimt bestreut, oder ein anderer Snack bis 150 Kalorien

11:30 Snack 2

- 1 mittelgroße gebackene Tomate mit 2 EL Parmesankäse oder 2 Stangen Sellerie oder ein anderer Snack mit höchstens 100 Kalorien

12:30 Mittagessen

- Eine der folgenden Speisen.
  - 1 Sandwich mit Pute auf Vollkornbrot mit 1 TL Senf oder Mayonnaise
  - 1 Scheibe Tomate, Salat und 1 Scheibe Käse. Dazu 1 Stück Obst oder 1 kleiner

Kopfsalat (evtl. mit ein paar Oliven, geriebenen Karotten, ein paar kleinen Scheiben Tomaten und höchstens 1 EL fettfreiem Dressing
- 1 Portion Suppe (ohne Kartoffeln, ohne Sahne). Wenig salzen!
- 3 Portionen Gemüse (1 Portion ist etwa faustgroß oder hat 100 g)
- 1 Smoothie mit Joghurt oder Milch ohne Zucker und mit nicht mehr als 200 Kalorien
- 1 mittelgroßer Kopfsalat, gern mit ein paar Oliven, geriebenen Karotten, ein paar Scheiben Rote Bete, Zwiebeln und ½ Tomate oder 5 Kirschtomaten. Mit höchstens 2 EL fettfreiem Dressing anmachen. Kein Schinken, keine Croûtons.

- Eines der folgenden Getränke:
  - Wasser (still oder sprudelnd), so viel Sie wollen
  - 1 Glas Zitronenwasser
  - 1 Glas Eistee, ungesüßt
  - 1 Glas Direktsaft (nicht aus Konzentrat)
  - 1 Dose Light-Getränk (niemals mehr als 1 Dose täglich!)
  - 1 Glas fettarme oder fettfreie Milch, ungesüßte Soja- oder Mandelmilch

16:30 Snack 3

- 2 Portionen Gemüse
- Eine der folgenden Speisen:
  - 150 g mageres Rindfleisch (gebraten oder gegrillt)
  - 150 g Hähnchenfleisch (nicht in Öl gebraten, ohne Haut)
  - 150 g Putenfleisch (nicht in Öl/Fett gebraten, ohne Haut)
  - 150 g Fisch (nicht in Öl/Fett gebacken oder gebraten)
- Eines der Getränke wie zum Mittagessen (nicht das gleiche!)

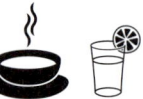

19:30 Abendessen

- Noch vor dem ersten Bissen 1 volles Glas Wasser
- 1 Portion Suppe (ohne Kartoffeln, ohne Sahne). Wenig salzen, bitte!
- 1 Portion Gemüse
- Dessert mit höchstens 100 Kalorien, etwa eine Kugel fettfreies Eis, ein Früchteriegel (25 g) oder eine Portion Erdbeeren mit einem Schuss Zitronensaft
- Eines der Getränke wie zum Mittagessen (nicht das gleiche!)

TRAINING HEUTE

TRAININGSZEIT: mindestens 40 Minuten. Sie dürfen aber auch länger!
Halten Sie sich ran! Versuchen Sie nicht die ganze Zeit ein und dasselbe
Tempo zu halten, etwa auf dem Laufband oder Stepper. Besser ist es, je nach
Sportart die Geschwindigkeit, die Steigung oder die zurückgelegte Strecke
zu variieren. Ideal ist ein intensives Intervalltraining!

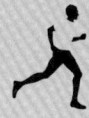
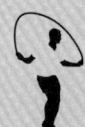

WÄHLEN SIE aus den nachfolgenden Cardio-Übungen zwei
aus und absolvieren je eine 20-Minuten-Einheit:

- Gehen/Laufen draußen oder auf dem Laufband
- Joggen im Freien
- Trainieren auf dem Crosstrainer
- Fahrradfahren auf einem Ergometer oder einem richtigen
  Fahrrad
- Schwimmen
- Stepptraining
- 200 Sprünge beim Seilspringen
- Gehen/Laufen auf dem Laufband in 20-Minuten-Intervallen
- Zumba oder ein anderes Dance-Workout

WOCHE 1 | TAG 4

8:30 Frühstück

- Muss: 1 Tasse grüner Tee oder 1 Tasse Hibiskustee (evtl. mit einer Messerspitze Zucker)
- Eine der folgenden Speisen (mehr als 200 Kalorien dürfen es nicht werden; Zucker ist tabu):
  - 1 Obst-Smoothie
  - 1 Gemüse- oder Obstsaft (nicht aus Konzentrat)
- Optional: 1 Glas frisch gepresster Saft oder 1 Tasse Kaffee (mit höchstens 1 Stück Zucker, 1 EL Milch oder 1 Portion Kaffeesahne)

10:00 Snack 1

- 200 g Trauben aus dem Tiefkühlfach oder 1 Scheibe Schweizer Käse mit 8 Oliven oder ein anderer Snack mit höchstens 150 Kalorien

11:30 Snack 2

- 1 dünne Reiswaffel mit 1 EL Erdnussbutter oder ein anderer Snack mit höchstens 100 Kalorien

12:30 Mittagessen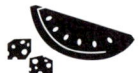

- Eine der folgenden Speisen (200 Kalorien sind das Limit, das nicht überschritten werden darf):
  - 1 Obst-Smoothie
  - 1 Portion Suppe (ohne Kartoffeln, ohne Sahne). Gut sind Hühnerbrühe mit Nudeln und Gemüsesuppe (Linsen, Kicher- oder Schälerbsen, schwarze Bohnen, Tomaten-Basilikum, Minestrone). Halten Sie sich mit dem Salzen zurück!
- Eines der folgenden Getränke:
  - Wasser (still oder sprudelnd), so viel Sie wollen

- 1 Glas Eistee, ungesüßt
- 1 Glas Direktsaft (nicht aus Konzentrat)
- 1 Dose Light-Getränk (niemals mehr als 1 Dose täglich!)
- 1 Glas fettarme oder fettfreie Milch, ungesüßte Soja- oder Mandelmilch

16:30 Snack 3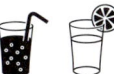

- Eine der folgenden Speisen mit höchstens 200 Kalorien (und ohne Zucker):
  - 1 Smoothie mit Joghurt oder Milch
  - 1 Obst-Smoothie
  - 1 Portion Suppe (ohne Kartoffeln, ohne Sahne). Gut sind Hühnerbrühe mit Nudeln und Gemüsesuppe (Linsen, Kicher- oder Schälerbsen, schwarze Bohnen, Tomaten-Basilikum, Minestrone). Mäßig salzen!
- Eines der Getränke wie zum Mittagessen (nicht das gleiche!)

19:30 Abendessen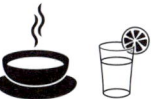

- Vorab 1 Glas Wasser
- Eine der folgenden Speisen (höchstens 200 Kalorien; nicht zuckern):
  - 1 Smoothie mit Joghurt oder Milch
  - 1 Obst-Smoothie
  - 1 Portion Suppe (ohne Kartoffeln, ohne Sahne). Gut sind Hühnerbrühe mit Nudeln und Gemüsesuppe (Linsen, Kicher- oder Schälerbsen, schwarze Bohnen, Tomaten-Basilikum, Minestrone). Wenig salzen!
- Eines der Getränke wie zum Mittagessen (nicht das gleiche!)

Erlernen Sie ein paar neue, sanfte Dehnübungen, einen Buchtipp dazu finden Sie auf Seite 284.

RELAXEN SIE HEUTE

 RUHETAG! Entspannen ist angesagt, vor allem wenn Ihre Muskeln schmerzen und ein bisschen Erholung brauchen. Falls Sie sich aber fit fühlen und der Meinung sind, etwas Bewegung würde Ihnen guttun, dann ist natürlich überhaupt nichts gegen etwas Training einzuwenden. 30 Minuten Cardio können nie schaden. Außerdem bringt Sie jede Trainingseinheit Ihrem großen Ziel näher!

WOCHE 1 | TAG 5

8:30 Frühstück

- 1 Stück Obst. Mein Vorschlag: Birne, Apfel, 75 g Himbeeren oder Erdbeeren oder Heidelbeeren oder Brombeeren oder Kirschen, ½ Grapefruit
- Eine der folgenden Speisen:
  - 1 Portion Haferbrei
  - 1 Portion Grießbrei
  - 1 Portion ungezuckerte Frühstücksflocken mit fettarmer oder fettfreier Milch bzw. ungesüßter Soja- oder Mandelmilch
  - 2 Eiweiß oder 1 Eiweißomelett, gebraten mit etwas gewürfeltem Gemüse, Backspray oder etwas Öl bzw. Butter
- Optional: 1 Stück Vollkornbrot oder -toast (mit einer Messerspitze Butter oder ½ TL Marmelade)
- Muss: 1 Glas Wasser mit ½ frisch ausgepressten Zitrone (heiß oder kalt)
- Optional: 1 Tasse Kaffee (mit höchstens 1 Stück Zucker, 1 EL Milch oder 1 Portion Kaffeesahne)
- Optional: 1 Tasse Obstsaft (frisch gepresst oder Direktsaft, aber nicht aus Konzentrat)

10:00 Snack 1

- 6 Trockenfeigen oder 1 mittelgroße Birne und 1 Glas fettarme oder fettfreie Milch oder ein anderer Snack, sofern er nicht mehr als 150 Kalorien hat

11:30 Snack

- 3 TL Erdnussbutter oder 300 g Wassermelone oder ein anderer Snack mit höchstens 100 Kalorien

12:30 Mittagessen

- Eine der folgenden Speisen:
  - 1 mittelgroßer Kopfsalat, dazu nach Belieben ein paar Oliven, geriebene Karotten, ein paar Scheiben Rote Bete, Zwiebeln und ½ Tomate oder 5 Kirschtomaten und höchstens 3 EL fettfreies Dressing. Kein Schinken, keine Croûtons
  - 1 ungezuckerter Obst-Smoothie mit nicht mehr als 200 Kalorien
  - 1 Portion Suppe (ohne Kartoffeln, ohne Sahne). Gut sind Hühnerbrühe mit Nudeln und Gemüsesuppe (Linsen, Kicher- oder Schälerbsen, schwarze Bohnen, Tomaten-Basilikum, Minestrone). Immer wenig salzen!
- Eines der folgenden Getränke:
  - Wasser (still oder sprudelnd), so viel Sie wollen
  - 1 Glas Zitronenwasser
  - 1 Glas Eistee, ungesüßt
  - 1 Glas Direktsaft (nicht aus Konzentrat)
  - 1 Dose Light-Getränk (niemals mehr als 1 Dose täglich!)

16:30 Snack 3

- 1 großer Kopfsalat, entweder pur oder mit ein paar Oliven, geriebenen Karotten, ein paar Scheiben Rote Bete, Zwiebeln und ½ Tomate oder 5 Kirschtomaten und höchstens 3 EL fettfreies Dressing. Kein Schinken, keine Croûtons
- Eines der Getränke wie zum Mittagessen, aber nicht das gleiche!

19:30 Abendessen

- Als Erstes 1 Glas Wasser
- 2 Portionen Gemüse
- Eine der folgenden Speisen:
  - 150 g Fisch (ohne Öl bzw. Fett gebacken oder gebraten)
  - 150 g Hähnchenfleisch (ohne Öl bzw. Fett gebacken oder gebraten, ohne Haut)
- Eines der Getränke wie zum Mittagessen, aber nicht das gleiche!

TRAINING HEUTE

TRAININGSZEIT: mindestens 45 Minuten. Mehr ist jedoch nie verkehrt! Schinden Sie sich mal ein bisschen! Versuchen Sie nicht die ganze Zeit ein und dasselbe Tempo zu halten, etwa auf dem Laufband oder dem Stepper. Besser ist es, alle Parameter zu variieren, also je nach Sportart die Geschwindigkeit, die Steigung, die zurückgelegte Strecke oder natürlich auch die Sportart. Das ist intensives Intervalltraining und verheizt die Pfunde am besten!

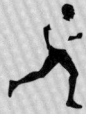
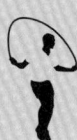

WÄHLEN SIE aus den nachfolgenden Cardio-Übungen zwei aus und absolvieren insgesamt 45 Minuten:

- Gehen/Laufen draußen oder auf dem Laufband
- Joggen im Freien
- Trainieren auf dem Crosstrainer
- Fahrradfahren auf einem Ergometer oder einem richtigen Fahrrad
- Schwimmen
- Stepptraining
- 200 Sprünge beim Seilspringen
- Gehen/Laufen auf dem Laufband in 20-Minuten-Intervallen
- Zumba oder ein anderes Dance-Workout

WOCHE 1 | TAG 6

8:30 Frühstück

- Stück Obst. Empfehlenswert sind Birne, Apfel, 75 g Himbeeren, Erdbeeren, Heidelbeeren, Brombeeren oder Kirschen, ½ Grapefruit, aber auch andere Obstsorten sind möglich.
- Eine der folgenden Speisen unter 200 Kalorien, nicht süßen:
  - 1 Obst-Smoothie
  - 1 Portion ungezuckerte Frühstücksflocken mit fettarmer oder fettfreier Milch bzw. ungesüßter Soja- oder Mandelmilch
- Muss: 1 Glas grüner Tee oder 1 Tasse Hibiskustee (mit höchstens einer Messerspitze Zucker)
- Optional: 1 Tasse frisch gepresster oder Direktsaft

10:00 Snack 1

- 10 Walnusshälften und 1 Kiwi in Scheiben oder 4 kleine Scheiben Putenbrust oder ein anderer Snack mit höchstens 150 Kalorien

11:30 Snack 2

- 2 kleine Pfirsiche oder 2 EL Kürbiskerne oder ein anderer Snack mit höchstens 100 Kalorien

12:30 Mittagessen

- Eine der folgenden Speisen (mit nicht mehr als 200 Kalorien; keinesfalls süßen!):
  - 1 Smoothie mit Joghurt oder Milch
  - 1 Obst-Smoothie
  - 1 Portion Suppe (ohne Kartoffeln, ohne Sahne). Gut sind Hühnerbrühe mit Nudeln und Gemüsesuppe (Linsen, Kicher- oder Schälerbsen, schwarze Bohnen, Tomaten-Basilikum, Minestrone). Salzen Sie aber nur wenig!

- Eines der folgenden Getränke:
  - Wasser (still oder sprudelnd), so viel Sie wollen
  - 1 Glas Zitronenwasser
  - 1 Glas Eistee, ungesüßt
  - 1 Glas Direktsaft (nicht aus Konzentrat)
  - 1 Dose Light-Getränk (niemals mehr als 1 Dose täglich!)
  - 1 Glas (250 ml) fettarme oder fettfreie Milch, ungesüßte Soja- oder Mandelmilch

16:30 Snack 3

- 1 Portion Gemüse
- Eine der folgenden Speisen:
  - 2 Scheiben Käsepizza (höchstens 12 x 12 cm)
  - 1 Portion Lasagne mit oder ohne Fleisch (10 x 7 x 2,5 cm)
  - 1 Veggieburger (7 cm Durchmesser, 1 cm dick)
  - 1 mittelgroßer Kopfsalat, dazu nach Belieben ein paar Oliven, geriebene Karotten, ein paar Scheiben Rote Bete, Zwiebeln und ½ Tomate oder 5 Kirschtomaten, außerdem höchstens 3 EL fettfreies Dressing. Kein Schinken, keine Croûtons
- Eines der Getränke wie zum Mittagessen (nicht das gleiche!)

19:30 Abendessen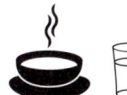

- Als »Aperitif« 1 Glas Wasser
- 1 kleiner Kopfsalat, dazu nach Belieben ein paar Oliven, geriebene Karotten, ein paar Scheiben Rote Bete, Zwiebeln und ½ Tomate oder 5 Kirschtomaten und höchstens 1 EL fettfreies Dressing. Kein Schinken, keine Croûtons
- Eine der folgenden Speisen (mit höchstens 200 Kalorien):
  - 1 Eiweiß-Shake
  - 1 Portion Suppe (ohne Kartoffeln, ohne Sahne), z.B. Hühnerbrühe mit Nudeln und Gemüsesuppe (z.B. mit Linsen, Kicher- oder Schälerbsen, Bohnen, Tomaten-Basilikum, Minestrone). Achten Sie auf den Salzgehalt!
- Eines der Getränke wie zum Mittagessen (nicht das gleiche!)

TRAINING HEUTE

TRAININGSZEIT: mindestens 40 Minuten. Heute müssen Sie zwei Trainingseinheiten absolvieren – die erste vor 13:00 Uhr, die zweite nach 16:00 Uhr. Jede muss mindestens 20 Minuten dauern. Weniger dürfen es nicht sein, gegen mehr hingegen ist nichts einzuwenden. Legen Sie sich ins Zeug! Versuchen Sie nicht die ganze Zeit ein und dasselbe Tempo zu halten, etwa auf dem Laufband oder dem Stepper. Besser ist es, alle Parameter zu variieren, also die Geschwindigkeit, die Steigung, die zurückgelegte Strecke oder natürlich auch die Sportart. Intensives Intervalltraining lässt die Pfunde purzeln!

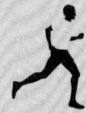
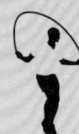

WÄHLEN SIE aus den nachfolgenden Cardio-Übungen zwei aus und absolvieren Sie insgesamt 40 Minuten:

- Gehen/Laufen draußen oder auf dem Laufband
- Joggen im Freien
- Trainieren auf dem Crosstrainer
- Fahrradfahren auf einem Ergometer oder einem richtigen Fahrrad
- Schwimmen
- Stepptraining
- 200 Sprünge beim Seilspringen
- Gehen/Laufen auf dem Laufband in 20-Minuten-Intervallen
- Zumba oder ein anderes Dance-Workout

WOCHE 1 | TAG 7

8:30 Frühstück

- 1 Stück Obst, etwa 1 Birne, 1 Apfel, 75 g Himbeeren, Erdbeeren, Heidelbeeren, Brombeeren oder Kirschen, ½ Grapefruit
- Eine der folgenden Speisen:
  - 1 Käsesandwich, gebraten, mit 2 Scheiben Käse auf 2 Scheiben Vollkornbrot (mit möglichst wenig Butter oder Backspray)
  - 1 Portion Haferbrei
- Muss: 1 Tasse grüner Tee oder 1 Tasse Hibiskustee oder 1 Glas Wasser mit ½ frisch ausgepressten Zitrone (heiß oder kalt) oder 1 Glas fettarme oder fettfreie Milch, ungesüßte Soja- oder Mandelmilch
- Optional: 1 Glas Wasser
- Optional: 1 Tasse Obstsaft (frisch gepresst oder Direktsaft) oder 1 Tasse Kaffee (mit höchstens 1 Stück Zucker, 1 EL Milch oder einem Spritzer Kaffeesahne)

10:00 Snack 1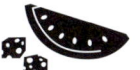

- 1 mittelgroße Mango oder 16 Salzcracker oder ein anderer Snack mit nicht mehr als 150 Kalorien

11:30 Snack 2

- 2 EL Mohnsamen oder 6 Austern oder ein anderer Snack mit höchstens 100 Kalorien

12:30 Mittagessen

- Eine der folgenden Speisen (mit höchstens 200 Kalorien und ohne Zuckerzusatz):
  - 1 Smoothie mit Joghurt oder Milch
  - 1 Obst-Smoothie
  - 1 Portion Suppe (ohne Kartoffeln, ohne Sahne). Gut sind Hühnerbrühe mit

Nudeln und Gemüsesuppe (Linsen, Kicher- oder Schälerbsen, schwarze Bohnen, Tomaten-Basilikum, Minestrone). Salzen Sie wenig!

- Eines der folgenden Getränke:
    - Wasser (still oder sprudelnd), so viel Sie wollen
    - 1 Glas Zitronenwasser
    - 1 Glas Mineralwasser mit Fruchtgeschmack
    - 1 Glas Eistee, ungesüßt
    - 1 Glas Direktsaft (nicht aus Konzentrat)
    - 1 Dose Light-Getränk (niemals mehr als 1 Dose täglich!)
    - 1 Glas fettarme oder fettfreie Milch, ungesüßte Soja- oder Mandelmilch

16:30 Snack 3

- 1 großer Kopfsalat, pur oder mit einigen wenigen Oliven, geriebenen Karotten, ein paar Scheiben Rote Bete, Zwiebeln und ½ Tomate oder 5 Kirschtomaten und höchstens 3 EL fettfreies Dressing. Kein Schinken, keine Croûtons
- Eines der Getränke wie zum Mittagessen (nicht das gleiche!)

19:30 Abendessen

- 1 Glas Wasser vorab
- 2 Portionen Gemüse
- Eine der folgenden Speisen:
    - 150 g Hähnchenfleisch (ohne Öl bzw. Fett gebraten, keine Haut)
    - 150 g Fisch (ohne Öl bzw. Fett gebacken oder gebraten)
    - 150 g Putenfleisch (ohne Haut und ohne Öl bzw. Fett gebraten)
- Eines der Getränke wie zum Mittagessen (nicht das gleiche!)

Lesen Sie
noch mal
die Tipps
ab Seite 26!

RELAXEN SIE HEUTE

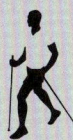 **RUHETAG!** Füße hochlegen ist angesagt, besonders wenn Sie ein bisschen übertrainiert sind und Ihre Muskeln Erholung brauchen. Sportskanonen, die nicht auf ihre tägliche Dosis verzichten möchten, dürfen sich natürlich so viel bewegen, wie sie möchten. 30 Minuten Cardio schaden nie. Schließlich bringt Sie jede verheizte Kalorie Ihrem Traumziel ein Stück näher!

WOCHE 2

DREHEN SIE AUF!   64

SUPER-SHRED-WOCHE 2:
EINKÄUFE   66

SUPER-SHRED-WOCHE 2:
VORGABEN   70

WOCHE 2

WOCHE 2 / TAG 1	SEITE 73
WOCHE 2 / TAG 2	SEITE 76
WOCHE 2 / TAG 3	SEITE 79
WOCHE 2 / TAG 4	SEITE 82
WOCHE 2 / TAG 5	SEITE 85
WOCHE 2 / TAG 6	SEITE 88
WOCHE 2 / TAG 7	SEITE 91

DREHEN SIE AUF!

Gratuliere – Sie haben es bis in die zweite Woche Ihrer SUPER-SHRED-Reise geschafft. Schon dass Sie hier angelangt sind, verdient Anerkennung. Egal was die Waage jetzt anzeigt: Wenn Sie Ihr Bestes gegeben und sich in der ersten Woche an den Plan gehalten haben, können Sie das als Erfolg verbuchen. Denn Erfolg hat nicht nur etwas mit der Zahl der verlorenen Pfunde zu tun. Es geht auch um weitere wichtige Aspekte:

- Schlechte Gewohnheiten ablegen und gute, neue Gewohnheiten finden.
- Ein gesünderes Verhältnis zum Essen und zu Sport und Bewegung entwickeln.
- Die persönlichen Energiespeicher auffüllen.
- Den Bauchumfang und mit ihm das besonders ungesunde Bauchfett reduzieren.
- Das Selbstbewusstsein ordentlich steigern.

Gewiss ist es wichtig, leichter zu werden, aber es ist nur ein Teil des Gesamtzieles, sich generell wohler zu fühlen, gesünder zu sein und besser auszusehen.

Nun, da die zweite Woche angebrochen ist, wird es Zeit, einen Zahn zuzulegen. Vier Wochen sind nicht viel Zeit, deshalb müssen wir fleißig sein und genau dort ansetzen, wo es jetzt nötig ist. Bei fast allen Diätplänen verlieren die Teilnehmer in der ersten Woche deutlich messbar an Gewicht, während das Tempo in der zweiten Woche stark nachlässt. Genau das will SUPER SHRED vermeiden. Um nicht in eine Plateauphase zu gelangen, in der die Waage am Ende einer Woche das Gleiche anzeigt wie zum Wochenbeginn, müssen wir konkret etwas gegen einen solchen »Hänger« tun. Wir müssen besonders genau die Portionsvorgaben und Zeitpläne einhalten und unser Training mit Schmackes fortführen.

Die Mahlzeiten und Snacks sind in dieser Woche anders verteilt – also aufgepasst! Außerdem setzen wir beim Training noch eins drauf. Reißen Sie nicht nur einfach das Minimum herunter. Je mehr Sie diese Woche arbeiten, desto mehr holen Sie heraus. Halten Sie sich jeden Morgen nach dem Aufwachen und jeden Abend vor dem Einschlafen die Veränderungen Ihres Körpers vor Augen: Stellen Sie sich selbst schlanker und wohlproportionierter vor. Sehen Sie vor Ihrem inneren Auge zu, wie die Zahl auf der Waage kleiner wird.

Unser Fahrplan für diese Woche unterscheidet sich von dem in Woche 1. Die Zahl der Snacks bleibt gleich, doch haben Sie nun drei statt vier Hauptmahlzeiten.

Und so könnte ein typischer Tagesablauf für jemanden aussehen, der um 7:30 Uhr aufsteht.

IHR TAGESPLAN

07:30 UHR:	AUFWACHEN
08:30 UHR:	FRÜHSTÜCK
10:00 UHR:	SNACK 1
12:30 UHR:	MITTAGESSEN
17:00 UHR:	ABENDESSEN
20:00 UHR:	SNACK 2

Wieder gilt: Das ist nur ein Beispiel. Passen Sie den Zeitplan an Ihren Tages- und Arbeitsrhythmus an. Die grundlegende Struktur, also die Abfolge und die Abstände zwischen den Mahlzeiten, muss allerdings gleich bleiben. Das heißt, dass zwischen Mahlzeit 1 und Snack 1 90 Minuten liegen müssen – nur zwischen Mahlzeit 3 und Snack 2 liegt eine längere Strecke. Die Intervalle zwischen den Mahlzeiten belaufen sich in dieser Woche generell auf 3 bis 4,5 Stunden.

Lesen Sie auch die Vorgaben nach der Einkaufsliste auf den folgenden Seiten gut durch. Widmen Sie ihnen ein paar Minuten, statt sich gleich auf den Essensplan zu stürzen, denn dort finden Sie die Antworten auf viele Fragen, die sich vielleicht ergeben. Sie ist auch eine wichtige Entscheidungshilfe für die kommende Woche, und Sie sollten bei Zweifelsfällen immer wieder darauf zurückgreifen.

Variationen in der Auswahl der Lebensmittel sind natürlich möglich, wollen aber wie schon in Woche 1 gut überlegt und angemessen sein.

SUPER-SHRED-WOCHE 2: EINKÄUFE

Hier folgt nun für Sie eine Liste der Einkäufe für die kommende Woche. Weil SUPER SHRED Spielraum und Auswahlmöglichkeiten bietet, ist sie nicht bis ins Detail verpflichtend, Sie können einzelne Bestandteile austauschen. Einige brauchen Sie allerdings auf jeden Fall – sie sind als Muss gekennzeichnet und sollten vorab eingekauft werden. Auch Vegetarier müssen sich nicht haargenau an die Liste halten: Sie können einfach die Fleischzutaten streichen und einen geeigneten Ersatz hinzufügen, der allerdings dann im Kalorienrahmen liegen muss.

OBST

- Muss: 1 Zitrone
- Muss: 6 Portionen Obst. Möglich sind auch Kombinationen aus Beeren, Äpfeln, Bananen, Ananas und, und, und … Dabei entspricht 1 Portion 1 Stück Obst beziehungsweise 75 g Beeren
- Optional: kleine Mengen Frischobst zum Aufpeppen von fettarmem Joghurt

FRÜHSTÜCK

- Muss: 4 x Frühstück. Wählen Sie aus der folgenden Liste aus:
  - 2 x 75 g Haferflocken (75 g Haferbrei = 1 Mahlzeit)
  - 1 x 75 g Grießbrei (75 g gekocht = 1 Mahlzeit; auch Instantbrei darf verwendet werden)
  - 4 x 50 g Frühstücksflocken mit höchstens 5 g Zucker pro Portion, z. B. Cornflakes oder Weetabix (50 g = 1 Mahlzeit)
  - 2 Eier (2 Eier = 1 Mahlzeit)
  - 1 Laib Brot
  - 1 Mini-Pfannkuchen (CD-Größe)
  - 1 Streifen Schinken (Pute oder Schwein)
  - 3 x 180 g Joghurt, fettarm oder fettfrei
  - 1 Käsesandwich, gebraten, mit 2 Scheiben Käse auf 2 Scheiben Vollkornbrot

GETRÄNKE

- Muss: 1 Tasse grüner Tee oder Hibiskustee
- Muss: 21 Trinkportionen für die ganze Woche, ausgenommen Wasser, von dem Sie immer beliebig viel trinken können. Stellen Sie sich Ihre Kombinationen aus der Liste zusammen und kaufen Sie die nötigen Zutaten vorab.
  - 17 Gläser frisch gepresster Saft
  - 7 Tassen Kaffee
  - 14 330-ml-Dosen Cola light oder die entsprechende Menge in Flaschen
  - 14 Gläser fettfreie oder fettarme Milch, ungesüßte Soja- oder Mandelmilch
  - 14 Gläser ungesüßter Eistee
  - 14 Gläser Zitronenwasser
  - 14 Gläser Mineralwasser mit Fruchtgeschmack

SALAT

- Muss: 2 große Kopfsalate, 1 kleiner Kopfsalat
- Optional: Es kommen noch weitere Salatportionen hinzu. Suchen Sie sich aus der nachfolgenden Liste etwas aus:
  - 1 großer Kopfsalat
  - 1 kleiner Kopfsalat

GEMÜSE

- Muss: 6 Portionen Gemüse
- Optional: 4 Portionen, je nach Ihrer Speisenwahl auch mehr. 1 Portion Gemüse entspricht ungefähr der Größe Ihrer Faust.

FLEISCH UND FISCH

- Muss: 2 Portionen. Wählen Sie Ihre Portion aus der Liste aus. Überschreiten Sie jedoch nicht die maximale Zahl der Portionen. 1 Portion = 150 g gekocht, was etwa der Größe von eineinhalb Stapeln Spielkarten entspricht.
- Optional: 1 zusätzliche Portion
- Wenn Sie sich bei allen Wahlmöglichkeiten für Fleisch oder Fisch entscheiden, kommen Sie diese Woche auf maximal 5 Portionen. Suchen Sie sich diese Portionen aus der Liste unten aus. 3 Portionen sollten es möglichst mindestens sein, da Ihr Körper die Proteine braucht.

- 2 Portionen Puten- oder Hähnchenbrust
- 1 Portion Hähnchen-Gemüse-Eintopf
- 2 Sandwiches mit Hähnchen- oder Putenfleisch
- 75 g Hähnchenfleisch
- 6 Jumbo-Shrimps
- 3 x 150 g Fisch
- 1 x 150 g Putenburger
- 1 x 150 g Putenfleisch
- 2 Putensandwiches
- 1 x 120 g Putenburger
- 1 x 120 g Hamburger
- 1 x 120 g Veggieburger
- 1 x 150 g magerer Landschinken

SNACKS

- 14 Snacks für die ganze Woche, wie Nüsse, Eis am Stiel, Erdbeeren im Scho-komantel und andere ab Seite 159 und 167 aufgelistete Imbisse. Nicht vergessen: Sie sollen, müssen aber keine Snacks essen.
    - 7 Snacks mit jeweils höchstens 150 Kalorien
    - 7 Snacks mit jeweils höchstens 100 Kalorien

SUPPEN UND SMOOTHIES

- Muss: 4 Portionen Suppe (1 Teller oder 1 Tasse)
- Muss: 11 weitere Portionen aus der Liste unten. Jede Portion darf nur höchstens 200 Kalorien haben und keinen Zuckerzusatz enthalten. Stellen Sie sich den Plan für die Woche vorab zusammen und kaufen Sie entsprechend ein.
    - 3 Portionen salzarme Suppe (mit weniger als 0,5 g Salz)
    - 5 Obst-Smoothies
    - 5 Obst-Smoothies mit Joghurt oder Milch

ALTERNATIVEN

- Im Lauf der Woche haben Sie mehrmals Gelegenheit, eine der Speisen aus der Liste unten auszuwählen. Sollten Sie etwas auswählen, denken Sie daran, die Zutaten schon vorab einzukaufen.

- 1 Portion Nudeln (150 g)
- 300 g brauner Reis
- 1 Portion Bohnen, Erbsen oder Linsen

EXTRAS

- Das brauchen Sie vielleicht im Lauf der Woche. Legen Sie sich deshalb einen Vorrat zu.
  - Käse zum Überbacken oder für Sandwiches
  - Milch für Frühstücksflocken und Kaffee
  - Frische Kräuter, Radieschen & Co. als Salatgarnitur
  - Salatdressing, fettfrei
  - 2 EL Cocktailsoße für Shrimps
  - Zuckerwürfel oder -päckchen (sie lassen sich besser portionieren)
  - Kaffeesahne (höchstens 10% Fett)
  - Senf
  - Mayonnaise
  - Tomate
  - Kopfsalat
  - Brötchen für Burger

SUPER-SHRED-WOCHE 2: VORGABEN

- Wiegen Sie sich am Morgen des Tages, an dem Sie Ihre zweite SUPER-SHRED-Woche beginnen. Schreiben Sie Ihr Gewicht auf. Sie dürfen sich weiterhin nur einmal die Woche wiegen, machen Sie also einen Bogen um jede Waage, selbst wenn die Versuchung groß ist. Das Körpergewicht variiert von Tag zu Tag um mehrere Pfund. Wenn Sie jeden Tag auf der Waage stehen, bekommen Sie ein nicht aussagekräftiges Gewicht angezeigt und sind möglicherweise unnötig frustriert, weil Sie glauben, nicht weiterzukommen. Ihr nächstes Wiegen findet wieder genau eine Woche nach diesem Wiegen statt. Stellen Sie sich beim zweiten Mal wieder genauso auf die Waage wie letzte Woche, also mit oder ohne Kleidung. Wenn Sie sich mit Kleidung wiegen, ziehen Sie dasselbe an wie die Woche davor. Stellen Sie sich außerdem immer auf dieselbe Waage, denn zwischen Waagen kann es Unterschiede von mehreren Pfund geben.

- Überspringen Sie keine Mahlzeiten. Selbst wenn Sie nicht hungrig sind, sollten Sie zumindest ein Stück Obst oder eine andere Kleinigkeit zu sich nehmen. Sie müssen ja gar nicht alles verputzen. Stopfen Sie sich bitte auch nicht voll. Wichtig ist es, immer zu bestimmten Zeiten zu essen, damit sich der Körper daran gewöhnen kann. Jede Woche ändern wir diesen Rhythmus, deshalb ist es wichtig, dass er sich im Lauf der Woche möglichst rasch darauf einstellt. Im Lauf der Woche sollten Sie nie mehr als 4 Stunden ohne Essen sein. Die Mahlzeiten liegen 3 bis 4 Stunden auseinander, die Snacks sind 90 Minuten nach den Mahlzeiten an der Reihe. Wenn Sie nicht zu einer Mahlzeit oder einem Snack kommen, können Sie die Portion nicht aufheben und später essen oder mit anderen Portionen kombinieren. Ist das Zeitfenster dafür verstrichen, lassen Sie die Finger also davon und konzentrieren Sie sich auf die nächste Portion.

- Die Smoothies dürfen diese Woche höchstens 200 Kalorien haben, und sie dürfen nicht gezuckert werden. Wenn Sie die Rezepte am Ende dieses Buches verwenden, halten Sie die Obergrenze automatisch ein. Kaufen Sie dagegen Ihre Smoothies fertig, achten Sie auf den auf der Packung angegebenen Kaloriengehalt und teilen Sie gegebenenfalls passend auf. Auch die Menge der Getränke spielt eine Rolle. Ergibt ein Rezept mehr als eine Portion, trinken Sie nur eine. Enthält das gekaufte Produkt mehr als eine Portion, trinken Sie nur eine Portion und stellen Sie den Rest in den Kühlschrank.

- Snacks müssen nicht sein, ich empfehle sie Ihnen aber dringend. Was Sie sich gönnen, ist egal, solange Sie unter der jeweils genannten Kalorienobergrenze bleiben.

- Suppen – auch Fertigsuppen – sind erlaubt, doch muss der Salzgehalt bei weniger als 0,5 g pro Portion liegen. Achten Sie auf die Portionsgröße. Eine Portion entspricht einem Teller beziehungsweise einer Tasse, ob frisch oder vorgefertigt. Dazu dürfen Sie sich einen kleinen Salzcracker gönnen.

- Trinken Sie vor jeder Mahlzeit ein Glas Wasser.

- 2 Tassen Kaffee am Tag, eine davon zum Frühstück, sind erlaubt. Lassen Sie aber die Finger von Fertigzubereitungen wie Latte macchiato, Cappuccino oder »Mochaccino« – sie enthalten zu viele Kalorien. Ein Löffel Zucker und ein bisschen Kaffeesahne schaden nicht, aber übertreiben Sie es nicht. Trinken Sie Ihren Kaffee nach Möglichkeit diese Woche schwarz und ohne Zucker.

- Dosen- oder Tiefkühlobst und -gemüse sind okay, solange nichts anderes mit dabei ist als Früchte. Ist Zucker, Fett, Salz oder gar eine ominöse »Würzmischung« zugesetzt, lassen Sie die Finger davon. Wichtig ist, dass Sie Ihre Nahrungsmittel in möglichst natürlichem Zustand, also so wenig verarbeitet wie möglich, essen.

- Frisch gepresste Säfte sind auf jeden Fall vorzuziehen, doch können Sie auch gekaufte Produkte trinken. Sie dürfen aber nicht aus Konzentrat hergestellt worden sein und keine Zucker- und sonstigen Zusätze enthalten. Diabetiker oder Menschen mit einem stark schwankenden Blutzuckerspiegel steigen besser auf Wasser, Milch und/oder Tee um.

- Alkohol ist im Programm nicht komplett verboten. Sie dürfen sich in dieser Woche 3 alkoholische Getränke gönnen: 2 Mixdrinks (mit jeweils höchstens 4 cl Spirituose) oder 3 Leichtbiere (à ½ Liter) oder 3 Glas Wein (à 125 cl) oder eine Kombination davon. Natürlich dürfen Sie nicht alles an einem Tag hinunterkippen – es hat also keinen Sinn, für die große Sause am Wochenende zu sparen! Kalorien aus Getränken zählen genauso wie Kalorien im Essen!

- Ein Light-Getränk am Tag ist drin. Machen Sie aber einen Bogen um die »Normalversionen« mit ihren Unmengen an Zucker.

- Essen Sie Ihre letzte Mahlzeit spätestens 90 Minuten vor dem Schlafengehen. Wenn es aus irgendeinem Grund später wird, essen Sie nur die halbe Portion.

- Gewürze können Sie in unbegrenzter Menge verwenden. Salz gilt allerdings nicht als Gewürz. Mehr als ein halber Teelöffel zusätzlich pro Tag ist nicht drin.

- Vegetarier und Diabetiker können bedenkenlos Mahlzeiten oder Zutaten ersetzen, müssen sich aber an die Portionsgrößen und Kalorienobergrenzen halten.

- Portionsgrößen: 1 Portion Fisch oder Fleisch in gekochtem Zustand entspricht 150 g (nach dem Kochen) und ist in etwa so groß wie eineinhalb Stapel Spielkarten. Eine Portion Gemüse entspricht in etwa der Größe einer Faust. Eine Portion Haferbrei sind 75 g, eine Portion warme Frühstücksflocken 50 g.
- Sie können zu Haferbrei oder warmen Frühstücksflocken etwa einen halben Teelöffel Butter dazugeben.

- Frühstücksflocken, ob warm oder kalt, dürfen Sie mit einem Teelöffel weißem oder braunem Zucker oder einem halben Teelöffel Honig süßen.

- Wenn Sie aus irgendeinem Grund Tage oder Mahlzeiten austauschen müssen, geht das zur Not, Sie sollten es aber so selten wie möglich machen.

- Sie können Ihren Trainingsplan für die Woche umstellen, wenn es aus beruflichen oder privaten Gründen nicht anders geht.

WOCHE 2 | TAG 1

8:30 Frühstück

- 1 Stück Obst oder 75 g Beeren
- Wählen Sie außerdem eine der folgenden Speisen aus:
  - 1 Portion Haferbrei
  - 1 Portion Grießbrei oder Polenta
  - 1 Portion Frühstücksflocken mit fettarmer oder fettfreier Milch, wahlweise mit
  ungesüßter Soja- oder Mandelmilch
- Muss: 1 Glas frischer Saft (nicht aus Konzentrat) oder 1 Glas fettarme/fettfreie
  Milch, ungesüßte Soja- oder Mandelmilch
- Optional: 1 Tasse Kaffee (mit höchstens 1 Stück Zucker, 1 EL Milch oder
  1 Portion Kaffeesahne)

10:00 Snack 1

- 1 kleines Eis am Stiel oder 1 kleine gebackene Kartoffel mit Salsasoße oder ein
  anderer Snack mit höchstens 150 Kalorien

12:30 Mittagessen

- Eine der folgenden Speisen. Mehr als 200 Kalorien dürfen es nicht werden.
  Zuckern ist nicht drin.
  - 1 Smoothie mit Joghurt oder Milch
  - 1 Obst-Smoothie
  - 1 Portion Suppe (ohne Kartoffeln, ohne Sahne). Ideal: Hühnerbrühe mit
  Nudeln oder Gemüsesuppe (Linsen, Kicher- oder Schälerbsen, schwarze Bohnen, Tomaten-Basilikum, Minestrone). Aber nur wenig salzen!
- Eines der folgenden Getränke:
  - Wasser (still oder sprudelnd), so viel Sie wollen
  - 1 Glas Mineralwasser mit Fruchtgeschmack
  - 1 Glas Zitronenwasser

- 1 Glas Eistee, ungesüßt
- 1 Glas Direktsaft (nicht aus Konzentrat)
- 1 Dose Light-Getränk (nicht mehr als 1 Dose täglich!)
- 1 Glas fettarme oder fettfreie Milch, ungesüßte Soja- oder Mandelmilch

17:00 Abendessen

- 1 großer Kopfsalat mit 75 g Hähnchenbrust in Streifen. Sie dürfen den Salat mit einigen Oliven, geriebenen Karotten und ½ Tomate in Scheiben oder 5 Kirschtomaten ein bisschen aufpeppen. Maximal 3 EL fettfreies Dressing, keine Croûtons, kein Schinken
- Eines der Getränke wie zum Mittagessen (nicht das gleiche!)

20:00 Snack 2

- 180 g fettarmer Joghurt (1,5 %) oder 3 EL Früchtemüsli (ohne Zucker) oder ein anderer Snack mit höchstens 100 Kalorien

TRAINING HEUTE

TRAININGSZEIT: mindestens 40 Minuten. Es darf auch etwas mehr sein! Versuchen Sie die Intensität zu variieren und nicht die ganze Zeit auf ein und demselben Level zu bleiben. Man nennt das Intervalltraining und es verheizt jede Menge Kalorien!

WÄHLEN SIE aus den nachfolgenden Cardio-Übungen zwei unterschiedliche 20-Minuten-Einheiten aus.

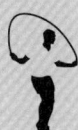

- Gehen/Laufen draußen oder auf dem Laufband
- Joggen im Freien
- Trainieren auf dem Crosstrainer
- Fahrradfahren auf einem Ergometer oder einem richtigen Fahrrad
- Schwimmen
- Stepptraining
- 200 Sprünge beim Seilspringen
- Gehen/Laufen auf dem Laufband in 20-Minuten-Intervallen
- Zumba oder ein anderes Dance-Workout

WOCHE 2 | TAG 2

8:30 Frühstück

- 1 Stück Obst oder 75 g Beeren
- Wählen Sie außerdem eine der folgenden Speisen aus:
  - 180 g Joghurt (fettarm oder fettfrei), in das Sie etwas frisches Obst hinein-rühren
  - 1 Eiweißomelett (aus 2 Eiweiß mit etwas Butter oder Backspray)
  - 1 Portion Frühstücksflocken, zuckerfrei, mit fettarmer oder fettfreier Milch, wahlweise mit ungesüßter Soja- oder Mandelmilch
- Optional: 1 Stück Vollkornbrot
- Muss: 1 Glas frischer Saft (nicht aus Konzentrat) oder 1 Glas fettarme/fettfreie Milch, ungesüßte Soja- oder Mandelmilch
- Optional: 1 Tasse Kaffee (mit höchstens 1 Stück Zucker, 1 EL Milch oder 1 Portion Kaffeesahne)

10:00 Snack 1

- 1 kalorienarmer Früchteriegel oder ein anderer Snack mit höchstens 150 Kalorien

12:30 Mittagessen

- Eine der folgenden Speisen (höchstens 200 Kalorien, ungezuckert):
  - 1 Smoothie mit Joghurt oder Milch
  - 1 Obst-Smoothie
  - 1 Portion Suppe (ohne Kartoffeln, ohne Sahne). Ideal: Hühnerbrühe mit Nudeln oder Gemüsesuppe (Linsen, Kicher- oder Schälerbsen, schwarze Bohnen, Tomaten-Basilikum, Minestrone). Aber nur wenig salzen!
- Eines der folgenden Getränke:
  - Wasser (still oder sprudelnd), so viel Sie wollen
  - 1 Glas Mineralwasser mit Fruchtgeschmack

- 1 Glas Zitronenwasser
- 1 Glas Eistee, ungesüßt
- 1 Glas Direktsaft (nicht aus Konzentrat)
- 1 Dose Light-Getränk (nicht mehr als 1 Dose täglich!)
- 1 Glas fettarme oder fettfreie Milch, ungesüßte Soja- oder Mandelmilch

17:00 Abendessen

- 300 g brauner Reis (gekocht)
- 100 g Bohnen, Erbsen oder Linsen (gekocht)
- 1 Portion Gemüse
- Eines der Getränke wie zum Mittagessen (nicht das gleiche!)

20:00 Snack 2

- 1 mittelgroße Gurke, mit Balsamico-Essig beträufelt, wahlweise 9 oder 10 schwarze Oliven oder ein anderer Snack mit höchstens 100 Kalorien

Vielleicht bekommen Sie Lust, mal wieder Tagebuch zu schreiben?

TRAINING HEUTE

TRAININGSZEIT: mindestens 45 Minuten. Lust auf mehr? Nur zu.
Anstrengen kann man sich nie genug. Verändern Sie nach Möglichkeit die
Intensität, indem Sie die Geschwindigkeit, Steigung oder zurückzulegende
Strecke variieren. Man nennt das Intervalltraining und es verheizt jede
Menge Kalorien! Übrigens: Sie müssen nicht 45 Minuten auf einmal absol-
vieren, sondern können erst 25 Minuten und später 20 Minuten trainieren.

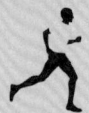 **WÄHLEN SIE** aus den nachfolgenden Cardio-Übungen
eine oder mehrere aus, sodass insgesamt 45 Minuten Sport
zusammenkommen.

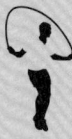
- Gehen/Laufen draußen oder auf dem Laufband
- Joggen im Freien
- Trainieren auf dem Crosstrainer
- Fahrradfahren auf einem Ergometer oder einem richtigen
  Fahrrad
- Schwimmen
- Stepptraining
- 200 Sprünge beim Seilspringen
- Gehen/Laufen auf dem Laufband in 20-Minuten-Inter-
  vallen
- Zumba oder ein anderes Dance-Workout

WOCHE 2 | TAG 3

8:30 Frühstück

- 1 Stück Obst oder 75 g Beeren
- Wählen Sie außerdem eine der folgenden Speisen:
  - 1 Mini-Pfannkuchen (CD-groß) mit einer Scheibe Schinken (Pute oder Schwein)
  - 1 Käsesandwich, gebacken, mit 2 Scheiben Käse auf 2 Scheiben Vollkornbrot
  - 1 Portion Frühstücksflocken mit fettarmer oder fettfreier Milch, wahlweise mit ungesüßter Soja- oder Mandelmilch
  - 180 g Joghurt, fettfrei oder fettarm, mit frischem Obst, in Stückchen geschnitten
- Muss: 1 Glas heißes oder kaltes Wasser mit 1 EL frisch gepresstem Zitronensaft
- Optional: Wasser, so viel Sie wollen
- Optional: 1 Tasse Kaffee (mit höchstens 1 Stück Zucker, 1 EL Milch oder 1 Portion Kaffeesahne)

10:00 Snack 1

- 100 g Zuckererbsen mit 3 EL Hummus, wahlweise 2 Vollkornkekse mit 250 g fettarmer Milch oder ein anderer Snack mit höchstens 150 Kalorien

12:30 Mittagessen

- 1 großer Kopfsalat, nach Belieben mit ein paar Oliven, geraspelten Karotten und ½ Tomate in Scheiben oder 5 Kirschtomaten und maximal 3 EL fettfreiem Dressing. Keine Croûtons, kein Schinken
- Eines der folgenden Getränke:
  - Wasser (still oder sprudelnd), so viel Sie wollen
  - 1 Glas Mineralwasser mit Fruchtgeschmack
  - 1 Glas Zitronenwasser

- 1 Glas Eistee, ungesüßt
- 1 Glas Direktsaft (nicht aus Konzentrat)
- 1 Dose Light-Getränk (nicht mehr als 1 Dose täglich!)
- 1 Glas fettarme oder fettfreie Milch, ungesüßte Soja- oder Mandelmilch

17:00 Abendessen

- Eine der folgenden Speisen:
  - 1 Portion Hähnchenbrust
  - 3 Portionen Gemüse mit 300 g Reis (gekocht)
  - 6 Jumbo-Shrimps (mit 2 EL Cocktailsoße)
  - 1 Portion Hähnchen-Gemüse-Eintopf
  - 150 g Fisch (ohne Öl/Fett gebacken oder gebraten)
- Als Beilage zu Hähnchen, Shrimps oder Fisch: 1 Portion Gemüse
- Eines der Getränke wie zum Mittagessen (nicht das gleiche!)

20:00 Snack 2

- 90 g Kabeljau, gekocht oder 150 g frische Himbeeren mit einer Prise Zimt und 1 TL Honig oder einen anderen Snack mit höchstens 100 Kalorien

Übertreiben Sie nichts! Wenn es Ihnen zu ruhig wird, machen Sie einfach einen Spaziergang.

RELAXEN SIE HEUTE

 **RUHETAG!** Da Sie inzwischen ja fast jeden Tag Sport treiben, kann es sein, dass Ihre Muskeln ein bisschen Erholung brauchen. Wenn Ihnen aber Bewegung guttut, dann ist natürlich überhaupt nichts gegen eine Trainingseinheit einzuwenden. 30 Minuten Cardio können nie schaden. Außerdem bringt Sie jede in Bewegung verbratene Kalorie Ihrem großen Ziel näher!

WOCHE 2 | TAG 4

8:30 Frühstück

- 1 Stück Obst oder 75 g Beeren
- Wählen Sie außerdem eine der folgenden Speisen aus (höchstens 200 Kalorien, ohne Zucker):
  - 1 Obst-Smoothie
  - 1 Smoothie mit Joghurt oder Milch
- Muss: 1 Tasse grüner Tee oder 1 Tasse Hibiskustee (notfalls mit einer Messerspitze Zucker)
- Optional: Wasser in unbegrenzter Menge
- Optional: 1 Tasse Kaffee (mit höchstens 1 Stück Zucker sowie 1 EL Milch oder 1 Portion Kaffeesahne)

10:00 Snack 1

- 150 g Kirschtomaten oder 75 g geröstete Kichererbsen oder ein anderer Snack mit höchstens 150 Kalorien

12:30 Mittagessen

- 1 Portion Gemüse oder 1 kleiner Kopfsalat, evtl. mit einigen Oliven, geriebenen Karotten und ein paar Tomatenscheiben sowie höchstens 1 EL fettfreies Dressing. Keine Croûtons, kein Schinken
- Eine der folgenden Speisen:
  - 1 Puten- oder Hähnchensandwich: 30 g Fleisch auf Vollkornbrot mit 1 TL Senf oder Mayonnaise, einer Scheibe Tomate, einem Salatblatt und einer Scheibe Käse
  - 150 g Fisch (nicht in Öl/Fett gebacken oder gebraten)
- Eines der folgenden Getränke:
  - Wasser (still oder sprudelnd), so viel Sie wollen
  - 1 Glas Mineralwasser mit Fruchtgeschmack
  - 1 Glas Zitronenwasser
  - 1 Glas Eistee, ungesüßt

- 1 Glas Direktsaft (nicht aus Konzentrat)
- 1 Dose Light-Getränk (nicht mehr als 1 Dose täglich!)
- 1 Glas fettarme oder fettfreie Milch, ungesüßte Soja- oder Mandelmilch

17:00 Abendessen

- 1 Portion Suppe (ohne Kartoffeln, ohne Sahne). Empfehlenswert ist Hühner-brühe mit Nudeln oder eine Gemüsesuppe (Linsen, Kicher- oder Schälerbsen, schwarze Bohnen, Tomaten-Basilikum, Minestrone). Nur mäßig salzen!
- 150 g brauner Reis
- 1 Portion Gemüse
- Eines der Getränke wie zum Mittagessen (nicht das gleiche!)

20:00 Snack 2

- 1 hart gekochtes Ei mit 75 g Zuckererbsen oder 120 g fettfreier Joghurt und 75 g Heidelbeeren oder einen anderen Snack mit höchstens 100 Kalorien

TRAINING HEUTE

TRAININGSZEIT: mindestens 40 Minuten. Wenn Sie mehr in Ihrem Alltag unterkriegen, umso besser. Aber nicht kleckern, sondern klotzen! Wichtig ist vor allem, dass Sie nicht auf Autopilot schalten und 40 Minuten im selben Trott bleiben, sondern je nach Aktivität Geschwindigkeit oder Schwierigkeit variieren. Denn ein intensives Intervalltraining bringt Ihnen wesentlich mehr.

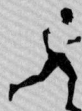

WÄHLEN SIE aus den nachfolgenden Cardio-Übungen zwei Sportarten aus und absolvieren je eine 20-Minuten-Einheit:

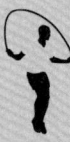

• Gehen/Laufen draußen oder auf dem Laufband
• Joggen im Freien
• Trainieren auf dem Crosstrainer
• Fahrradfahren auf einem Ergometer oder einem richtigen Fahrrad
• Schwimmen
• Stepptraining
• 200 Sprünge beim Seilspringen
• Gehen/Laufen auf dem Laufband in 20-Minuten-Intervallen
• Zumba oder ein anderes Dance-Workout

WOCHE 2 | TAG 5

8:30 Frühstück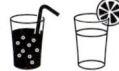

- Eine der folgenden Speisen (Höchstgrenze 200 Kalorien, Zucker tabu):
  - 1 Obst-Smoothie
  - 1 Smoothie mit Joghurt oder Milch
- Optional: Wasser in unbegrenzter Menge
- Optional: 1 Tasse Kaffee oder 1 Tasse Tee (mit höchstens 1 Stück Zucker, 1 EL Milch oder 1 Portion Kaffeesahne)

10:00 Snack 1

- 2 Kugeln Sorbet oder 9 Mandeln mit Schokoüberzug oder ein anderer Snack mit höchstens 150 Kalorien

12:30 Mittagessen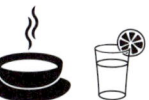

- Muss: 1 Glas Wasser vor dem Essen
- 1½ Portionen Suppe (ohne Kartoffeln, ohne Sahne), etwa Hühnerbrühe mit Nudeln oder Gemüsesuppe (Linsen, Kicher- oder Schälerbsen, schwarze Bohnen, Tomaten-Basilikum, Minestrone). Höchstens 1 kleine Prise Salz!
- Eines der folgenden Getränke:
  - Wasser (still oder sprudelnd), so viel Sie wollen
  - 1 Glas Mineralwasser mit Fruchtgeschmack
  - 1 Glas Zitronenwasser
  - 1 Glas Eistee, ungesüßt
  - 1 Glas Direktsaft (nicht aus Konzentrat)
  - 1 Dose Light-Getränk (nicht mehr als 1 Dose täglich!)
  - 1 Glas fettarme oder fettfreie Milch, ungesüßte Soja- oder Mandelmilch

17:00 Abendessen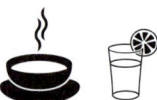

- Muss: 1 Glas Wasser vor dem Essen
- 1½ Portionen Suppe, nach Möglichkeit eine andere als zum Mittagessen. Nicht empfehlenswert sind Suppen mit Sahne, besser dagegen Hühnerbrühe mit Nudeln oder Gemüsesuppe (Linsen, Kicher- oder Schälerbsen, schwarze Bohnen, Tomaten-Basilikum, Minestrone). Übertreiben Sie es nicht mit dem Salz!
- Eines der Getränke wie zum Mittagessen (nicht das gleiche!)

20:00 Snack 2

- 11 Tortilla-Chips oder ½ Vollkorn-Muffin mit 1 TL Fruchtgelee oder ein anderer Snack mit höchstens 100 Kalorien

---

TRINKEN SIE SICH SATT!

WENN SIE SPÄTABENDS NOCH HUNGER BEKOMMEN, TRINKEN SIE GENÜSSLICH EINE TASSE MELISSENTEE. DER BERUHIGT DEN MAGEN UND DIE NERVEN.

TRAINING HEUTE

TRAININGSZEIT: mindestens 40 Minuten, aber mehr ist immer drin. Legen Sie sich in die Riemen! Versuchen Sie die Intensität zu variieren, denn Intervalltraining ist wesentlich effektiver. Sie können auch das Training in zwei Einheiten splitten.

WÄHLEN SIE aus den nachfolgenden Cardio-Übungen zwei unterschiedliche 20-Minuten-Einheiten aus.

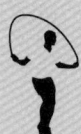

- Gehen/Laufen draußen oder auf dem Laufband
- Joggen im Freien
- Trainieren auf dem Crosstrainer
- Fahrradfahren auf einem Ergometer oder einem richtigen Fahrrad
- Schwimmen
- Stepptraining
- 200 Sprünge beim Seilspringen
- Gehen/Laufen auf dem Laufband in 20-Minuten-Intervallen
- Zumba oder ein anderes Dance-Workout

WOCHE 2 | TAG 6

8:30 Frühstück

- 1 Stück Obst oder 75 g Beeren
- Dazu eine der folgenden Speisen:
  - 1 Portion Frühstücksflocken mit fettarmer oder fettfreier Milch, wahlweise mit ungesüßter Soja- oder Mandelmilch
  - 1 Portion Haferbrei
  - 1 Portion Polenta
  - 180 g fettarmer oder fettfreier Joghurt mit frischen Früchten
- Muss: Wasser (still oder sprudelnd), so viel Sie wollen
- Optional: 1 Tasse Kaffee (mit höchstens 1 Stück Zucker, 1 EL Milch oder 1 Portion Kaffeesahne) oder 1 Tasse Tee oder 1 Glas frischer Saft (nicht aus Konzentrat)

10:00 Snack 1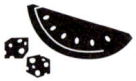

- 150 g Weintrauben mit 10 Mandeln oder 75 g Bananenscheiben oder ein anderer Snack mit höchstens 150 Kalorien

12:30 Mittagessen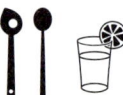

- 1 kleiner Kopfsalat, gern mit ein paar Oliven, geriebenen Karotten und ein paar Tomatenscheiben, dazu 1 EL fettfreies Dressing
- Eine der folgenden Speisen:
  - 120 g Hamburger (mit sehr magerem Fleisch, 1 Brötchen, 1 Tomatenscheibe, 1 Salatblatt, 1 Scheibe Käse und nach Belieben ½ TL Ketchup)
  - 120 g Veggieburger (1 Brötchen, 1 dicke Tomatenscheibe, 1 Salatblatt, Käse und nach Belieben ½ TL Ketchup)
  - 120 g Putenburger (mit 1 Brötchen, 1 Tomatenscheibe, 1 Salatblatt, 1 Scheibe Käse und nach Belieben ½ TL Ketchup)
  - 1 Portion Suppe (ohne Kartoffeln, ohne Sahne). Ideal: Hühnerbrühe mit

Nudeln oder Gemüsesuppe (Linsen, Kicher- oder Schälerbsen, schwarze Bohnen, Tomaten-Basilikum, Minestrone). Aber nur wenig salzen!
- Eines der folgenden Getränke:
  - Wasser (still oder sprudelnd), so viel Sie wollen
  - 1 Glas Mineralwasser mit Fruchtgeschmack
  - 1 Glas Zitronenwasser
  - 1 Glas Eistee, ungesüßt
  - 1 Glas Direktsaft (nicht aus Konzentrat)
  - 1 Dose Light-Getränk (nicht mehr als 1 Dose täglich!)
  - 1 Glas fettarme oder fettfreie Milch, ungesüßte Soja- oder Mandelmilch

17:00 Abendessen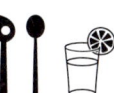

- 2 Portionen Gemüse
- Eine der folgenden Speisen:
  - 150 g Hähnchenfleisch (nicht in Öl/Fett gebraten oder gebacken, ohne Haut)
  - 150 g Putenfleisch (nicht in Öl/Fett gebraten oder gebacken, ohne Haut)
  - 150 g Schinken
  - 150 g Putenburger
- Eines der Getränke wie zum Mittagessen (nicht das gleiche!)

20:00 Snack 2

- 1 große Karotte, roh, oder 25 in Öl geröstete Erdnüsse oder ein anderer Snack
  mit höchstens 100 Kalorien

TRAINING HEUTE

TRAININGSZEIT: mindestens 40 Minuten. Sie können die Sportdosis nach Belieben steigern, solange Sie sich dabei immer feste anstrengen. Wichtig ist vor allem, dass Sie den immer gleichen Rhythmus vermeiden. Lieber die Intensität variieren und je nach Sportart mal leichter, mal härter trainieren, indem Sie die Geschwindigkeit, Steigung oder Streckenlänge wechseln. Intervalltraining ist das Zauberwort.

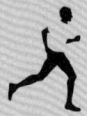

WÄHLEN SIE aus den nachfolgenden Cardio-Übungen zwei Sportarten aus und trainieren Sie jede mit einer 20-Minuten-Einheit.

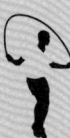

• Gehen/Laufen draußen oder auf dem Laufband
• Joggen im Freien
• Trainieren auf dem Crosstrainer
• Fahrradfahren auf einem Ergometer oder einem richtigen Fahrrad
• Schwimmen
• Stepptraining
• 200 Sprünge beim Seilspringen
• Gehen/Laufen auf dem Laufband in 20-Minuten-Intervallen
• Zumba oder ein anderes Dance-Workout

WOCHE 2 | TAG 7

8:30 Frühstück

- 1 Stück Obst oder 75 g Beeren
- Wählen Sie außerdem eine der folgenden Speisen aus, bleiben Sie dabei aber unter 200 Kalorien:
  - 1 Obst-Smoothie
  - 1 Smoothie mit Joghurt oder Milch
- Optional: Wasser, so viel Sie wollen
- Optional: 1 Tasse Kaffee (mit höchstens 1 Stück Zucker, 1 EL Milch oder 1 Portion Kaffeesahne) oder 1 Tasse Tee oder 1 Glas frischer Saft (nicht aus Konzentrat)

10:00 Snack 1

- 1 Dose Thunfisch im eigenen Saft (abtropfen lassen, ca. 140 g), nach Belieben gewürzt, oder 25 kernlose rote Weintrauben oder ein anderer Snack mit höchstens 150 Kalorien

12:30 Mittagessen

- Eine der folgenden Speisen:
  - 1 Sandwich mit 30 g Puten- oder Hähnchenfleisch, Vollkornbrot, 1 TL Senf oder Mayonnaise, 1 Tomatenscheibe, 1 Salatblatt und 1 Scheibe Käse
  - 1 großer Kopfsalat mit 75 g Hähnchenbruststreifen, nach Belieben ein paar Oliven, geraspelte Karotten und ½ Tomate in Scheiben oder 5 Kirschtomaten, bis zu 3 EL fettfreies Dressing
- Eines der folgenden Getränke:
  - Wasser (still oder sprudelnd), so viel Sie wollen
  - 1 Glas Mineralwasser mit Fruchtgeschmack
  - 1 Glas Zitronenwasser
  - 1 Glas Eistee, ungesüßt

- 1 Glas Direktsaft (nicht aus Konzentrat)
- 1 Dose Light-Getränk (nicht mehr als 1 Dose täglich!)
- 1 Glas fettarme oder fettfreie Milch, ungesüßte Soja- oder Mandelmilch

17:00 Abendessen

- 1 Portion Gemüse
- Eine der folgenden Speisen:
  - 150 g Nudeln (gekocht) mit Marinara-Soße (keine Sahnesoße)
  - 150 g Fisch (nicht in Öl/Fett gebraten oder gebacken)
  - 150 g Hähnchenfleisch (nicht in Öl/Fett gebraten oder gebacken)
- Eines der Getränke wie zum Mittagessen (nicht das gleiche!)

20:00 Snack 2

- 10 Tortilla-Chips mit etwas fettarmem Salsa-Dip oder 1 fettarmer Mozzarella-Stick mit einem kleinen Apfel in Scheiben oder ein anderer Snack mit höchstens 100 Kalorien

Schwimmen oder Spazierengehen sind relaxte Sport-Alternativen!

RELAXEN SIE HEUTE

AUSRUHEN IST DAS GEBOT DES TAGES.
Vor allem wenn Ihnen Ihre Muskeln allmählich wehtun, sollten Sie einmal nichts tun. Wenn Sie sich aber gar nicht bremsen können, ist natürlich auch nichts gegen etwas Training einzuwenden. 30 Minuten Ausdauertraining schaden nie – und bringen Sie Ihrem Ziel ein zusätzliches Stück näher!

WOCHE 3

BRINGEN SIE SICH IN FORM! 96

SUPER-SHRED-WOCHE 3: EINKÄUFE 98

SUPER-SHRED-WOCHE 3: VORGABEN 101

WOCHE 3

WOCHE 3 / TAG 1	SEITE 104
WOCHE 3 / TAG 2	SEITE 107
WOCHE 3 / TAG 3	SEITE 110
WOCHE 3 / TAG 4	SEITE 112
WOCHE 3 / TAG 5	SEITE 115
WOCHE 3 / TAG 6	SEITE 118
WOCHE 3 / TAG 7	SEITE 121

BRINGEN SIE SICH IN FORM!

Gratulation – Sie stehen in den Startlöchern zur dritten Etappe unserer vierwöchigen Reise! Wie viel Power und Entschlossenheit in Ihnen steckt, haben Sie schon allein dadurch gezeigt, dass Sie es bis hierher geschafft haben. Sie haben Ihrem Körper und Ihrer Psyche in den letzten zwei Wochen eine ganze Menge abverlangt – aber beide haben das hergegeben!

Jetzt haben Sie die halbe Strecke hinter sich, und es wird Zeit, dass Sie damit beginnen, Ihren Body gezielt zu formen. Woche 3 fordert Sie mehr denn je. Sie müssen zu 100 Prozent entschlossen und auf Ihr Ziel fokussiert bleiben, und Sie sollten auch eine Prise Humor mitbringen. Denn es wird eine harte Woche. Aber wie jede andere Woche in Ihrem Leben dauert auch sie nur sieben Tage.

In sieben Tagen ist alles möglich. Sagen Sie sich jeden Morgen beim Aufstehen und jeden Abend vor dem Einschlafen, dass Sie es schaffen können, müssen und wollen – und dass Sie es schaffen werden. Mentale Stärke war noch nie so wichtig wie jetzt, in dieser »Mörderwoche«.

Sie sind nun schon in kürzester Zeit eine Menge überflüssiges Gepäck losgeworden. Mit anderen Worten: Sie haben unzählige dieser plumpen Fettzellen mobilisiert und die Energie verheizt, die sie gespeichert haben, sodass sie geschrumpft sind. Jetzt geht es ans Modellieren: Ihre Arme, Ihre Beine und die Mitte können allmählich die Form annehmen, die Sie sich wünschen. Keine Angst, sie bekommen sicher nicht über Nacht einen Sixpack – aber wahrscheinlich müssen Sie sich schön langsam nach Kleidern in einer kleineren Größe umsehen, denn Ihre Hosen und Tops dürften etwas weit werden. Ihr Körper reagiert auf die Herausforderungen und belohnt Sie am Ende dieser Woche mit deutlich sichtbaren Ergebnissen. Sie sehen es am Kinn, am Hals, an der Innenseite der Schenkel. Sie und nun immer öfter auch andere werden den Unterschied erkennen. Denken Sie dran: Harte Arbeit ist der Schlüssel zum Erfolg.

Ihr Essensplan für diese Woche wird ganz anders aussehen als in den letzten beiden Wochen. Sie müssen sich mit nur mehr zwei Mahlzeiten begnügen, dafür stocken wir die Snacks auf vier auf. Snacks sind zwar nach wie vor keine Pflicht, doch sollten Sie so selten wie möglich, oder besser nie, darauf verzichten. Ich gestehe Ihnen sogar einen »Snack-Joker« zu – einen Imbiss zusätzlich zu denen, die sowieso schon auf dem täglichen Speiseplan stehen. Sie können ihn jederzeit einschieben, doch darf er nicht mehr als 100 Kalorien haben. Trotzdem soll es nur ein Notfallhappen sein, wenn der Körper zu sehr nach Essen schreit.

Wir befinden uns nun in der Woche der unregelmäßigen Kalorienzufuhr, über die Sie schon in Kapitel 1 etwas erfahren haben. Ziel ist es, den Körper so zu verwirren, dass er sich ständig fragt, welches Nahrungsmittel er als Nächstes zugeführt bekommt und welches Workout man ihm wohl zumuten wird. Hier ein Beispiel des Fahrplans:

IHR TAGESPLAN

07:30 UHR:	AUFWACHEN
08:30 UHR:	FRÜHSTÜCK
10:30 UHR:	SNACK 1
12:30 UHR:	SNACK 2
14:30 UHR:	SNACK 3
17:30 UHR:	ABENDESSEN
19:00 UHR:	SNACK 4

SUPER-SHRED-WOCHE 3: EINKÄUFE

Hier kommt die Einkaufsliste für die Woche. Weil SUPER SHRED durchaus einen Spielraum gewährt und Auswahlmöglichkeiten bietet, können Sie einzelne Punkte auf der Einkaufsliste austauschen. Einige brauchen Sie allerdings auf jeden Fall – sie sind als Muss gekennzeichnet und sollten vorab eingekauft werden. Vegetarier brauchen sich nicht an die Liste zu halten: Sie können die Fleischzutaten streichen und einen geeigneten Ersatz hinzufügen, der jedoch den Kalorienrahmen nicht sprengen darf.

OBST
- Muss: 6 Portionen Obst. Mischen Sie ruhig die Sorten, etwa Beeren, Apfel, Banane, Ananas, Mango … 1 Portion = 1 Stück Obst oder 75 g Beeren
- Optional: zusätzlich 2 Portionen frisches Obst als Zutat für fettarmen Joghurt

FRÜHSTÜCK
- 5 Frühstücksmahlzeiten. Wählen Sie aus der folgenden Liste aus:
  - 4 x 75 g Haferbrei (75 g Haferbrei = 1 Mahlzeit)
  - 3 x 75 g Grießbrei (75 g gekocht = 1 Mahlzeit)
  - 5 x 50 g trockene Frühstücksflocken mit höchstens 5 g Zucker pro Portion, z. B. Cornflakes oder Weetabix (50 g = 1 Mahlzeit)
  - 9 Eier
  - 1 Laib Brot
  - 2 Mini-Pfannkuchen (CD-Größe)
  - 2 Streifen Schinken (Pute oder Schwein)
  - 1 Käsesandwich mit 2 Scheiben Käse auf 2 Scheiben Vollkornbrot
  - 1 Portion Polenta, gekocht (30 g = 1 Portion = 1 Mahlzeit; auch Instantpolenta ist okay)

GETRÄNKE

- Muss: 19 Portionen für die ganze Woche, ausgenommen Wasser, von dem Sie immer so viel trinken können, wie Sie wollen. Stellen Sie sich die 19 Portionen aus der Liste unten zusammen und kaufen Sie die nötigen Zutaten vorab.
  - 11 Gläser frisch gepresster Saft
  - 14 Tassen Kaffee
  - 7 330-ml-Dosen Cola light
  - 12 Gläser Milch, fettfrei oder fettarm, ungesüßte Soja- oder Mandelmilch
  - 7 Gläser ungesüßter Eistee
  - 6 Gläser Zitronenwasser
  - 7 Gläser Mineralwasser mit Fruchtgeschmack

SALAT

- Muss: 1 großer Kopfsalat
- Optional: Es können noch weitere Salatportionen hinzukommen. Dafür brauchen Sie zusätzlich bis zu 3 große Kopfsalate.

GEMÜSE

- Muss: 10 Portionen Gemüse
- Optional: 2 Portionen
- Portionsgröße: 1 Portion = ca. 100 g bzw. etwa die Menge von der Größe einer Faust

FLEISCH UND FISCH

- Muss: 6 Portionen. Wählen Sie Ihre Portionen aus der Liste unten aus. 1 Portion = 150 g gekocht, was etwa der Größe von eineinhalb Stapeln Spielkarten entspricht. Überschreiten Sie nicht die maximale Zahl der Portionen.
- Optional: 4 zusätzliche Portionen
- Sie dürfen diese Woche höchstens 6 Portionen Fleisch oder Fisch essen. Suchen Sie sich die 6 Portionen aus der folgenden Liste aus. Weniger als 2 Portionen sollten es in der Woche möglichst nicht sein, da Ihr Körper die Proteine braucht.
  - 6 x 180 g Hähnchenfleisch (ohne Haut)
  - 5 x 150 g Putenfleisch
  - 5 x 150 g Fisch

- 3 x 75 g Brathähnchen

SNACKS

- Suchen Sie sich 28 Snacks für die Woche aus, zum Beispiel Nüsse, Eis am Stiel, Erdbeeren im Schokomantel und andere ab Seite 159 aufgelistete Imbisse.
  - 14 Snacks mit jeweils höchstens 150 Kalorien
  - 14 Snacks mit jeweils höchstens 100 Kalorien

SMOOTHIES

- Muss: 2 Portionen aus der Liste weiter unten. Jede Portion darf höchstens 200 Kalorien haben und darf nicht gezuckert sein.
  - 2 Obst-Smoothies
  - 2 Obst-Smoothies mit Joghurt oder Milch

ALTERNATIVEN

- Im Lauf der Woche haben Sie mehrmals Gelegenheit, eine der Speisen aus der Liste unten auszuwählen. Kaufen Sie die Zutaten schon vorab ein.
  - 2 Portionen Nudeln (150 g)
  - 2 kleine Stücke Käsepizza (höchstens 12 x 12 cm)
  - 1 Portion Lasagne mit oder ohne Fleisch (10 x 8 x 1 cm)
  - 1 Veggieburger (7 cm Durchmesser, 1,5 cm hoch)

EXTRAS

- Das brauchen Sie vielleicht im Lauf der Woche, planen Sie es beim Einkaufen mit ein:
  - Halbfettkäse, gerieben, für Omeletts
  - Gewürfeltes Gemüse für Omeletts
  - Kaffeesahne
  - Milch für Frühstücksflocken und Kaffee
  - frische Kräuter als Salatgarnitur
  - Fettfreies Salatdressing

SUPER-SHRED-WOCHE 3: VORGABEN

- Wiegen Sie sich am Morgen des Tages, an dem Sie Ihre dritte SUPER-SHRED-Woche beginnen. Schreiben Sie Ihr Gewicht auf. Sie dürfen sich weiterhin nur einmal die Woche wiegen, machen Sie also einen Bogen um jede Waage, selbst wenn die Versuchung groß ist. Das Körpergewicht variiert von Tag zu Tag um mehrere Pfund. Wenn Sie jeden Tag auf der Waage stehen, bekommen Sie einen womöglich nicht aussagekräftigen Wert angezeigt. Ihr nächstes Wiegen findet wieder genau eine Woche nach diesem Wiegen zur selben Zeit statt. Stellen Sie sich beim dritten Mal wieder genauso auf die Waage wie letzte Woche, also mit oder ohne Kleidung. Wenn Sie sich mit Kleidung wiegen, ziehen Sie dasselbe an wie die Woche davor. Stellen Sie sich außerdem immer auf dieselbe Waage, denn zwischen Waagen kann es Unterschiede von mehreren Pfund geben.

- Überspringen Sie keine Mahlzeit. Selbst wenn Sie nicht hungrig sind, sollten Sie etwas zu sich nehmen. Ein Stück Obst oder eine andere Kleinigkeit ist doch immer drin, oder? Sie müssen ja gar nicht alles verputzen, essen Sie nur ein bisschen. Wichtig ist, immer zu den vorgegebenen Zeiten zu essen, damit sich der Körper daran gewöhnen kann. Jede Woche ändern wir diesen Rhythmus, deshalb ist es wichtig, dass der Körper sich möglichst rasch darauf einstellt. Im Lauf der Woche sollten Sie nie mehr als 4 Stunden ohne Essen sein. Die Mahlzeiten liegen 3 bis 4 Stunden auseinander, die Snacks sind 90 Minuten nach den Mahlzeiten an der Reihe. Wenn Sie nicht zu einer Mahlzeit oder einem Snack kommen, können Sie die Portion nicht aufheben und später essen oder mit anderen Portionen kombinieren. Ist das Zeitfenster dafür verstrichen, lassen Sie die Finger ganz davon und konzentrieren Sie sich auf die nächste Portion.

- Die Smoothies dürfen diese Woche höchstens 200 Kalorien haben und nicht gezuckert werden. Wenn Sie die Rezepte am Ende dieses Buches (ab Seite 175) verwenden, halten Sie die Obergrenze automatisch ein. Kaufen Sie dagegen Ihre

Snacks und Smoothies fertig, achten Sie auf deren Kaloriengehalt und teilen sie sich gegebenenfalls entsprechend ein. Ergibt ein Rezept mehr als eine Portion, trinken Sie nur eine und stellen Sie den Rest in den Kühlschrank.

- Snacks müssen nicht sein, ich empfehle sie Ihnen aber gerade für die dritte Woche dringend. Was Sie sich aus der Snack-Liste gönnen, ist egal, solange Sie unter der Kalorienobergrenze bleiben.

- Suppen – auch Fertigsuppen – sind erlaubt, doch muss der Salzgehalt bei weniger als 0,5 g pro Portion (2 Messerspitzen) liegen. Achten Sie auf die Portionsgröße. Eine Portion entspricht einem Teller bzw. einer Tasse, ob frisch oder vorgefertigt. Dazu dürfen Sie sich einen kleinen Salzcracker gönnen.

- Trinken Sie vor jeder Mahlzeit und jedem Snack ein Glas Wasser. Das ist diese Woche besonders wichtig.

- 2 Tassen Kaffee am Tag, eine davon zum Frühstück, sind erlaubt. Lassen Sie die Finger von Fertigzubereitungen wie Latte Macchiato, Cappuccino oder Schoko-Cappuccino – sie enthalten zu viele Kalorien. Ein Löffel Zucker und ein bisschen Kaffeesahne schaden nicht, aber übertreiben Sie es nicht.

- Dosen- oder Tiefkühlobst und -gemüse sind zulässig, solange nichts anderes mit dabei ist als Früchte. Ist Zucker, Fett oder eine »Würzmischung« zugesetzt, müssen Sie darauf verzichten. Wichtig ist, dass Sie Ihre Nahrungsmittel in möglichst natürlichem Zustand, also so wenig verarbeitet wie möglich, essen.

- Frisch gepresste Säfte sind vorzuziehen, doch können Sie auch gekaufte Produkte trinken. Sie dürfen aber nicht aus Konzentrat hergestellt worden sein und keinen zusätzlichen Zucker enthalten. Diabetiker oder Menschen mit unregelmäßigem Blutzuckerspiegel steigen besser auf Wasser, Milch oder Tee um.

- Kein Alkohol diese Woche! Kein Tropfen! Die Kalorien, die Sie sich in den Vorwochen damit gegeben haben, müssen Sie diesmal mit etwas Nahrhafterem, das ein Sättigungsgefühl mit sich bringt, zu sich nehmen!

- Ein Light-Getränk am Tag ist drin. Cola oder Limonade mit der vollen Zucker-dröhnung dagegen gefährden den Abnehmerfolg.

- Essen Sie Ihre letzte Mahlzeit spätestens 90 Minuten vor dem Schlafengehen. Wenn es aus irgendeinem Grund später wird und Sie wissen, dass Sie nach dem Essen gleich in die Federn müssen, dann essen Sie nur die halbe Portion.

- Gewürze können Sie in unbegrenzter Menge verwenden – genießen Sie es. Salz gilt allerdings nicht als Gewürz. Mehr als ein halber Teelöffel Salz zusätzlich pro Tag ist nicht drin.

- Vegetarier und Diabetiker können Mahlzeiten oder Zutaten ersetzen, müssen sich aber an die Portionsgrößen und Kalorienobergrenzen halten.

- Portionsgrößen: 1 Portion Fisch oder Fleisch in gekochtem Zustand entspricht 150 g (nach dem Kochen) und ist in etwa so groß wie eineinhalb Stapel Spiel-karten. Eine Portion Gemüse entspricht in etwa der Größe einer Faust. Eine Portion Haferbrei sind 75 g, eine Portion warme Frühstücksflocken 50 g.

- Sie können zu Haferbrei oder warmen Frühstücksflocken etwa einen halben Teelöffel Butter dazugeben.

- Frühstücksflocken, ob warm oder kalt, dürfen Sie mit einem Teelöffel weißem oder braunem Zucker oder einem halben Teelöffel Honig süßen.

- Wenn Sie aus irgendeinem Grund Tage oder Mahlzeiten austauschen müssen, geht das zur Not, sollte aber so selten wie möglich gemacht werden.

- Sie können Ihren Trainingsplan für die Woche umstellen, wenn es aus berufli-chen oder privaten Gründen nicht anders geht.

- Snack-Joker: Sie dürfen diese Woche einmal am Tag einen zusätzlichen 100-Kalorien-Snack zu sich nehmen. Wenn der Leidensdruck zu groß wird und auch ein Glas Wasser nicht hilft, dann schnappen Sie sich Ihren Notfall-Snack!

WOCHE 3 | TAG 1

Nicht vergessen: Ein Snack-Joker am Tag ist okay – aber mehr nicht!

8:30 Frühstück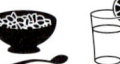

- 1 Stück Obst, zum Beispiel 1 Birne, 1 Apfel, 75 g Himbeeren, 75 g Erdbeeren, 75 g Heidelbeeren, 75 g Brombeeren, ½ Grapefruit, 75 g Kirschen oder ein anderes Obst
- Außerdem eine der folgenden Speisen:
  - 2 Mini-Pfannkuchen (CD-groß) mit zwei Schinkenstreifen (Pute oder Schwein)
  - 2 Rühreier (wenn Sie möchten, mit gewürfeltem Gemüse und 1 EL geriebenem Käse), dazu nach Belieben ein bisschen Butter oder Backspray
  - 1 Eiweißomelett (nach Belieben mit gewürfeltem Gemüse)
  - 1 Portion Haferbrei
  - 1 Portion zuckerfreie Frühstücksflocken mit fettarmer oder fettfreier Milch, wahlweise mit ungesüßter Soja- oder Mandelmilch
- Muss: 1 Glas frischer Saft (nicht aus Konzentrat) oder 1 Glas fettarme/fettfreie Milch, ungesüßte Soja- oder Mandelmilch
- Optional: Wasser in beliebiger Menge
- Optional: 1 Tasse Kaffee (mit höchstens 1 Stück Zucker, 1 EL Milch oder 1 Portion Kaffeesahne)

10:30 Snack 1

- 60 g geröstete Kürbiskerne oder 10 gebackene Vollkorn-Pita-Chips oder ein anderer Snack mit höchstens 150 Kalorien

12:30 Snack 2

- 25 g Puffreis oder 100 g Brokkoli mit 2 EL Dip oder ein anderer Snack mit höchstens 100 Kalorien

14:30 Snack 3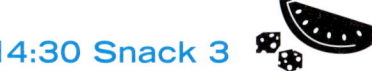

- Ein beliebiger Imbiss mit höchstens 150 Kalorien

17:30 Abendessen

- 2 Portionen Gemüse
- Eine der folgenden Speisen:
  - 150 g Hähnchenfleisch (ohne Öl und Fett gebraten oder gegrillt, ohne Haut)
  - 150 g Putenfleisch (ohne Öl und Fett gebraten, ohne Haut)
  - 150 g Fisch (ohne Öl und Fett gebraten oder gegrillt)
- Eines der folgenden Getränke:
  - Wasser (still oder sprudelnd), so viel Sie wollen
  - 1 Glas Mineralwasser mit Fruchtgeschmack
  - 1 Glas Zitronenwasser
  - 1 Glas Eistee, ungesüßt
  - 1 Glas Direktsaft (nicht aus Konzentrat)
  - 1 Dose Light-Getränk (nicht mehr als 1 Dose täglich!)
  - 1 Glas fettarme oder fettfreie Milch, ungesüßte Soja- oder Mandelmilch

19:00 Snack 4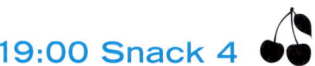

- Ein Snack mit höchstens 100 Kalorien aus der Liste ab Seite 159

TRAINING HEUTE

TRAININGSZEIT: mindestens 40 Minuten. Wenn Ihnen das nicht reicht oder Sie inzwischen Ambitionen bekommen haben, legen Sie eine Runde drauf. Wichtig bei den vorgeschlagenen Aktivitäten ist aber auch, dass Sie nicht ständig das gleiche Anstrengungsniveau halten, sondern variieren, das heißt, dass Sie je nach Sportart die Geschwindigkeit, Steigung oder Entfernung variieren. Ziel ist ein intensives Intervalltraining.

Schieben Sie heute außerdem 15 Minuten Gewichtstraining ein. Sie können mit freien Gewichten oder an Maschinen trainieren. Aber die 40 Minuten Cardiotraining müssen Sie trotzdem absolvieren.

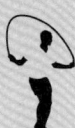

WÄHLEN SIE aus den nachfolgenden Cardio-Übungen zwei aus und absolvieren je eine mit 20 Minuten.

- Gehen/Laufen draußen oder auf dem Laufband
- Joggen im Freien
- Trainieren auf dem Crosstrainer
- Fahrradfahren auf einem Ergometer oder einem richtigen Fahrrad
- Schwimmen
- Stepptraining
- 200 Sprünge beim Seilspringen
- Gehen/Laufen auf dem Laufband in 20-Minuten-Intervallen
- Zumba oder ein anderes Dance-Workout

WOCHE 3 | TAG 2

Der Snack-Joker steht Ihnen auch heute zur Verfügung!

8:30 Frühstück

- 1 Stück Obst oder 75 g Beeren
- Wählen Sie außerdem eine der folgenden Speisen aus:
  - 1 Portion Haferbrei
  - 1 Portion Grieß- oder Maisbrei
  - 1 Portion Frühstücksflocken, zuckerfrei, mit fettarmer oder fettfreier Milch, wahlweise mit ungesüßter Soja- oder Mandelmilch
  - 180 g fettarmer oder fettfreier Joghurt mit Fruchtstückchen
- Muss: 1 Glas frischer Saft (nicht aus Konzentrat) oder 1 Glas fettarme/fettfreie Milch, ungesüßte Soja- oder Mandelmilch
- Optional: Wasser, so viel Sie möchten
- Optional: 1 Tasse Kaffee (mit höchstens 1 Stück Zucker, 1 EL Milch oder 1 Portion Kaffeesahne)

10:30 Snack 1

- 5 Ritz-Cracker oder ½ Heidelbeermuffin oder ein anderer Snack mit höchstens 150 Kalorien

12:30 Snack 2

- 10 Babykarotten mit 2 EL fettarmem Hummus oder ½ Banane mit Schokoüberzug oder ein anderer Snack mit weniger als 100 Kalorien

14:30 Snack 3

- Ein beliebiger Snack mit höchstens 150 Kalorien

17:30 Abendessen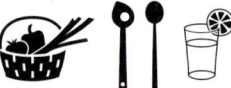

- 2 Portionen Gemüse
- Eine der folgenden Speisen:
  - 2 kleine Stücke Käsepizza (höchstens 12 x 12 cm)
  - 1 Portion Lasagne mit oder ohne Fleisch (10 x 8 x 2 cm)
  - 1 Veggieburger (7 cm Durchmesser, 1,5 cm hoch)
  - 180 g Puten- oder Hähnchenfleisch (nicht in Öl/Fett gebacken oder gebraten, ohne Haut)
- Eines der folgenden Getränke:
  - Wasser (still oder sprudelnd), so viel Sie wollen
  - 1 Glas Mineralwasser mit Fruchtgeschmack
  - 1 Glas Zitronenwasser
  - 1 Glas Eistee, ungesüßt
  - 1 Glas Direktsaft (nicht aus Konzentrat)
  - 1 Dose Light-Getränk (nicht mehr als 1 Dose täglich!)
  - 1 Glas fettarme oder fettfreie Milch, ungesüßte Soja- oder Mandelmilch

19:00 Snack 4

- 60 g Räucherlachs oder 6 Austern oder ein anderer Snack mit höchstens 100 Kalorien

TRAINING HEUTE

TRAININGSZEIT: mindestens 40 Minuten. Lust auf mehr? Nur zu – geben Sie es sich. Anstrengen kann man sich nie genug. Verändern Sie nach Möglichkeit die Intensität, indem Sie die Geschwindigkeit, Steigung oder zurückzulegende Strecke variieren. Intervalltraining verbrennt jede Menge Kalorien!

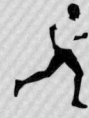

WÄHLEN SIE aus den nachfolgenden Cardio-Übungen eine oder mehrere aus, sodass insgesamt 40 Minuten Sport zusammenkommen.

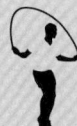

- Gehen/Laufen draußen oder auf dem Laufband
- Joggen im Freien
- Trainieren auf dem Crosstrainer
- Fahrradfahren auf einem Ergometer oder einem richtigen Fahrrad
- Schwimmen
- Stepptraining
- 200 Sprünge beim Seilspringen
- Gehen/Laufen auf dem Laufband in 20-Minuten-Intervallen
- Zumba oder ein anderes Dance-Workout

WOCHE 3 | TAG 3

8:30 Frühstück

- 1 Stück Obst, etwa 1 Birne, ½ Grapefruit oder 75 g Erdbeeren
- 1 Obst-Smoothie
- Optional: Wasser, so viel Sie möchten
- Optional: 1 Tasse Kaffee (höchstens 1 Stück Zucker und 1 EL Milch)

10:30 Snack 1

- Ein beliebiger Snack mit höchstens 150 Kalorien

12:30 Snack 2

- Ein beliebiger Snack mit nicht mehr als 100 Kalorien

14:30 Snack 3

- Ein Snack mit höchstens 150 Kalorien

17:30 Abendessen

- 1 großer Kopfsalat mit 75 g Hähnchenfleisch, 1 EL fettfreies Dressing
- Eines der folgenden Getränke:
  - Wasser (still oder sprudelnd), so viel Sie wollen
  - 1 Glas Mineralwasser mit Fruchtgeschmack
  - 1 Dose Light-Getränk (nicht mehr als 1 Dose täglich!)
  - 1 Glas fettarme oder fettfreie Milch, ungesüßte Soja- oder Mandelmilch

19:00 Snack 4

- Ein beliebiger Snack mit höchstens 100 Kalorien

TRAINING HEUTE

TRAININGSZEIT: mindestens 40 Minuten. Oder schaffen Sie inzwischen vielleicht sogar schon mehr? Verändern Sie nach Möglichkeit die Intensität, indem Sie die Geschwindigkeit, Steigung oder zurückzulegende Strecke variieren. Intervalltraining ist ein sehr intensives Workout.

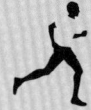 **STELLEN SIE SICH** aus den nachfolgenden Cardio-Übungen zwei 20-Minuten-Einheiten nach Belieben zusammen:

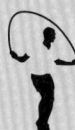

- Gehen/Laufen draußen oder auf dem Laufband
- Joggen im Freien
- Trainieren auf dem Crosstrainer
- Fahrradfahren auf einem Ergometer oder einem richtigen Fahrrad
- Schwimmen
- Stepptraining
- 200 Sprünge beim Seilspringen
- Gehen/Laufen auf dem Laufband in 20-Minuten-Intervallen
- Zumba oder ein anderes Dance-Workout

WOCHE 3 | TAG 4

Ihr Snack-Joker steht Ihnen auch heute zur Verfügung.

8:30 Frühstück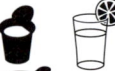

- 1 Stück Obst bzw. 75 g Beeren, zum Beispiel 1 Banane, ½ Mango, 1 Spalte Melone oder 75 g Heidelbeeren
- Eine der folgenden Speisen:
  - 180 g fettarmer oder fettfreier Joghurt mit frischen Obststückchen
  - 2 Stücke Vollkorntoast mit 1 Messerspitze Butter oder ½ TL Marmelade
  - 1 Rührei (nach Belieben mit gewürfeltem Gemüse, 1 EL geriebenem Käse, etwas Butter oder Backspray)
  - 1 Portion Frühstücksflocken, zuckerfrei, mit fettarmer oder fettfreier Milch, wahlweise mit ungesüßter Soja- oder Mandelmilch
- Muss: 1 Glas frisch gepresster oder Direktsaft (nicht aus Konzentrat) oder 1 Glas fettarme oder fettfreie Milch, ungesüßte Soja- oder Mandelmilch
- Optional: Wasser, so viel Sie wollen
- Optional: 1 Tasse Kaffee (mit höchstens 1 Stück Zucker, 1 EL Milch oder 1 Portion Kaffeesahne)

10:30 Snack 1

- 7 Oliven, mit Blauschimmelkäse gefüllt oder 1 kleine gebackene Kartoffel mit 1 EL Salsasoße oder ein anderer Snack mit 150 Kalorien

12:30 Snack 2

- 20 Trauben mit 15 Erdnüssen oder 2 Scheiben Putenbrust oder ein anderer Snack mit höchstens 100 Kalorien

14:30 Snack 3

- 150 g Kirschen oder 2 Kugeln Eis oder ein anderer Snack mit höchstens 150 Kalorien

17:30 Abendessen

- 2 Portionen Gemüse
- Eine der folgenden Speisen:
  - 150 g Hähnchenfleisch (ohne Öl und Fett gebraten oder gegrillt, ohne Haut)
  - 150 g Fisch (ohne Öl und Fett gebraten oder gegrillt)
  - 150 g Putenfleisch (ohne Öl und Fett gebraten, ohne Haut)
- Eines der folgenden Getränke:
  - Wasser (still oder sprudelnd), so viel Sie wollen
  - 1 Glas Mineralwasser mit Fruchtgeschmack
  - 1 Glas Zitronenwasser
  - 1 Glas Eistee, ungesüßt
  - 1 Glas Direktsaft (nicht aus Konzentrat)
  - 1 Dose Light-Getränk (nicht mehr als 1 Dose täglich!)
  - 1 Glas fettarme oder fettfreie Milch, ungesüßte Soja- oder Mandelmilch

19:00 Snack 4

- Ein beliebiger Snack mit höchstens 100 Kalorien

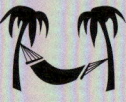

Wie immer gilt: Sie müssen nicht »stillhalten«! Drehen Sie doch eine lockere Runde mit dem Rad.

RELAXEN SIE HEUTE

RUHETAG! Kein Sport heute, besonders nicht, wenn Ihre Muskeln schmerzen und Erholung brauchen. Aber natürlich ist gegen Training absolut nichts einzuwenden. 30 Minuten Cardio tun immer gut. Mit jeder Einheit kommen Sie Ihrem Ziel ein Stück näher.

WOCHE 3 | TAG 5

Ein Publikumsjoker hilft Ihnen heute nicht weiter – der Snack-Joker ist aber zur Stelle, wenn Sie ihn brauchen!

8:30 Frühstück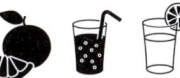

- 1 Stück Obst, etwa 1 Birne, 1 Apfel, 75 g Himbeeren, 75 g Erdbeeren, 75 g Heidelbeeren, 75 g Brombeeren, ½ Grapefruit, 75 g Kirschen oder ein anderes Obst
- Eine der folgenden Speisen (höchstens 200 Kalorien, ungezuckert):
  - 1 Obst-Smoothie
  - 1 Smoothie mit Joghurt oder Milch
- Optional: Wasser, so viel Sie möchten
- Optional: 1 Tasse Kaffee (mit höchstens 1 Stück Zucker, 1 EL Milch oder 1 Portion Kaffeesahne)

10:30 Snack 1

- 150 g Kirschtomaten oder 250 g Obstsalat (ohne Zucker) oder ein anderer beliebiger Snack mit höchstens 150 Kalorien

12:30 Snack 2

- 8 kleine Shrimps mit 3 EL Cocktailsoße oder 3 EL fettarme Salsasoße mit 10 Tortilla-Chips oder ein anderer Snack mit weniger als 100 Kalorien

14:30 Snack 3

- 4 kleine Schokokekse oder 50 g geröstete Kichererbsen oder ein anderer Snack mit höchstens 150 Kalorien

17:30 Abendessen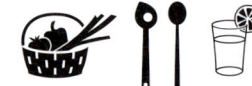

- 2 Portionen Gemüse
- Eine der folgenden Speisen, aber eine andere, als Sie gestern zum Abendessen gegessen haben:
  - 150 g Hähnchenfleisch (ohne Öl und Fett gebraten oder gegrillt, ohne Haut)
  - 150 g Putenfleisch (ohne Öl und Fett gebraten, ohne Haut)
  - 150 g Fisch (ohne Öl und Fett gebraten oder gegrillt)
  - 1 großer Kopfsalat mit 75 g Hähnchenfleisch in Scheiben, evtl. mit einigen Oliven, geriebenen Karotten und ½ Tomate in Scheiben oder 5 Kirschtomaten, dazu höchstens 3 EL fettfreies Dressing. Keine Croûtons, kein Schinken
  - 150 g Vollkornnudeln mit Marinarasoße (mit oder ohne Hackfleisch)
- Eines der folgenden Getränke:
  - Wasser (still oder sprudelnd), so viel Sie wollen
  - 1 Glas Mineralwasser mit Fruchtgeschmack
  - 1 Glas Zitronenwasser
  - 1 Glas Eistee, ungesüßt
  - 1 Glas Direktsaft (nicht aus Konzentrat)
  - 1 Dose Light-Getränk (nicht mehr als 1 Dose täglich!)
  - 1 Glas fettarme oder fettfreie Milch, ungesüßte Soja- oder Mandelmilch

19:00 Snack 4

- Ein beliebiger Snack mit höchstens 100 Kalorien

TRAINING HEUTE

TRAININGSZEIT: mindestens 50 Minuten – 10 Minuten mehr als sonst. Das schaffen Sie! Trainieren Sie aber nicht immer mit derselben Intensität, sondern variieren Sie die Sportart ebenso wie die Geschwindigkeit, Steigung oder Streckenlänge. Intervalltraining heißt das Zauberwort. Außerdem setzen wir heute mit 15 Minuten Krafttraining noch eins drauf. Sie können sich Hanteln greifen oder mit Bändern bzw. Expandern trainieren. Diese Viertelstunde müssen Sie zusätzlich zum normalen Ausdauertraining absolvieren.

STELLEN SIE SICH aus den nachfolgenden Cardio-Übungen zwei 25-Minuten-Einheiten zusammen:

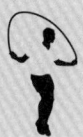

- Gehen/Laufen draußen oder auf dem Laufband
- Joggen im Freien
- Trainieren auf dem Crosstrainer
- Fahrradfahren auf einem Ergometer oder einem richtigen Fahrrad
- Schwimmen
- Stepptraining
- 200 Sprünge beim Seilspringen
- Gehen/Laufen auf dem Laufband in 20-Minuten-Intervallen
- Zumba oder ein anderes Dance-Workout

WOCHE 3 | TAG 6

Den Snack-Joker dürfen Sie natürlich auch heute wieder einsetzen!

8:30 Frühstück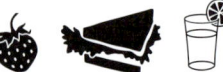

- 1 Stück Obst, etwa 1 Birne, 1 Apfel, 75 g Himbeeren, 75 g Erdbeeren, 75 g Heidelbeeren, 75 g Brombeeren, ½ Grapefruit, 75 g Kirschen oder ein anderes Obst
- Eine der folgenden Speisen:
  - 2 Rühreier (nach Belieben mit gewürfeltem Gemüse und 1 EL geriebenem Käse; ebenfalls zulässig: 1 Messerspitze Butter oder etwas Backspray)
  - 1 Eiweißomelett (aus dem Eiweiß von 2 Eiern, nach Belieben gewürfeltes Gemüse dazu)
  - 1 Portion Haferbrei
  - 1 Portion Frühstücksflocken, zuckerfrei, mit fettarmer oder fettfreier Milch, wahlweise mit ungesüßter Soja- oder Mandelmilch
  - 1 Käsesandwich, gebacken, mit 2 Scheiben Käse und 2 Scheiben Vollkornbrot (falls nötig, mit etwas Butter oder Backspray)
- Muss: 1 Glas frischer Saft (nicht aus Konzentrat) oder 1 Glas fettarme oder fettfreie Milch, ungesüßte Soja- oder Mandelmilch
- Optional: Wasser, so viel Sie möchten
- Optional: 1 Tasse Kaffee (mit höchstens 1 Stück Zucker, 1 EL Milch oder 1 Portion Kaffeesahne)

10:30 Snack 1

- Ein beliebiger Snack mit höchstens 150 Kalorien

12:30 Snack 2

- Ein beliebiger Snack mit nicht mehr als 100 Kalorien

14:30 Snack 3

- Ein Snack mit höchstens 150 Kalorien

17:30 Abendessen

- 2 Portionen Gemüse
- Eine der folgenden Speisen, aber eine andere als zum Abendessen am Vortag:
  - 150 g Hähnchenfleisch (ohne Öl und Fett gebraten oder gegrillt, ohne Haut)
  - 150 g Putenfleisch (ohne Öl und Fett gebraten, ohne Haut)
  - 150 g Fisch (ohne Öl und Fett gebraten oder gegrillt)
  - 1 großer Kopfsalat mit 75 g Hähnchenfleisch in Scheiben, evtl. mit einigen Oliven, geriebenen Karotten und ½ Tomate in Scheiben oder 5 Kirschtomaten, dazu höchstens 3 EL fettfreies Dressing. Keine Croûtons, kein Schinken
  - 150 g Vollkornnudeln mit Marinarasoße (nach Belieben mit Hackfleisch)
- Eines der folgenden Getränke:
  - Wasser (still oder sprudelnd), so viel Sie wollen
  - 1 Glas Mineralwasser mit Fruchtgeschmack
  - 1 Glas Zitronenwasser
  - 1 Glas Eistee, ungesüßt
  - 1 Glas Direktsaft (nicht aus Konzentrat)
  - 1 Dose Light-Getränk (nicht mehr als 1 Dose täglich!)
  - 1 Glas fettarme oder fettfreie Milch, ungesüßte Soja- oder Mandelmilch

19:00 Snack 4

- Ein beliebiger Snack mit höchstens 100 Kalorien

TRAINING HEUTE

TRAININGSZEIT: mindestens 40 Minuten. Mehr ist immer gut – ich werde Sie sicher nicht daran hindern. Verändern Sie nach Möglichkeit die Intensität, indem Sie die Geschwindigkeit, Steigung oder zurückzulegende Strecke variieren. Intervalltraining ist ein sehr intensives Workout. Heute kommen außerdem noch 15 Minuten Krafttraining dazu. Sie können mit freien Gewichten oder Gummibändern trainieren. Wichtig ist nur, dass Sie diese Einheit zusätzlich zu Ihrem 40-minütigen Ausdauertraining absolvieren.

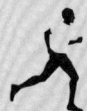
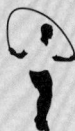

STELLEN SIE SICH aus den nachfolgenden Cardio-Übungen zwei 20-Minuten-Einheiten zusammen:

- Gehen/Laufen draußen oder auf dem Laufband
- Joggen im Freien
- Trainieren auf dem Crosstrainer
- Fahrradfahren auf einem Ergometer oder einem richtigen Fahrrad
- Schwimmen
- Stepptraining
- 200 Sprünge beim Seilspringen
- Gehen/Laufen auf dem Laufband in 20-Minuten-Intervallen
- Zumba oder ein anderes Dance-Workout

WOCHE 3 | TAG 7

Keine Angst: Ihr Joker-Snack steht Ihnen auch heute zur Verfügung!

8:30 Frühstück

- 1 Stück Obst, etwa 1 Birne, 1 Apfel, 75 g Himbeeren, 75 g Erdbeeren, 75 g Heidelbeeren, 75 g Brombeeren, ½ Grapefruit, 75 g Kirschen oder ein anderes Obst
- Eine der folgenden Speisen:
- 1 Portion Haferbrei
- 1 Portion Frühstücksflocken, zuckerfrei, mit fettarmer oder fettfreier Milch, wahlweise mit ungesüßter Soja- oder Mandelmilch
- 1 Portion Grießbrei
- 1 Portion Polenta
- 180 g fettarmer/fettfreier Joghurt mit Fruchtstückchen
- Muss: 1 Glas frischer Saft (nicht aus Konzentrat) oder 1 Glas fettarme oder fettfreie Milch, ungesüßte Soja- oder Mandelmilch
- Optional: Wasser, so viel Sie möchten
- Optional: 1 Tasse Kaffee (mit höchstens 1 Stück Zucker, 1 EL Milch oder 1 Portion Kaffeesahne)

10:30 Snack 1

- 150 g Kirschtomaten oder 1 mittelgroße rote Paprika in Scheiben mit 50 g Guacamole oder einen anderen Snack mit höchstens 150 Kalorien

12:30 Snack 2

- 6 Trockenaprikosen oder 3 dünn mit Erdnussbutter bestrichene Cracker oder ein anderer Snack mit nicht mehr als 100 Kalorien

14:30 Snack 3

- 1 mittelgroße Mango oder 25 g geschälte Pistazien oder ein anderer Snack mit höchstens 150 Kalorien

17:30 Abendessen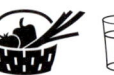

- 2 Portionen Gemüse (nur wenn Sie etwas anderes als den Salat unten wählen)
- Eine der folgenden Speisen:
  - 150 g Hähnchenfleisch (ohne Öl und Fett gebraten oder gegrillt, ohne Haut)
  - 150 g Putenfleisch (ohne Öl und Fett gebraten, ohne Haut)
  - 150 g Fisch (ohne Öl und Fett gebraten oder gegrillt)
  - 1 großer Kopfsalat mit 75 g Hähnchenfleisch in Scheiben, evtl. mit einigen Oliven, geriebenen Karotten und ½ Tomate in Scheiben oder 5 Kirschtomaten. Dressing: höchstens 3 EL fettfreies Dressing. Keine Croûtons, kein Schinken
- Eines der folgenden Getränke:
  - Wasser (still oder sprudelnd), so viel Sie wollen
  - 1 Glas Mineralwasser mit Fruchtgeschmack
  - 1 Glas Zitronenwasser
  - 1 Glas Eistee, ungesüßt
  - 1 Glas Direktsaft (nicht aus Konzentrat)
  - 1 Dose Light-Getränk (nicht mehr als 1 Dose täglich!)
  - 1 Glas fettarme oder fettfreie Milch, ungesüßte Soja- oder Mandelmilch

19:00 Snack 4

- 150 g Heidelbeeren mit 1 EL Schlagsahne oder 2 Kiwis oder einen anderen Snack mit höchstens 100 Kalorien

TRAINING HEUTE

TRAININGSZEIT: mindestens 40 Minuten. Sie dürfen aber auch mehr – anstrengen kann man sich nie genug. Verändern Sie nach Möglichkeit die Intensität, indem Sie die Geschwindigkeit, Steigung oder zurückzulegende Strecke variieren, anstatt auf dem Laufband immer nur ein Level zu halten. Intervalltraining bringt besonders viel.

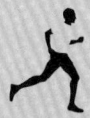

STELLEN SIE SICH aus den nachfolgenden Cardio-Übungen zwei 20-Minuten-Einheiten zusammen:

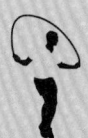

- Gehen/Laufen draußen oder auf dem Laufband
- Joggen im Freien
- Trainieren auf dem Crosstrainer
- Fahrradfahren auf einem Ergometer oder einem richtigen Fahrrad
- Schwimmen
- Stepptraining
- 200 Sprünge beim Seilspringen
- Gehen/Laufen auf dem Laufband in 20-Minuten-Intervallen
- Zumba oder ein anderes Dance-Workout

WOCHE 4

BLEIBEN SIE HARTNÄCKIG 126

SUPER-SHRED-WOCHE 4:
EINKÄUFE 128

SUPER-SHRED-WOCHE 4:
VORGABEN 132

WOCHE 4

WOCHE 4 / TAG 1   SEITE 135

WOCHE 4 / TAG 2   SEITE 138

WOCHE 4 / TAG 3   SEITE 141

WOCHE 4 / TAG 4   SEITE 144

WOCHE 4 / TAG 5   SEITE 147

WOCHE 4 / TAG 6   SEITE 150

WOCHE 4 / TAG 7   SEITE 153

BLEIBEN SIE HARTNÄCKIG

Wissen Sie eigentlich, wie gut Sie sind? Sie befinden sich jetzt schon auf der Zielgeraden Ihrer vierwöchigen Reise. Sie dürfen sehr stolz auf sich sein, denn dass Sie es bis hierher geschafft haben, hat sicher eine ordentliche Portion Überwindung gekostet. Die letzten drei Wochen waren wahrscheinlich nicht gerade die einfachsten in Ihrem Leben ... Hoffentlich wissen Sie trotzdem zu schätzen, wie viel Sie gewonnen haben. Denn um so viel Gewicht in so kurzer Zeit zu verlieren, mussten Sie sich schon aus Ihrer Komfortzone herausbegeben in den hinter Ihnen liegenden drei Wochen SUPER SHRED.

»Hartnäckig bleiben« heißt, beharrlich sein Ziel zu verfolgen, nicht nachzugeben und wenn nötig auch mal die Zähne zusammenzubeißen. Und wissen Sie was? Genau das fordere ich auch weiterhin von Ihnen. Glauben Sie weiter fest daran, dass Sie noch mehr Fortschritte erzielen und abnehmen werden, um Ihrem Ziel immer näher zu kommen. Bleiben Sie in dieser Woche aber auch genauso hartnäckig beim Einhalten Ihrer neuen Ess-, Trink- und Sportgewohnheiten. Trotz der vielen Versuchungen und des wiederkehrenden Drangs, alles hinzuschmeißen, werden Sie Ihre Ziele auch weiterhin mit Energie und jener Starrköpfigkeit verfolgen, die das Geheimnis des Erfolgs ist.

Außerdem ist die Ziellinie ja schon in Sicht. Sie müssen nur noch dranbleiben, damit all das, was Sie bisher erreicht haben, nicht umsonst war. Legen Sie sich noch einmal kräftig ins Zeug, holen Sie ein letztes Mal Schwung, ignorieren Sie die schmerzenden Muskeln und die Müdigkeit und setzen Sie zu Ihrem Schlussspurt an. Holen Sie sich Ihre Belohnung! Willkommen in der letzten SUPER-SHRED-Woche. Bleiben Sie ein Dickkopf!

»Belohnung« bedeutete früher oft: Essen. Womit belohnen Sie sich heute?

In dieser letzten Woche liegen die Kalorien bei den Snacks im Wechsel zwischen 100 und 150, passen Sie also gut auf. Anregungen innerhalb dieses Kalorienlimits finden Sie ab Seite 159 und 167.

Woche vier ist leichter als Woche drei, aber sie ist trotzdem kein Kinderspiel – vor allem jetzt, da es auf die Ziellinie zugeht. Wir kehren zu drei Mahlzeiten und zwei Snacks am Tag zurück (ich sehe die Freude in Ihrem Gesicht!). Es gibt also ordentlich etwas zu knabbern diese Woche, aber übertreiben Sie es nicht. Und wenn Sie gar nicht so hungrig sind, lassen Sie lieber etwas übrig. Essen Sie, bis Sie zufrieden, nicht aber, bis Sie vollgestopft sind. Letzte Woche haben Sie schließlich gelernt, mit weniger Kalorien auszukommen.

Und so sieht ein typischer Fahrplan für Woche vier aus. Wie immer können Sie ihn an Ihren Lebensrhythmus anpassen, etwa wenn Sie nachts arbeiten oder sehr zeitig aufstehen müssen. Wichtig ist dabei nur, dass die vorgegebenen Abstände zwischen den Mahlzeiten und Snacks eingehalten werden:

IHR TAGESPLAN

07:30 UHR:	AUFWACHEN
08:30 UHR:	FRÜHSTÜCK
12:00 UHR:	MITTAGESSEN
13:30 UHR:	SNACK 1
16:00 UHR:	SNACK 2
19:30 UHR:	ABENDESSEN

SUPER-SHRED-WOCHE 4: EINKÄUFE

Hier bekommen Sie eine Liste mit allem, was Sie in der kommenden Woche zu essen und trinken bereithalten sollten. Weil SUPER SHRED variabel ist, müssen Sie sich nicht eins zu eins daran halten. Sie können die einzelnen Bestandteile nach Geschmack zusammenstellen und austauschen. Einige brauchen Sie allerdings auf jeden Fall – sie sind als Muss gekennzeichnet und sollten vorab eingekauft werden. Vegetarier können einfach die Fleisch- und gegebenenfalls Fischzutaten streichen und einen geeigneten Ersatz hinzufügen (etwa Gemüse, Magerjoghurt oder Tofu pur), der allerdings im Kalorienrahmen liegen muss.

OBST

- Muss: 7 Portionen Obst. Sorgen Sie für Abwechslung, indem Sie die Sorten mischen, etwa Beeren, Apfel, Banane, Ananas, Kiwi… 1 Portion = 1 Stück Obst oder 75 g Beeren
- Optional: 5 weitere Portionen Frischobst als Zutat für fettarmen Joghurt bzw. als Beilage zu Sandwich

FRÜHSTÜCK

- Muss: 7 Frühstücksmahlzeiten. Wählen Sie aus der folgenden Liste aus.
  - 3 x 75 g Haferflocken (75 g Haferbrei = 1 Mahlzeit)
  - 1 x 75 g Grießbrei oder Polenta (75 g gekocht = 1 Mahlzeit)
  - 5 x 50 g Frühstücksflocken mit höchstens 5 g Zucker pro Portion
  (50 g = 1 Mahlzeit)
  - 3 Eier
  - 1 Laib Brot
  - 1 Mini-Pfannkuchen (CD-Größe)
  - 1 Streifen Schinken (Pute oder Schwein)
  - 3 x 180 g Joghurt, fettarm oder fettfrei
  - 2 Käsesandwiches mit jeweils 2 Scheiben Käse auf 2 Scheiben Vollkornbrot,

gern im Sandwichtoaster getoastet oder mit ganz wenig Butter oder Backspray gebraten.

GETRÄNKE

- Muss: 20 Portionen für die ganze Woche, ausgenommen Wasser, von dem Sie immer so viel trinken können, wie Sie wollen. Stellen Sie sich die Portionen aus der Liste zusammen und kaufen Sie die nötigen Zutaten vorab.
  - 18 Gläser frisch gepresster Saft
  - 14 Tassen Kaffee
  - 7 330-ml-Dosen Cola light
  - 20 Gläser Milch, fettfrei oder fettarm, ungesüßte Soja- oder Mandelmilch
  - 15 Gläser ungesüßter Eistee
  - 12 Gläser Zitronenwasser
  - 15 Gläser Mineralwasser mit Fruchtgeschmack

SALAT

- Muss: 3 große Kopfsalate, 1 mittlerer Kopfsalat, 1 kleiner Kopfsalat
- Optional: Es kommen noch weitere Salatportionen hinzu. Suchen Sie sich aus der nachfolgenden Liste etwas aus:
  - 3 mittelgroße grüne Kopfsalate
  - 4 kleinere Kopfsalate

GEMÜSE

- Muss: 13 Portionen. 1 Portion entspricht etwa der Größe einer Faust.
- Optional: 4 zusätzliche Portionen. Sie können noch weitere Portionen essen, müssen sie dann aber kurzfristig kaufen. Eine gute Gelegenheit, mal wieder spontan zum Bauernmarkt zu radeln!

FLEISCH UND FISCH

- Muss: 3 Portionen. Wählen Sie etwas aus der Liste unten aus. Die Höchstmenge an Portionen darf aber nicht überschritten werden. 1 Portion = 150 g gekocht, was etwa der Größe von eineinhalb Stapeln Spielkarten entspricht.
- Optional: 2 zusätzliche Portionen
- Sie dürfen diese Woche höchstens 5 Portionen Fleisch oder Fisch essen, wenn

Sie Ihr Kontingent voll ausschöpfen. Suchen Sie sich diese Portionen aus der Liste aus. Weniger als 3 Portionen sollten es möglichst nicht sein, da Ihr Körper die Proteine braucht.
- 4 Portionen Hähnchenfleisch
- 4 Portionen Putenfleisch
- 5 Portionen Fisch

SNACKS

• Suchen Sie sich für die ganze Woche 7 Snacks aus, zum Beispiel Nüsse, Eis am Stiel, Erdbeeren im Schokomantel und andere im Rezeptteil aufgelistete Imbisse (siehe ab Seite 159 und 167).
- 2 Snacks mit jeweils höchstens 150 Kalorien
- 5 Snacks mit jeweils höchstens 100 Kalorien

SUPPEN UND SMOOTHIES

• Muss: 9 Portionen aus der Liste unten. Jede Portion darf nur höchstens 200 Kalorien haben und keinen Zuckerzusatz enthalten. Stellen Sie sich Ihr Repertoire für die Woche zusammen und kaufen Sie die Zutaten vorab.
- 6 Portionen salzarme Suppe (jeweils mit weniger als 0,5 g Salz, das entspricht 2 Messerspitzen)
- 5 Obst-Smoothies
- 5 Smoothies mit Joghurt oder Milch

ALTERNATIVEN

• Im Lauf der Woche haben Sie mehrmals Gelegenheit, eine der Speisen aus der Liste unten auszuwählen. Wählen Sie sie vorab aus, damit Sie schon die Zutaten griffbereit haben. Sie können sich alle, einige oder auch gar keine davon gönnen.
- 2 kleine Stücke Käsepizza (höchstens 12 x 12 cm)
- 1 Portion Lasagne mit oder ohne Fleisch (10 x 8 x 2,5 cm)
- 2 Veggieburger (7 cm Durchmesser, 1,5 cm hoch)

EXTRAS

• Das brauchen Sie vielleicht im Lauf der Woche. Legen Sie sich deshalb einen Vorrat zu.

- Frische Kräuter für Salate
- Fettfreies Salatdressing
- Milch für Frühstücksflocken und Kaffee
- Tomaten
- Blattsalat
- Käse für Sandwiches
- Kaffeesahne
- Brötchen für Veggieburger
- Gewürfeltes Gemüse

SUPER-SHRED-WOCHE 4: VORGABEN

- Wiegen Sie sich am Morgen des Tages, an dem Sie in Woche vier starten. Schreiben Sie Ihr Gewicht auf. Sie dürfen sich die ganze Woche nicht mehr wiegen, machen Sie also einen Bogen um jede Waage, selbst wenn die Versuchung groß ist. Das Körpergewicht oszilliert von Tag zu Tag um mehrere Pfund. Wenn Sie ständig auf der Waage herumstehen, bekommen Sie jedes Mal ein anderes Gewicht angezeigt und schieben möglicherweise unnötig Frust, weil sie glauben, nicht mehr richtig weiterzukommen. Wiegen Sie sich immer gleich, also mit oder ohne Kleidung und immer zur selben Tageszeit. Wenn Sie sich mit Kleidung wiegen, ziehen Sie sich dasselbe an wie die Woche davor. Stellen Sie sich außerdem immer auf dieselbe Waage, denn zwischen den Exemplaren kann es Schwankungen von mehreren Pfund geben. Behalten Sie all das auch nach den vier Wochen bei!

- Überspringen Sie keine Mahlzeit. Selbst wenn Sie nicht hungrig sind, sollten Sie zu jedem Essen etwas zu sich nehmen. Ein Stück Obst oder eine andere Kleinigkeit schaffen Sie schon. Sie müssen ja nicht gleich alles verputzen und Sie sollten sich nicht vollstopfen. Wichtig ist, in den richtigen zeitlichen Abständen zu essen, damit sich der Körper darauf einstellt. Im Lauf der Woche sollten Sie alle 4 Stunden etwas essen. Die Mahlzeiten liegen je 3 bis 4 Stunden auseinander, die Snacks sind 90 Minuten nach den Mahlzeiten an der Reihe. Wenn Sie nicht zu einer Mahlzeit oder einem Snack kommen, können Sie die Portion nicht aufheben und später essen oder mit anderen Portionen kombinieren. Ist das Zeitfenster verstrichen, müssen Sie die Finger ganz davon lassen und sich auf die nächste Portion konzentrieren.

- Alle Smoothies dürfen diese Woche bis zu 200 Kalorien haben, Zuckern ist tabu. Wenn Sie die Rezepte am Ende dieses Buches verwenden, halten Sie die Obergrenze automatisch ein. Sollten Sie dagegen Ihre Smoothies fertig kaufen, müssen Sie auf deren Kaloriengehalt achten und sie entsprechend einteilen.

Ergibt ein Rezept mehr als eine Portion, trinken Sie immer nur eine. Enthält das gekaufte Produkt mehr als eine Portion, trinken Sie nur eine Portion und stellen Sie den Rest in den Kühlschrank.

- Snacks müssen nicht sein, ich empfehle sie Ihnen aber dringend. Was Sie sich gönnen, ist egal, solange Sie unter der Kalorienobergrenze bleiben. Die Auswahl ist riesig – nutzen Sie das.

- Suppen – auch Fertigsuppen – sind erlaubt, doch muss der Salzgehalt bei weniger als 0,5 g pro Portion liegen. Achten Sie auf die Portionsgröße. Eine Portion entspricht einem Teller beziehungsweise einer Tasse, ob frisch oder vorgefertigt. Dazu dürfen Sie sich einen kleinen Salzcracker gönnen.

- Trinken Sie vor jeder Mahlzeit ein Glas Wasser.

- 2 Tassen Kaffee am Tag sind erlaubt – eine Tasse zum Frühstück, die andere irgendwann im Lauf des Tages. Lassen Sie aber die Finger von Fertigzubereitungen wie Latte Macchiato, Cappuccino oder Schoko-Cappuccino – sie enthalten zu viele Kalorien. Ein Löffel Zucker und ein bisschen Kaffeesahne schaden nicht, aber übertreiben Sie es nicht. Trinken Sie Ihren Kaffee so pur wie möglich.

- Obst und Gemüse aus der Dose oder dem Tiefkühlfach sind erlaubt. Checken Sie aber, was sonst noch drin ist. Ist Zucker oder irgendetwas anderes außer dem Gemüse oder Obst zugesetzt, machen Sie einen Bogen darum. Wichtig ist, dass Sie Ihre Nahrungsmittel in möglichst natürlichem Zustand, also wenig verarbeitet, essen.

- Frisch gepresste Säfte sind auf jeden Fall vorzuziehen, doch können Sie auch gekaufte Produkte trinken. Sie dürfen aber nicht aus Konzentrat hergestellt werden und keine künstlichen Zuckerzusätze enthalten. Diabetiker oder Menschen mit unregelmäßigem Blutzuckerspiegel steigen besser auf Wasser, Milch oder Tee um.

- Alkohol ist im Programm nicht explizit angegeben, das heißt aber nicht, dass er komplett verboten ist. Sie dürfen sich in dieser Woche 3 alkoholische Getränke gönnen: 2 Mixdrinks (mit jeweils höchstens 4 cl Spirituose) oder 3 Leichtbiere (à ½ Liter) oder 3 Glas Wein (à 125 cl) oder eine Kombination davon. Natürlich dürfen Sie nicht alles an einem Tag hinunterkippen – es hat also keinen Sinn, für die große Sause am Wochenende zu sparen! Kalorien aus Flüssigkeiten sind versteckte Kalorien und zählen genauso wie Kalorien im Essen!

- Ein Light-Getränk am Tag ist drin. Normale Limonade oder Cola sind Zuckerbomben und daher absolut tabu.

- Essen Sie Ihre letzte Mahlzeit spätestens 90 Minuten vor dem Schlafengehen. Wenn es aus irgendeinem Grund später wird und Sie wissen, dass Sie nach dem Essen gleich in die Federn müssen, dann essen Sie nur die halbe Portion.

- Gewürze können Sie in unbegrenzter Menge verwenden. Salz gilt allerdings nicht als Gewürz. Mehr als ein halber Teelöffel zusätzlich pro Tag ist nicht drin.

- Vegetarier und Diabetiker können Mahlzeiten oder Zutaten ersetzen, müssen sich aber an die Portionsgrößen und Kalorienobergrenzen halten.

- Portionsgrößen: 1 Portion Fisch oder Fleisch in gekochtem Zustand entspricht 150 g und ist in etwa so groß wie eineinhalb Stapel Spielkarten. Eine Portion Gemüse hat etwa die Größe einer Faust. Eine Portion Haferbrei sind 75 g, eine Portion warme Frühstücksflocken 50 g.

- Sie können zu Haferbrei bzw. Porridge oder warmen Frühstücksflocken etwa einen halben Teelöffel Butter dazugeben.

- Frühstücksflocken dürfen Sie mit einem Teelöffel weißem oder braunem Zucker, heiße Frühstücksflocken mit einem halben Teelöffel Honig süßen.

- Wenn Sie aus irgendeinem Grund Tage oder Mahlzeiten austauschen müssen, geht das zur Not, sollte aber so selten wie möglich gemacht werden.

- Wenn Sie aus irgendeinem Grund Ihre Trainingspläne umgestalten müssen, geht das in Ordnung.

WOCHE 4 | TAG 1

Sie haben schon Schwierigeres gemeistert als diese SUPER-SHRED-Woche!

8:30 Frühstück

- 1 Stück Obst oder 75 g Beeren
- Wählen Sie außerdem eine der folgenden Speisen aus:
  - 1 Portion Frühstücksflocken mit fettarmer oder fettfreier Milch, wahlweise mit ungesüßter Soja- oder Mandelmilch
  - 1 Portion Haferbrei
  - 1 Käsesandwich, gebacken, mit 2 Scheiben Käse auf 2 Scheiben Vollkornbrot (und, wenn es sein muss, etwas Butter oder Backspray)
  - 180 g Joghurt, fettfrei oder fettarm, mit frischen Obststückchen
- Muss: 1 Glas frischer Saft (nicht aus Konzentrat) oder 1 Tasse Tee oder 1 Tasse Kaffee

12:00 Mittagessen

- 1 mittelgroßer Kopfsalat, gern auch mit einigen Oliven, geriebenen Karotten, ein paar Scheiben Rote Bete und ½ Tomate in Scheiben bzw. 5 Kirschtomaten. Maximal 2 EL fettfreies Dressing, keine Croûtons, kein Schinken
- Eines der folgenden Getränke:
  - Wasser (still oder sprudelnd), so viel Sie wollen
  - 1 Glas Mineralwasser mit Fruchtgeschmack
  - 1 Glas Zitronenwasser
  - 1 Glas Eistee, ungesüßt
  - 1 Glas Direktsaft (nicht aus Konzentrat)
  - 1 Dose Light-Getränk (nicht mehr als 1 Dose täglich!)
  - 1 Glas fettarme oder fettfreie Milch, ungesüßte Soja- oder Mandelmilch

13:30 Snack 1

- 50 g Kidneybohnen oder 1 mittelgroße Tomate mit einer Prise Salz oder 150 g Kirschen oder ein anderer Snack mit höchstens 150 Kalorien

16:00 Snack 2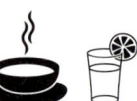

- 1 Portion Gemüse
- Eine der folgenden Speisen (mit höchstens 200 Kalorien und ohne Zucker)
- 1 Smoothie mit Joghurt oder Milch
- 1 Portion Suppe (ohne Kartoffeln, ohne Sahne). Besonders geeignet ist Hühnerbrühe mit Nudeln oder Gemüsesuppe (Linsen, Kicher- oder Schälerbsen, schwarze Bohnen, Tomaten-Basilikum, Minestrone). Mäßig salzen!
- Eines der Getränke wie zum Mittagessen (nicht das gleiche!)

19:30 Abendessen

- 3 Portionen Gemüse (Sie wissen inzwischen, wie groß 1 Portion ist – halten Sie sich daran)
- 200 g gekochter Reis (braun oder weiß)
- Eines der Getränke wie zum Mittagessen (nicht das gleiche!)

TRAINING HEUTE

TRAININGSZEIT: mindestens 40 Minuten. Es darf ruhig etwas mehr sein! Halten Sie sich ran. Versuchen Sie die Intensität zu variieren und nicht die ganze Zeit auf ein und demselben Level zu bleiben. Verändern Sie je nach Sportart also die Geschwindigkeit, die Steigung oder die Entfernung. Man nennt das Intervalltraining und es verheizt jede Menge Kalorien!

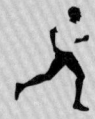

WÄHLEN SIE aus den nachfolgenden Cardio-Übungen zwei aus und absolvieren jeweils eine 20-Minuten-Einheit.

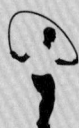

- Gehen/Laufen draußen oder auf dem Laufband
- Joggen im Freien
- Trainieren auf dem Crosstrainer
- Fahrradfahren auf einem Ergometer oder einem richtigen Fahrrad
- Schwimmen
- Stepptraining
- 200 Sprünge beim Seilspringen
- Gehen/Laufen auf dem Laufband in 20-Minuten-Intervallen
- Zumba oder ein anderes Dance-Workout

WOCHE 4 | TAG 2

8:30 Frühstück

- 1 Stück Obst oder 75 g Beeren
- Wählen Sie außerdem eine der folgenden Speisen aus:
  - 1 Obst-Smoothie
  - 1 Portion Suppe (ohne Kartoffeln, ohne Sahne). Besonders geeignet ist Hühnerbrühe mit Nudeln oder Gemüsesuppe (Linsen, Kicher- oder Schälerbsen, schwarze Bohnen, Tomaten-Basilikum, Minestrone). Mäßig salzen!
- Eines der folgenden Getränke:
  - 1 Glas frischer Saft (nicht aus Konzentrat)
  - 1 Tasse Tee
  - 1 Tasse Kaffee
  - 1 Glas fettarme/fettfreie Milch, ungesüßte Soja- oder Mandelmilch

12:00 Mittagessen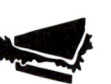

- Eine der folgenden Speisen:
  - 1 Sandwich mit 30 g Hähnchen- oder Putenfleisch auf Vollkornbrot mit 1 TL Senf oder Mayonnaise, 1 Tomatenscheibe, Salat und 1 Scheibe Käse. Dazu 1 Stück Obst oder 1 kleinen Kopfsalat, nach Belieben mit Oliven, geriebenen Karotten, ein paar Tomatenscheiben und 1 EL fettfreiem Dressing. Kein Schinken, keine Croûtons
  - 1 mittelgroßer grüner Salat, evtl. mit einigen Oliven, geriebenen Karotten, ein paar Scheiben Rote Bete, Zwiebeln, einer halben Tomate in Scheiben oder 5 Kirschtomaten und mit nur 2 EL fettfreiem Dressing. Kein Schinken, keine Croûtons
- Eines der folgenden Getränke:
  - Wasser (still oder sprudelnd), so viel Sie wollen
  - 1 Glas Mineralwasser mit Fruchtgeschmack
  - 1 Glas Zitronenwasser
  - 1 Glas Eistee, ungesüßt

- 1 Glas Direktsaft (nicht aus Konzentrat)
- 1 Dose Light-Getränk (nicht mehr als 1 Dose täglich!)
- 1 Glas fettarme oder fettfreie Milch, ungesüßte Soja- oder Mandelmilch
- Optional: 1 Snack mit 150 Kalorien

13:30 Snack 1

- 25 g Müsliriegel oder 40 g Quinoa oder ein anderer 100-Kalorien-Snack

16:00 Snack 2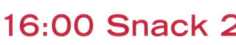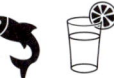

- Eine der folgenden Mahlzeiten
  - 1 Veggieburger (mit Vollkornbrötchen)
  - 2 Portionen Gemüse und 100 g brauner oder weißer gekochter Reis
  - 150 g Fisch (nicht in Öl/Fett gebacken oder gebraten)
- Eines der Getränke wie zum Mittagessen (nicht das gleiche!)

19:30 Abendessen

- 1 großer Kopfsalat, nach Belieben mit ein paar Oliven, geriebenen Karotten, ein paar Scheiben Rote Bete, Zwiebeln und ½ Tomate in Scheiben oder 5 Kirschtomaten und maximal 3 EL fettfreiem Dressing. Keine Croûtons, kein Schinken
- Eines der Getränke wie zum Mittagessen (nicht das gleiche!)

TRAINING HEUTE

TRAININGSZEIT: mindestens 40 Minuten. Sie dürfen aber gern noch eine Extraschicht einlegen. Je mehr Sie trainieren, desto besser. Verändern Sie nach Möglichkeit die Intensität, indem Sie die Geschwindigkeit, Steigung oder zurückzulegende Strecke variieren. Man nennt das Intervalltraining und es verheizt jede Menge Kalorien!

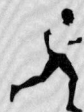

WÄHLEN SIE aus den nachfolgenden Cardio-Übungen eine oder mehrere aus, sodass insgesamt 45 Minuten Sport zusammenkommen:

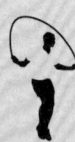

• Gehen/Laufen draußen oder auf dem Laufband
• Joggen im Freien
• Trainieren auf dem Crosstrainer
• Fahrradfahren auf einem Ergometer oder einem richtigen Fahrrad
• Schwimmen
• Stepptraining
• 200 Sprünge beim Seilspringen
• Gehen/Laufen auf dem Laufband in 20-Minuten-Intervallen
• Zumba oder ein anderes Dance-Workout

WOCHE 4 | TAG 3

8:30 Frühstück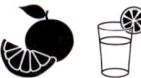

- 1 Stück Obst oder 75 g Beeren
- Wählen Sie außerdem eine der folgenden Speisen aus:
  - 1 Vollkorntoast mit 1 hart gekochten Ei
  - 180 g Joghurt, fettfrei oder fettarm, mit frischem Obst in Stückchen
  - 1 Portion Frühstücksflocken mit fettarmer oder fettfreier Milch, wahlweise mit ungesüßter Soja- oder Mandelmilch
- Eines der folgenden Getränke:
  - 1 Glas Direktsaft (nicht aus Konzentrat)
  - 1 Tasse Tee
  - 1 Tasse Kaffee
  - 1 Glas fettarme oder fettfreie Milch, ungesüßte Soja- oder Mandelmilch

12:00 Mittagessen

- 1 mittelgroßer Kopfsalat, nach Belieben mit ein paar Oliven, geriebenen Karotten, ein paar Scheiben Rote Bete, Zwiebeln, ½ Tomate in Scheiben oder 5 Kirschtomaten und maximal 2 EL fettfreiem Dressing. Keine Croûtons, kein Schinken
- 1 Portion Suppe (ohne Kartoffeln, ohne Sahne). Empfehlenswert ist Hühnerbrühe mit Nudeln oder eine Gemüsesuppe (Linsen, Kicher- oder Schälerbsen, schwarze Bohnen, Tomaten-Basilikum, Minestrone). Nur mäßig salzen!
- Eines der folgenden Getränke:
  - Wasser (still oder sprudelnd), so viel Sie wollen
  - 1 Glas Mineralwasser mit Fruchtgeschmack
  - 1 Glas Zitronenwasser
  - 1 Glas Eistee, ungesüßt
  - 1 Glas Direktsaft (nicht aus Konzentrat)
  - 1 Dose Light-Getränk (nicht mehr als 1 Dose täglich!)
  - 1 Glas fettarme oder fettfreie Milch, ungesüßte Soja- oder Mandelmilch

13:30 Snack 1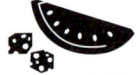

- 100 g körniger Frischkäse (»Hüttenkäse«) mit 1 EL Erdnussbutter oder einige Cracker mit 2 EL Hummus (fettarm) oder ein anderer Snack mit höchstens 150 Kalorien

16:00 Snack 2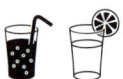

- Eine der folgenden Speisen (mehr als 200 Kalorien dürfen es nicht sein; nicht zuckern):
  - 1 Smoothie mit Joghurt oder Milch
  - 1 Obst-Smoothie
  - 1 Portion Suppe (ohne Kartoffeln, ohne Sahne). Empfehlenswert ist Hühnerbrühe mit Nudeln oder eine Gemüsesuppe (Linsen, Kicher- oder Schälerbsen, schwarze Bohnen, Tomaten-Basilikum, Minestrone). Nur mäßig salzen!
- Eines der Getränke wie zum Mittagessen (nicht das gleiche!)

19:30 Abendessen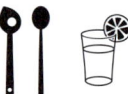

- Eine der folgenden Speisen:
  - 2 Stücke Käsepizza (12 x 12 cm)
  - 1 Portion Lasagne (10 x 8 x 2,5 cm), mit oder ohne Fleisch
  - 1 Veggieburger (8 cm Durchmesser, 1,5 cm dick)
  - 1 mittelgroßer Kopfsalat, nach Belieben mit ein paar Oliven, geriebenen Karotten, ein paar Scheiben Rote Bete, Zwiebeln, ½ Tomate in Scheiben oder 5 Kirschtomaten und maximal 2 EL fettfreiem Dressing. Keine Croûtons, kein Schinken
- Eines der Getränke wie zum Mittagessen (nicht das gleiche!)

TRAINING HEUTE

TRAININGSZEIT: mindestens 60 Minuten. Wenn Sie mehr schaffen, umso besser. Wichtig ist vor allem, dass Sie nicht die ganze Stunde im selben Trott bleiben, sondern je nach Aktivität Geschwindigkeit oder Schwierigkeit variieren. Denn ein intensives Intervalltraining bringt Ihnen wesentlich mehr.

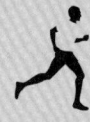 **WÄHLEN SIE** aus den nachfolgenden Cardio-Übungen zwei Sportarten aus und absolvieren je eine 30-Minuten-Einheit, sodass insgesamt 60 Minuten zusammenkommen:

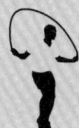
- Gehen/Laufen draußen oder auf dem Laufband
- Joggen im Freien
- Trainieren auf dem Crosstrainer
- Fahrradfahren auf einem Ergometer oder einem richtigen Fahrrad
- Schwimmen
- Stepptraining
- 200 Sprünge beim Seilspringen
- Gehen/Laufen auf dem Laufband in 20-Minuten-Intervallen
- Zumba oder ein anderes Dance-Workout

WOCHE 4 | TAG 4

8:30 Frühstück

- 1 Stück Obst oder 75 g Beeren
- Wählen Sie außerdem eine der folgenden Speisen aus (höchstens 200 Kalorien, ohne Zucker):
  - 1 Obst-Smoothie
  - 1 Smoothie mit Joghurt oder Milch
- Eines der folgenden Getränke:
  - 1 Tasse Tee
  - 1 Tasse Kaffee
  - 1 Glas fettarme oder fettfreie Milch, ungesüßte Soja- oder Mandelmilch
  - Wasser, so viel Sie möchten

12:00 Mittagessen

- 1 kleiner Kopfsalat, nach Belieben mit ein paar Oliven, ein paar Tomatenscheiben und höchstens 1 EL fettfreiem Dressing. Keine Croûtons, kein Schinken
- Eines der folgenden Getränke:
  - Wasser (still oder sprudelnd), so viel Sie wollen
  - 1 Glas Mineralwasser mit Fruchtgeschmack
  - 1 Glas Eistee, ungesüßt
  - 1 Dose Light-Getränk (nicht mehr als 1 Dose täglich!)
  - 1 Glas fettarme oder fettfreie Milch, ungesüßte Soja- oder Mandelmilch

13:30 Snack 1

- 75 g Kirschtomaten oder 6 Weizenkekse oder 150 g fettarmer Joghurt oder ein anderer Snack mit höchstens 100 Kalorien

16:00 Snack 2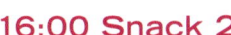

- 2 Portionen Gemüse
- 100 g brauner oder weißer, gekochter Reis
- Eines der Getränke wie zum Mittagessen (nicht das gleiche!)

19:30 Abendessen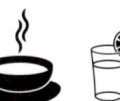

- 1 Portion Suppe (ohne Kartoffeln, ohne Sahne). Empfehlenswert ist Hühnerbrühe mit Nudeln oder eine Gemüsesuppe (Linsen, Kicher- oder Schälerbsen,
  schwarze Bohnen, Tomaten-Basilikum, Minestrone). Nur mäßig salzen!
- Eines der Getränke wie zum Mittagessen (nicht das gleiche!)

TRAINING HEUTE

TRAININGSZEIT: mindestens 30 Minuten. Mehr ist erlaubt! Versuchen Sie die Intensität zu variieren. Das bringt mehr als das immer gleiche Level.

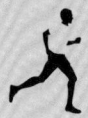 **WÄHLEN SIE** aus den nachfolgenden Cardio-Übungen zwei Sportarten aus und absolvieren je eine 15-Minuten-Einheit.

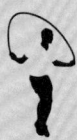

- Gehen/Laufen draußen oder auf dem Laufband
- Joggen im Freien
- Trainieren auf dem Crosstrainer
- Fahrradfahren auf einem Ergometer oder einem richtigen Fahrrad
- Schwimmen
- Stepptraining
- 200 Sprünge beim Seilspringen
- Gehen/Laufen auf dem Laufband in 20-Minuten-Intervallen
- Zumba oder ein anderes Dance-Workout

WOCHE 4 | TAG 5

8:30 Frühstück

- 1 Stück Obst oder 75 g gemischte Beeren
- Eine der folgenden Speisen:
  - 1 Mini-Pfannkuchen (CD-groß) mit einer Scheibe Schinken (Pute oder Schwein)
  - 1 Käsesandwich, gebacken, mit 2 Scheiben Käse und 2 Scheiben Vollkornbrot (sowie etwas Butter oder Backspray, wenn Sie möchten)
  - 1 Portion Frühstücksflocken mit fettarmer oder fettfreier Milch, wahlweise mit ungesüßter Soja- oder Mandelmilch
  - 180 g Joghurt, fettfrei oder fettarm, mit frischem Obst in Stückchen
- Eines der folgenden Getränke:
  - Wasser, so viel Sie möchten
  - 1 Glas frischer Saft (nicht aus Konzentrat)
  - 1 Tasse Tee
  - 1 Tasse Kaffee
  - 1 Glas fettarme oder fettfreie Milch, ungesüßte Soja- oder Mandelmilch

12:00 Mittagessen

- Eine der folgenden Speisen (Kalorienobergrenze: 200 Kalorien):
  - 1 Smoothie mit Joghurt oder Milch
  - 1 Obst-Smoothie
- Eines der folgenden Getränke:
  - Wasser (still oder sprudelnd), so viel Sie wollen
  - 1 Glas Mineralwasser mit Fruchtgeschmack
  - 1 Glas Zitronenwasser
  - 1 Glas Eistee, ungesüßt
  - 1 Glas Direktsaft (nicht aus Konzentrat)
  - 1 Dose Light-Getränk (nicht mehr als 1 Dose täglich!)
  - 1 Glas fettarme oder fettfreie Milch, ungesüßte Soja- oder Mandelmilch

13:30 Snack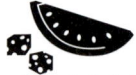

- Ein beliebiger Snack mit höchstens 150 Kalorien

16:00 Snack 3

- 1 großer Kopfsalat, wenn Sie möchten mit einigen Oliven, geriebenen Karotten, ein paar Rote-Bete-Scheiben, Zwiebeln und ½ Tomate in Scheiben oder 5 Kirschtomaten. Maximal 3 EL fettfreies Dressing, keine Croûtons, kein Schinken
- Eines der Getränke wie zum Mittagessen (nicht das gleiche!)

19:30 Abendessen

- 2 Portionen Gemüse
- Eine der folgenden Speisen:
  - 150 g Hähnchenfleisch (ohne Öl und Fett gebraten oder gegrillt, ohne Haut)
  - 150 g Putenfleisch (ohne Öl und Fett gebraten, ohne Haut)
  - 150 g Fisch (ohne Öl und Fett gebraten oder gegrillt)
- Eines der Getränke wie zum Mittagessen (nicht das gleiche!)

RELAXEN SIE HEUTE

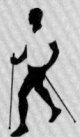 **RUHETAG.** Wir ruhen nicht am siebten, sondern am fünften Tag. Das tut besonders gut, wenn Ihre Muskeln ein bisschen übertrainiert sind und Erholung brauchen. Aber natürlich können Sie Trainingseinheiten einschieben, wenn Ihnen danach ist. 30 Minuten Cardio schaden nie und bringen Sie Ihrem Ziel schon wieder ein gutes Stück näher.

ETWAS ZUKUNFTSMUSIK

SUPER SHRED EIGNET SICH NICHT ALS LANGFRISTIGES ERNÄHRUNGS-PROGRAMM. PLANEN SIE JETZT FÜR DIE ZEIT DANACH – WOLLEN SIE SICH (WIEDER) AN DAS BASISPROGRAMM SHRED HALTEN, ETWA WEIL SIE NOCH EIN PAAR PFUNDE VERLIEREN WOLLEN? HABEN SIE EIN ANDERES LANGFRISTIGES PROGRAMM FÜR GESUNDE ERNÄHRUNG IM AUGE? WELCHE NEUEN, GUTEN ERNÄH-RUNGSGEWOHNHEITEN AUS DEN SUPER-SHRED-WOCHEN WOLLEN SIE UNBEDINGT BEIBEHALTEN? NEHMEN SIE SICH DIE ZEIT UND SCHREIBEN SIE IHRE GEDANKEN DAZU AUF.

WOCHE 4 | TAG 6

8:30 Frühstück

- 1 Stück Obst oder 75 g Beeren
- Dazu eine der folgenden Speisen:
  - 1 Portion Haferbrei
  - 1 Portion Grießbrei oder Polenta
  - 1 Portion Frühstücksflocken mit fettarmer oder fettfreier Milch, wahlweise mit ungesüßter Soja- oder Mandelmilch
- Eines der folgenden Getränke:
  - 1 Glas frischer Saft (nicht aus Konzentrat)
  - 1 Tasse Tee
  - 1 Tasse Kaffee
  - 1 Glas Milch (fettarm oder fettfrei, Kuh-, Soja- oder Mandelmilch)

12:00 Mittagessen

- 1 Portion Suppe (ohne Kartoffeln, ohne Sahne). Ideal: Hühnerbrühe mit Nudeln oder Gemüsesuppe (Linsen, Kicher- oder Schälerbsen, schwarze Bohnen, Tomaten-Basilikum, Minestrone. Aber nur wenig salzen!)
- 1 Portion Gemüse
- Eines der folgenden Getränke:
  - Wasser (still oder sprudelnd), so viel Sie wollen
  - 1 Glas Mineralwasser mit Fruchtgeschmack
  - 1 Glas Zitronenwasser
  - 1 Glas Eistee, ungesüßt
  - 1 Glas Direktsaft (nicht aus Konzentrat)
  - 1 Dose Light-Getränk (nicht mehr als 1 Dose täglich!)
  - 1 Glas fettarme oder fettfreie Milch, ungesüßte Soja- oder Mandelmilch

13:30 Snack 1

- 2 Stangen Sellerie mit 2 EL Erdnussbutter oder 50 g Rosinen mit etwas Joghurt oder ein anderer Snack mit höchstens 150 Kalorien

16:00 Snack 2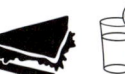

- Eine der folgenden Speisen:
  - 1 Sandwich mit 30 g Hähnchenfleisch auf 1 Scheibe Vollkornbrot mit 1 TL Senf oder Mayonnaise, 1 Tomatenscheibe, Salatblatt und 1 Scheibe Käse. Dazu 1 Stück Obst oder 1 kleiner Kopfsalat mit ein paar Oliven, geriebenen Karotten, ein paar kleinen Scheiben Tomaten und höchstens 1 EL fettfreies Dressing. Keine Schinkenstückchen, keine Croûtons.
  - 1 Sandwich mit 30 g Putenfleisch auf 1 Scheibe Vollkornbrot mit 1 TL Senf oder Mayonnaise, 1 Tomatenscheibe, Salatblatt und 1 Scheibe Käse. Dazu 1 Stück Obst oder 1 kleiner Kopfsalat mit ein paar Oliven, geriebenen Karotten, ein paar kleinen Scheiben Tomaten und höchstens 1 EL fettfreies Dressing. Keine Schinkenstückchen, keine Croûtons.
  - 2 Portionen Gemüse und 100 g gekochter Reis, weiß oder braun
- Eines der Getränke wie zum Mittagessen (nicht das gleiche!)

19:30 Abendessen

- 3 Portionen Gemüse
- 100 g gekochter Reis, weiß oder braun
- Eines der Getränke wie zum Mittagessen (nicht das gleiche!)

TRAINING HEUTE

TRAININGSZEIT: mindestens 60 Minuten. Wenn noch mehr geht, umso besser, muss aber nicht sein. Wichtig ist vor allem, dass Sie den immer gleichen Rhythmus vermeiden, sondern die Intensität variieren und je nach Sportart mal leichter, mal härter trainieren, indem Sie die Geschwindigkeit, Steigung oder Streckenlänge wechseln. Intervalltraining heißt das Zauberwort.

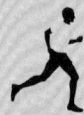 **WÄHLEN SIE** aus den nachfolgenden Cardio-Übungen zwei Sportarten aus und trainieren zwei 30-Minuten-Einheiten, die nicht unbedingt aufeinander folgen müssen.

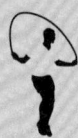
• Gehen/Laufen draußen oder auf dem Laufband
• Joggen im Freien
• Trainieren auf dem Crosstrainer
• Fahrradfahren auf einem Ergometer oder einem richtigen Fahrrad
• Schwimmen
• Stepptraining
• 200 Sprünge beim Seilspringen
• Gehen/Laufen auf dem Laufband in 20-Minuten-Intervallen
• Zumba oder ein anderes Dance-Workout

WOCHE 4 | TAG 7

8:30 Frühstück

- 1 Stück Obst oder 75 g Beeren
- Dazu eine der folgenden Speisen:
  - 1 Portion Haferbrei
  - 1 Portion Frühstücksflocken mit fettarmer oder fettfreier Milch, wahlweise mit ungesüßter Soja- oder Mandelmilch
  - 2 Eiweiß oder 1 Eiweißomelett mit gewürfeltem Gemüse
- Optional: 1 Stück Vollkornbrot (mit einer Msp. Butter oder ½ TL Marmelade)
- Eines der folgenden Getränke:
  - 1 Glas frischer Saft (nicht aus Konzentrat)
  - 1 Tasse Tee
  - 1 Tasse Kaffee
  - 1 Glas Milch (fettarm oder fettfrei, Kuh-, Soja- oder Mandelmilch)

12:00 Mittagessen

- Eine der folgenden Speisen (mit weniger als 200 Kalorien):
  - 1 Smoothie mit Joghurt oder Milch
  - 1 Obst-Smoothie
- 1 Portion Suppe (ohne Kartoffeln, ohne Sahne). Ideal: Hühnerbrühe mit Nudeln oder Gemüsesuppe (Linsen, Kicher- oder Schälerbsen, schwarze Bohnen, Tomaten-Basilikum, Minestrone. Aber nur wenig salzen!)
- Eines der folgenden Getränke:
  - Wasser (still oder sprudelnd), so viel Sie wollen
  - 1 Glas Mineralwasser mit Fruchtgeschmack
  - 1 Glas Zitronenwasser
  - 1 Glas Eistee, ungesüßt
  - 1 Glas Direktsaft (nicht aus Konzentrat)
  - 1 Dose Light-Getränk (nicht mehr als 1 Dose täglich!)
  - 1 Glas fettarme oder fettfreie Milch, ungesüßte Soja- oder Mandelmilch

13:30 Snack 1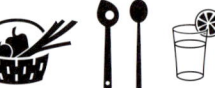

- 1 Stück Obst oder 3 Auberginenscheiben mit 5 cm Durchmesser und darauf 2 EL Salsa-Aufstrich aus schwarzen Bohnen oder ein anderer Snack mit 100 Kalorien

16:00 Snack 2

- 1 Portion Gemüse
- Eine der folgenden Speisen:
    - 150 g Hähnchenfleisch (ohne Öl und Fett gebraten oder gegrillt, ohne Haut)
    - 150 g Putenfleisch (ohne Öl und Fett gebraten, ohne Haut)
    - 150 g Fisch (ohne Öl und Fett gebraten oder gegrillt)
- Eines der Getränke wie zum Mittagessen (nicht das gleiche!)

19:30 Abendessen

- 1 großer Kopfsalat, dazu nach Belieben ein paar Oliven, geriebene Karotten, ein paar Rote-Bete-Scheiben, Zwiebeln und ½ Tomate in Scheiben oder 5 Kirschtomaten. Maximal 3 EL fettfreies Dressing, keine Croûtons, kein Schinken
- Eines der Getränke wie zum Mittagessen (nicht das gleiche!)

GLÜCKWUNSCH!

IM LEBEN SOLLTE MAN ÖFTER EINEN SCHRITT ZURÜCKTRETEN, DIE LANDSCHAFT BETRACHTEN UND DIE AUSSICHT GENIESSEN. SIE SIND NUN AM ZIEL IHRER MÜHEVOLLEN UND MUTIGEN REISE ANGEKOMMEN. GENIESSEN SIE IHREN ERFOLG UND DAS WISSEN, DASS SIE DAS ZEUG DAZU HABEN, HART AN SICH ZU ARBEITEN – UND ERFOLGREICH DAMIT ZU SEIN!

TRAINING HEUTE

TRAININGSZEIT: mindestens 40 Minuten. Wenn Sie mehr schaffen, umso besser! Strengen Sie sich an! Wichtig ist, dass Sie nicht die ganze Zeit das gleiche Tempo bzw. den gleichen Rhythmus halten: Versuchen Sie je nach Sportart die Geschwindigkeit, die Steigung oder die zurückgelegte Strecke zu variieren. Ziel ist ein intensives Intervalltraining!

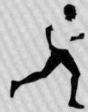

WÄHLEN SIE aus den nachfolgenden Cardio-Übungen eine aus.

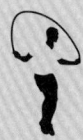

- Gehen/Laufen draußen oder auf dem Laufband
- Joggen im Freien
- Trainieren auf dem Crosstrainer
- Fahrradfahren auf einem Ergometer oder einem richtigen Fahrrad
- Schwimmen
- Stepptraining
- 200 Sprünge beim Seilspringen
- Gehen/Laufen auf dem Laufband in 20-Minuten-Intervallen
- Zumba oder ein anderes Dance-Workout

SUPER-SHRED-SNACKS

SNACKEN SIE MIT KÖPFCHEN!   158

100-KALORIEN-SNACKS   159

150-KALORIEN-SNACKS   167

SNACKEN SIE MIT KÖPFCHEN!

Snacks sind ein wichtiger Bestandteil der Super-Shred-Strategie. Beim Ballastabwerfen machen viele einen großen Fehler: Sie verteilen ihre Mahlzeiten und Snacks falsch über den Tag. Zu große Abstände zwischen den Mahlzeiten sind kontraproduktiv. Warum? Ganz einfach: Ist aus dem kleinen ein gewaltiger Hunger geworden, weil man zu lange gewartet hat, stopft man oft viel zu viel in sich hinein. Die Folge: ein Kalorienüberschuss. Durch gekonnt platzierte Snacks vermeidet man Hungerattacken und isst zu den Hauptmahlzeiten sogar weniger, weil man keinen solchen Kohldampf hat.

Außerdem halten Snacks Ihren Stoffwechsel auf Trab. Stellen Sie ihn sich wie ein Kaminfeuer vor: Die Holzscheite sind die Kalorien. Je größer das Feuer, desto mehr Holzscheite (also Kalorien) brennen. Mit Snacks legen Sie Holz nach: Wenn Sie das zum optimalen Zeitpunkt und in der geeigneten Menge hinbekommen, brennt das Feuer besser und länger. Snacks halten also Ihren Stoffwechsel am »Brennen«. Sie wollen doch mehr Kalorien verheizen, oder?

Die Snacks auf Ihrem täglichen Speiseplan sind kein Muss, aber ich lege sie Ihnen trotzdem dringend ans Herz. Unter den Snacks findet sich sicher etwas, das Ihnen schmeckt. Die folgenden Listen erleichtern Ihnen die Wochenplanung. Aber wenn Sie etwas anderes haben möchten, ist dagegen nichts einzuwenden, solange Sie im Kalorienlimit bleiben. Snacks verhindern, dass Ihr Appetit und Hunger übermächtig werden. Wenn Sie also etwas wollen, das Sie nicht in der Liste finden, suchen Sie sich etwas Sinnvolles aus. Denken Sie aber dran: Süßigkeiten und Knabbereien mit wenig oder überhaupt keinem Nährwert (siehe Seite 21) sind reine Verschwendung, denn Sie verpassen damit die Gelegenheit, sich eine Dosis Nährstoffe einzuverleiben. Außerdem kehrt der Hunger danach umso übermächtiger zurück. Snacken Sie also mit Köpfchen, mit Vitaminen, Mineralstoffen, Ballaststoffen und Co.! Wählen Sie Ihre Snacks möglichst abwechslungsreich aus den verschiedenen Gruppen in den folgenden Listen.

Einen Buchtipp für eine Nähwerttabelle finden Sie auf Seite 284.

100-KALORIEN-SNACKS

SNACKS MIT FRÜCHTEN

- Zitrus-Beeren-Salat: 150 g gemischte Beeren (Himbeeren, Erdbeeren, Heidelbeeren und Brombeeren) mit 1 EL frisch gepresstem Orangensaft

- 2 mittelgroße Kiwis

- 120 g fettfreier Joghurt und 75 g Heidelbeeren

- »Hüttenkäse« tropical: 75 g körniger Frischkäse und 75 g Frucht (frische Mango und Ananas)

- 2 kleine Feigen mit 1 EL fettarmem Ricotta als Füllung und einer Prise Zimt

- Erdbeersalat: 100 g roher Spinat mit 75 g Erdbeeren, in Scheiben geschnitten, und 1 EL Balsamico-Essig

- ½ Rosinenriegel

- 300 g Wassermelone, in Stücken

- 3 getrocknete Aprikosen mit 1 EL Blauschimmelkäse als Füllung

- 150 g Himbeeren mit 2 EL Joghurt

- kleiner Bratapfel, mit Zimt bestreut

- Schokobanane: ½ gefrorene Banane, mit 2 Ecken geschmolzener Schokolade überzogen

- Wassermelonensalat: 100 Spinat, roh, und 100 g Wassermelone, gewürfelt, mit 1 EL Balsamico-Essig beträufelt

- 2 Ananasscheiben, gebacken oder gebraten

- 75 g Cantaloupe-Melone mit 75 g körnigem Frischkäse (»Hüttenkäse«), fettarm

- 3–4 Esslöffel Trockenkirschen

- 1 Nektarine

- 1 frischer Granatapfel

- 200 g Obstsalat

- 4 Datteln

- 3 frische Feigen

- mittelgroße Grapefruit mit ½ TL Zucker, ggf. gebacken

- 20 Weintrauben und 15 Erdnüsse

- 3 Ananasringe im Natursaft

- 150 g Kirschen

- 6 Trockenaprikosen

- 2 kleine Pfirsiche

- 200 g Erdbeeren

- 30 Weinbeeren

WÜRZIGE GEMÜSE-SNACKS

- Grünkohl-Chips: 75 g Grünkohlblätter (ohne Stiel), mit 1 TL Olivenöl bei 400 °C gebacken, bis sie knackig sind

- ½ mittelgroße Kartoffel mit einer Messerspitze Butter

- 1 mittelgroße rote Paprika, geschnitten, mit 2 EL Ziegenweichkäse

- 10 Babykarotten mit 2 EL Hummus

- Weiße-Bohnen-Salat: 30 g weiße Bohnen, ein Spritzer Zitronensaft, 25 g Tomaten, gewürfelt, 4 Gurkenscheiben

- 30 g Wasabi-Erbsen

- Mus von ⅕ Avocado auf einem Vollkornkeks, mit Balsamico-Essig beträufelt und mit einer Prise Meersalz gesalzen

- Kichererbsensalat: 50 g Kichererbsen und 1 EL gehackte Frühlingszwiebeln, ein Spritzer Zitronensaft und 40 g Tomaten, gewürfelt

- 2 Stangen Sellerie

- 100 g Kopfsalat mit 2 EL fettfreiem Dressing

- Grünkohlsalat: 100 g Grünkohl, gehackt mit 1 TL Honig und 1 EL Balsamico-Essig

- 1 mittelgroße Salatgurke

- 150 g Kirschtomaten und 6 Weizen-Cracker

- 1 Fleischtomate (etwa tennisballgroß), gewürfelt und mit 1 EL Fetakäse sowie einem Spritzer Zitronensaft vermischt

- Käse-Brot-Tomaten: 2 Tomaten in Scheiben, in der Pfanne angedünstet und mit 2 EL Brotkrümeln und einer Prise Parmesankäse bestreut

- 1 Tomate, gebacken und mit 2 TL Parmesankäse bestreut

- Schwarze Bohnen: 40 g schwarze Bohnen mit 1 EL Salsasoße und 1 EL fettarmem Joghurt

- Gurkensalat: 1 große Salatgurke, in Scheiben geschnitten, mit 2 EL roten Zwiebeln und 2 EL Apfelessig

- 9–10 schwarze Oliven

- 1 große Karotte, roh

- 75 g Karotten, gedünstet

- 150 g Brokkoli mit 2 EL Dip

- 1 mittelgroße Tomate, mit etwas Feta bestreut und Olivenöl beträufelt

- 100 g rote Kidneybohnen aus der Dose

- Salsasoße aus schwarzen Bohnen auf 3 Scheiben Auberginen

- 150 g Radieschen, in Scheiben geschnitten oder gerieben

- 1 großer Champignon, mit gedünstetem Gemüse und 1 TL fettarmem Käse gefüllt

- 1 Zucchino, aufgeschnitten und mit Gewürzen bestreut

- 1 große Tomate, roh, mit einer Prise Salz

- 3 EL Sojabohnen, geröstet, nicht gesalzen

SNACKS AUS MILCHPRODUKTEN

- 120 g fettfreier Joghurt mit einer Prise Zimt und 1 TL Honig

- 1 Mozzarella-Käsestick mit ½ Apfel mit Schale, in Scheiben geschnitten

- 2 Mozzarella-Sticks, fettarm

- 20 g Schnittkäsewürfel

- 200 g fettarmer Joghurt pur (1,5 %)

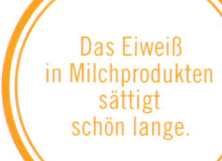

Das Eiweiß in Milchprodukten sättigt schön lange.

SNACKS MIT FLEISCH, EI ODER FISCH

- 1 hart gekochtes Ei und 100 g Zuckererbsen

- 75 g Krabbensalat

- 75 g Kabeljau, gekocht

- Puten-Wraps: 4 Scheiben Putenbrust, geräuchert, eingerollt und in 2 TL Honig-Senf-Soße

- 90 g Thunfisch aus der Dose, im eigenen Saft

- 60 g Muscheln, gekocht

- 60 g Räucherlachs

- 4 große Jakobsmuscheln

- 6 Austern

- 100 g Putenbrust

- 8 kleine Shrimps und 3 EL Cocktailsoße

- 60 g mageres Rindfleisch, gebraten

- 60 g Thunfisch (im eigenen Saft, abgetropft)

- 1 Teller Clam Chowder (nach Möglichkeit mit Tomaten)

- 60 g Hummer

- 6 große Venusmuscheln

- 90 g Krabbensalat

- 45 g Heilbutt

- 60 g Bucht-Kammmuscheln

KNACKIGE NÜSSE & SAMEN

- 2 EL Mohnsamen

- 2 EL Kürbiskerne

- 25 geröstete Erdnüsse

- 2 EL Leinsamen

- 3 TL Erdnussbutter

- 17 Pekannüsse

- 1 EL Erdnüsse (ungeröstet, ungesalzen) und 2 EL getrocknete Cranberrys

- 10 Cashewkerne

- 2 EL Sonnenblumenkerne

SNACKS AUS GETREIDE & CO.

- ½ Vollkorn-Muffin mit 1 TL Früchtemus

- 1 Reiswaffel, mit 1 EL Erdnussbutter bestrichen

- 120 g fettarme Salsasoße und 5 kleine Tortilla-Chips

- Gurkensandwich: ½ englischer Muffin mit 2 EL körnigem Frischkäse (»Hütten-käse«) und 3 Gurkenscheiben

- 2 Butterkekse, bestrichen mit 1 TL Butter und mit Zimt bestreut

- 15 Salzsticks mit 2 EL Frischkäse

- 11 Tortilla-Chips

- 50 g Quinoa, gekocht

- 3 EL Granola

- 7 Salzcracker

- 25 g Mikrowellen-Popcorn, ungezuckert und ungesalzen, 1 TL Butter

- 25 g Matzo

- 20 g dunkle Schokolade

- 4 Reiswaffeln mit 2 EL körnigem Frischkäse (»Hüttenkäse«), fettarm

- 1 Belgische Waffel

- 30 g Mikrowellen-Popcorn, ungezuckert und ungesalzen

- 40 Mini-Cracker »Fischli«

- 3 Salzcracker, mit Erdnussbutter bestrichen

- 3 mittelgroße Grissini mit Hummus

- 1 mittelgroßer Maiskolben, gewürzt

- 75 g Apfelmus mit 1 Scheibe Vollkorntoast, zum Tunken in Streifen geschnitten

- 3 Kartoffelscheiben, gebacken

- 1 Reiswaffel mit 1 EL Guacamole

- 75 g Haferflocken, geröstet

150-KALORIEN-SNACKS

SNACKS MIT FRÜCHTEN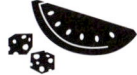

- 1 mittelgroßer Apfel, in Scheiben geschnitten, dünn mit 1 EL Erdnussbutter bestrichen

- 200 g frischer Obstsalat

- 40 g Rosinen mit etwas Joghurt

- 200 g Weintrauben

- Wassermelonendessert: 150 g Wassermelone, mit 2 EL Feta bestreut

- 1 großer Apfel, in Scheiben geschnitten und mit Zimt bestreut

- 150 g Erdbeeren, mit 1 EL geschmolzener Schokolade beträufelt

- 2 Kugeln Fruchteis (Sorbet)

- 20 Kirschen

- 2 mittelgroße Nektarinen

- 150 g Himbeeren mit 2 EL Schlagsahne

- 50 g Trockenaprikosen

- 50 g Apfelchips (natur, ohne Zucker und Konservierungsmittel)

- 1 kleine Banane, in Scheiben und 15 g Bitterschokolade

- 1 Orange, in Scheiben geschnitten, mit 2 EL gehackten Walnüssen

- 1 gefrorene Banane, in Scheibchen geschnitten

- 100 g Erdbeeren, halbiert, mit 3 EL Schlagsahne

- 1 mittelgroße Mango

- 6 Trockenfeigen

- 5 Datteln, mit je 1 Mandel gefüllt

- 25 Weintrauben, kernlos

- Heidelbeeren mit Sorbet: 50 g Fruchtsorbet mit 75 g Heidelbeeren

- 1 Papaya mit einem Spritzer Zitronensaft, nach Belieben mit Chilipulver bestreut

- 2 Mini-Fruchteis am Stiel

- 6 Wassermelonen-Spießchen: auf jedes Spießchen 1 Würfel Wassermelone, 1 kleinen Würfel Fetakäse und 1 Gurkenscheibe spießen

- 1 Birne mit 1 Tasse Milch (fettarm oder fettfrei)

WÜRZIGE GEMÜSE-SNACKS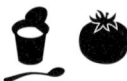

- 150 g Kirschtomaten

- 1 rote Paprika mit 30 g Guacamole

- 2 Stangen Sellerie und 2 EL Erdnussbutter

- Mittelmeersalat: 1 Tomate, 1 Salatgurke, ½ rote Zwiebel, gewürfelt und mit 2 EL fettarmem Feta bestreut

- 150 g Zuckererbsen mit 3 EL fettarmem Hummus

- 40 g geröstete Kichererbsen

- 1 Scheibe Emmentaler und 8 Oliven

- Paprika-Nascherei: 1 Paprikaschote, geschnitten, mit 1 EL Balsamico-Essig, Salz und Pfeffer mariniert

- 6 Gurken, 1 Kirschtomate und 1 Scheibe Mozzarella

- Gefüllte Tomaten: 10 halbierte Kirschtomaten, mit 3 EL Ricotta-Halbfettkäse, 1 EL gewürfelten schwarzen Oliven und einer Prise schwarzem Pfeffer gefüllt

- ¼ rote Paprikaschote, in Scheiben geschnitten, 30 g Karottenscheiben, 30 g Guacamole

- 75 g schwarze Bohnen mit 2 EL Guacamole

- ½ Avocado mit gewürfelten Tomaten und einer Prise Pfeffer

- Avocado, in 90 g Putenbrust (Scheiben) gewickelt

- 100 g Edamame

- 75 g Blumenkohl, gebacken, mit 1 Prise Salz

- 4 chinesische Teigtaschen mit 2 EL salzarme Sojasoße als Dip

- 150 g rote Paprikaschote in Scheiben mit 30 g schwarzen Bohnen und 1 EL Guacamole

- 150 g Zuckererbsen mit 3 EL Hummus

- ½ Avocado mit 1 Prise Meersalz

SNACKS AUS MILCHPRODUKTEN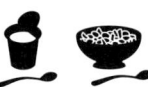

- 150 g körniger Frischkäse (»Hüttenkäse«) light

- 1 Becher Dr.-Oetker-Light-Pudding mit 5 Erdbeerscheiben und 1 EL Schlagsahne

- 100 g Mozzarella light (Halbfettstufe)

- 100 g Halbfett-»Hüttenkäse« mit 40 g Ananasscheiben

- 1 kleiner Schokopudding

- 100 g Vanilleeis light

- 150 g Joghurt-Parfait und 1 EL Granola

- 75 g körniger Frischkäse (»Hüttenkäse«) light mit 1 EL Mandelmus

- 7 Oliven, mit insgesamt 1 EL Blauschimmelkäse gefüllt

SNACKS MIT FLEISCH, EI ODER FISCH

- Thunfischsalat: 1 Dose (120 g) Thunfisch im eigenen Saft, 1 EL Mayonnaise light und 1 Essiggurke, gewürfelt

- 120 g Hühnerbrust, in 1 Salatblatt mit Dillsenfsoße gewickelt

- 2 hart gekochte Eier mit einer Prise Salz und Pfeffer

- Puten-Wrap: 2 Scheiben Putenbrust, Vollkorn-Fladenbrot, Tomatenscheiben, Gurkenscheiben und Salatblatt

- Sandwich mit Eiersalat: ½ hart gekochtes Ei, ½ TL Mayonnaise light und Gewürze auf einer halben Scheibe Vollkornbrot

- 1 Dose Thunfisch im eigenen Saft, nach Belieben gewürzt

- 4 Scheiben Putenbrust mit 1 Apfel in Scheiben

KNACKIGE NÜSSE UND SAMEN

- 30 g Kürbiskerne, leicht gesalzen

- 10 gebackene Vollkorn-Pita-Chips mit 3 EL Salsasoße

- 16 Cashewkerne

- 46 Pistazien

- 21 Mandeln

- 2 EL Hummus auf 4 Crackern

- 30 g geschälte Pistazien

- 9 Mandeln mit Schokoüberzug

- 150 g Weintrauben mit 10 Mandeln

- 10 Walnusshälften und 1 Kiwi in Scheiben

- 75 g Apfelmus ohne Zucker mit 10 halben Pekannüssen

- 75 g Kürbiskernsamen (mit Schale)

SNACKS AUS GETREIDE & CO.

- 5 Ritz-Cracker, dünn mit Butter bestrichen

- 1 Schälchen Haferbrei mit 75 g Heidelbeeren und 1 Prise Zimt

- ½ Heidelbeer-Muffin

- 50 g Popcorn aus der Heißluftmaschine, mit wenig Parmesan bestreut

- 40 g Kellogg's Froot Loops

- 12 kleine Tortilla-Chips und 50 g Salsasoße

- 1 Schälchen Haferbrei mit frischem Obst

- 4 Schokokekse

- 50 g Frühstücksflocken in 100 g Apfelmus

- 40 Mini-Cracker »Fischli«

- 9 Ritz-Cracker

- 16 Salzcracker

- ½ Marmeladebrot

- 2 Mini-Müsliriegel

- 5 Gemüse-Reis-Sushi-Röllchen (mit braunem Reis)

- 1 kleine gebackene Kartoffel mit Salsasoße

- 1 kleines Schälchen Haferbrei mit 1 Kiwi in Scheiben

- Baby-Burrito: Mais-Tortilla (15 cm Durchmesser), 2 EL Bohnendip und 2 EL Salsasoße

- 2 Vollkorn-Cracker und 180 ml fettarme Milch

- 1 Vollkorn-Muffin mit 1 EL Erdnussbutter und Light-Marmelade

- Muffin-Pizza: 1 Vollkorn-Muffin mit 1 EL Tomatensoße und 1 EL Parmesankäse, gebacken

- 1 kleine gebackene Kartoffel mit einer Mischung aus Salsasoße und 1 EL Halbfettkäse

SUPER-SHRED-
SMOOTHIES

Die Smoothies lassen sich kinderleicht zubereiten, schmecken lecker, und die Zutaten bekommen Sie in jedem Supermarkt. Achten Sie immer darauf, wie viel Portionen in jedem Rezept angegeben sind: Ist es mehr als eine Portion, dürfen Sie sich natürlich nicht alles auf einmal gönnen. Stattdessen schön aufteilen, die restlichen Portionen ab in den Kühlschrank und für später aufheben – oder mit jemandem teilen! Sie können die Rezepte variieren. Sie dürfen aber nichts hineinschmuggeln, das den Kalorienrahmen sprengt. Gehen Sie einfach mit gesundem Menschenverstand ran: Heidelbeeren gegen Brombeeren oder Apfel gegen Birne auszutauschen ist völlig okay. Extra Honig untermischen oder Magerjoghurt durch Sahnejoghurt ersetzen dagegen ist tabu. Tiefgefrorenes Obst und Gemüse darf keinen zugesetzten Zucker, keine Fette oder Würzmittel enthalten. Auf der Zutatenliste darf nur die Sorte stehen – sonst nichts!

MANGOMANIA

Zubereitungszeit: 5 Minuten

Portionen: 1

Kalorien: unter 200

- 35 g Mangofruchtfleisch, frisch oder tiefgefroren
- 80 g Mangosaft
- 35 g Avocadofruchtfleisch
- 35 g Vanillejoghurt, fettfrei
- 2 TL Zitronensaft, frisch gepresst
- 2 TL brauner Zucker
- 7 Eiswürfel

1 Das Mangofruchtfleisch gegebenenfalls auftauen lassen beziehungsweise grob in Stücke schneiden.
2 Die Mango zusammen mit den übrigen Zutaten in den Mixer geben. Kurz auf niedriger Stufe anmixen, dann auf höchster Stufe in ca. 60 Sekunden cremig pürieren.

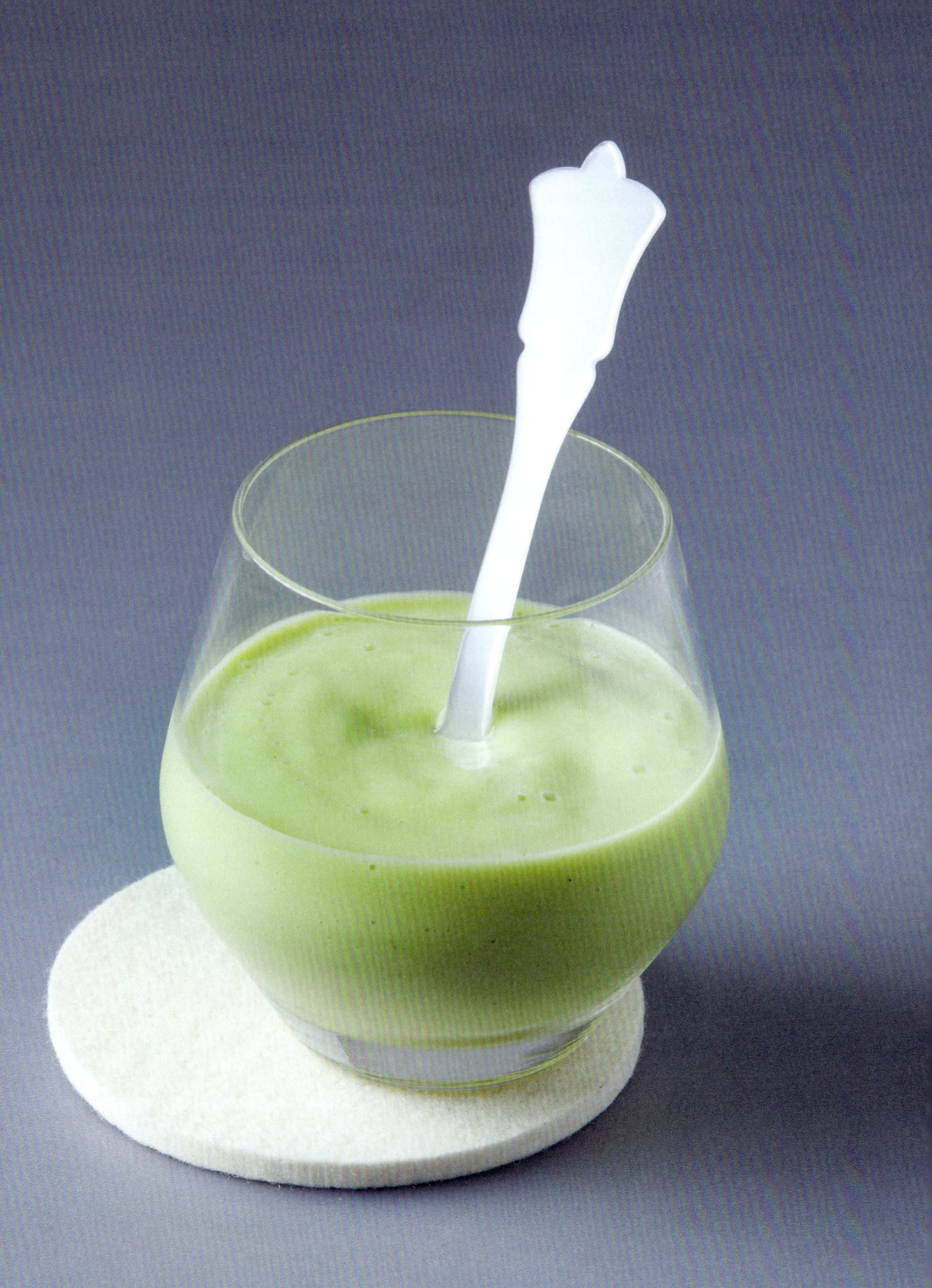

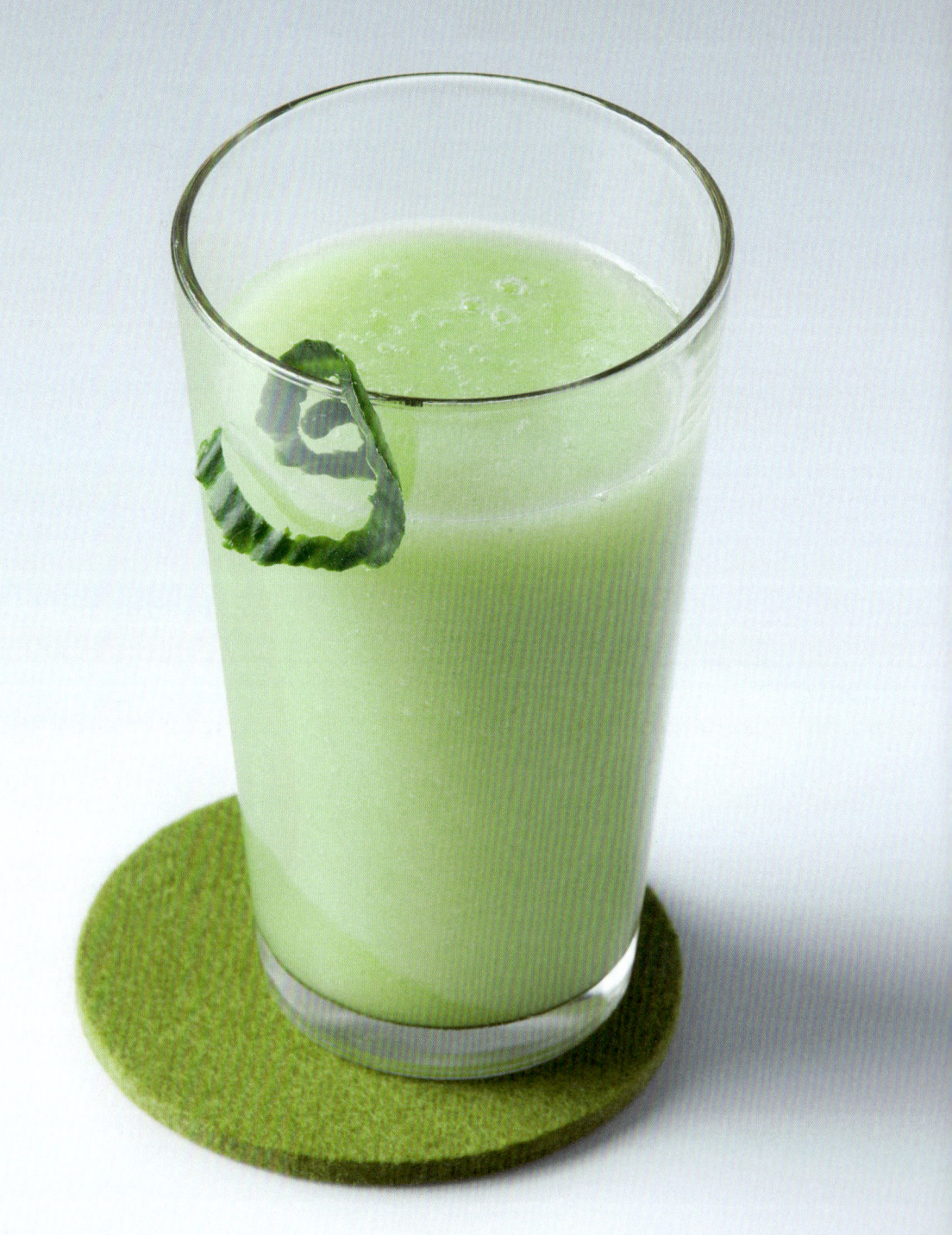

GURKEN-BIRNEN-ENERGYDRINK

Zubereitungszeit: 5 Minuten

Portionen: 1   Kalorien: unter 200

- 1 kleine Salatgurke
- ½ mittelgroße Birne
- Prise gemahlener Ingwer
- 6 Eiswürfel
- Außerdem: einige Blättchen Minze zum Dekorieren

1 Die Gurke schälen, vierteln, von den Kernen befreien und zusammen mit
   1 EL Wasser pürieren.
2 Die Birne waschen oder schälen, vierteln, von Stiel und Kerngehäuse befreien
   und zusammen mit dem Ingwer und den Eiswürfeln zur pürierten Gurke in den
   Mixer geben.
3 Kurz auf niedriger Stufe anmixen, dann auf hoher Stufe in ca. 60 Sekunden fein
   pürieren.

DEKORATION: Minzeblättchen in feine Streifen schneiden und auf den Drink
streuen.

WASSERMELONEN-SPRITZ

Zubereitungszeit: 5 Minuten

Portionen: 1   Kalorien: unter 200

- 400 g kernlose Wassermelone
- 80 g Naturjoghurt, fettfrei
- 1 EL frische Minzeblätter
- 1 TL Zucker (nach Belieben)
- 6 Eiswürfel

1 Das Fruchtfleisch der Wassermelone von der Schale befreien und grob in Stücke schneiden.
2 Zusammen mit den übrigen Zutaten in den Mixer geben. Kurz auf niedriger Stufe anmixen, dann auf höchster Stufe in ca. 60 Sekunden fein pürieren.

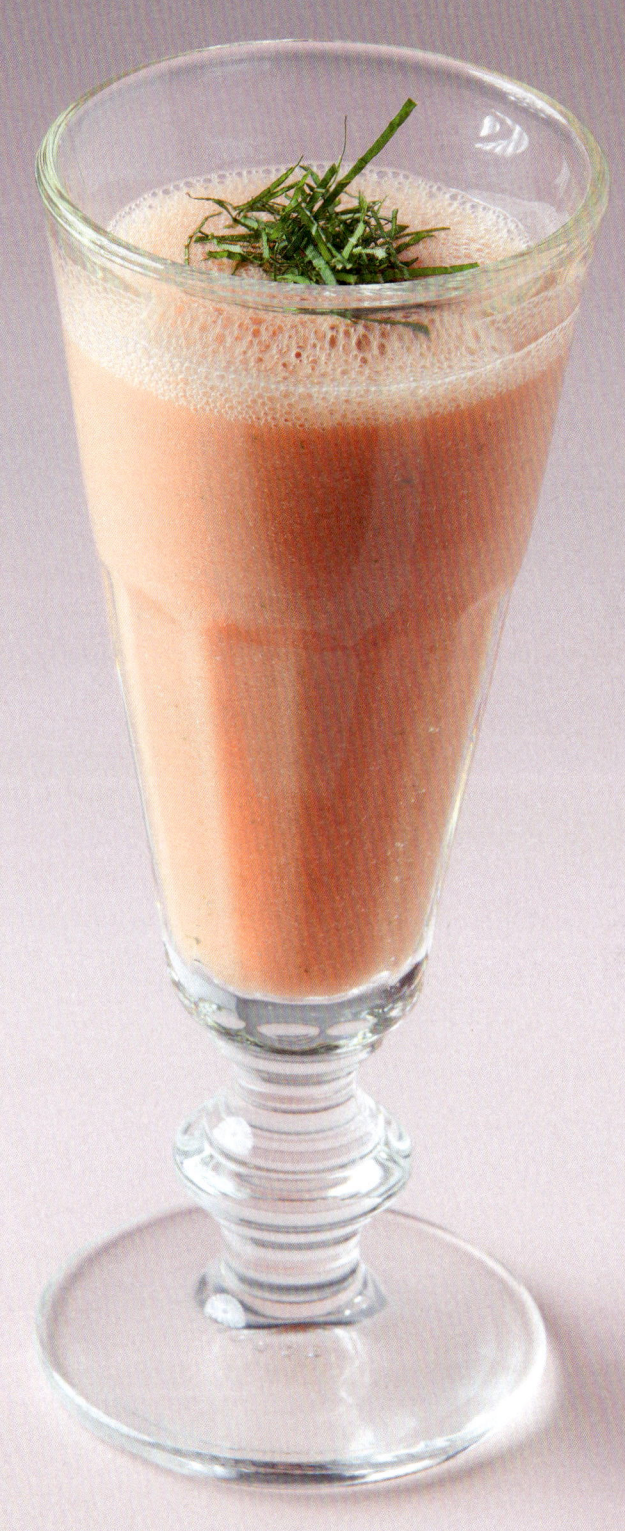

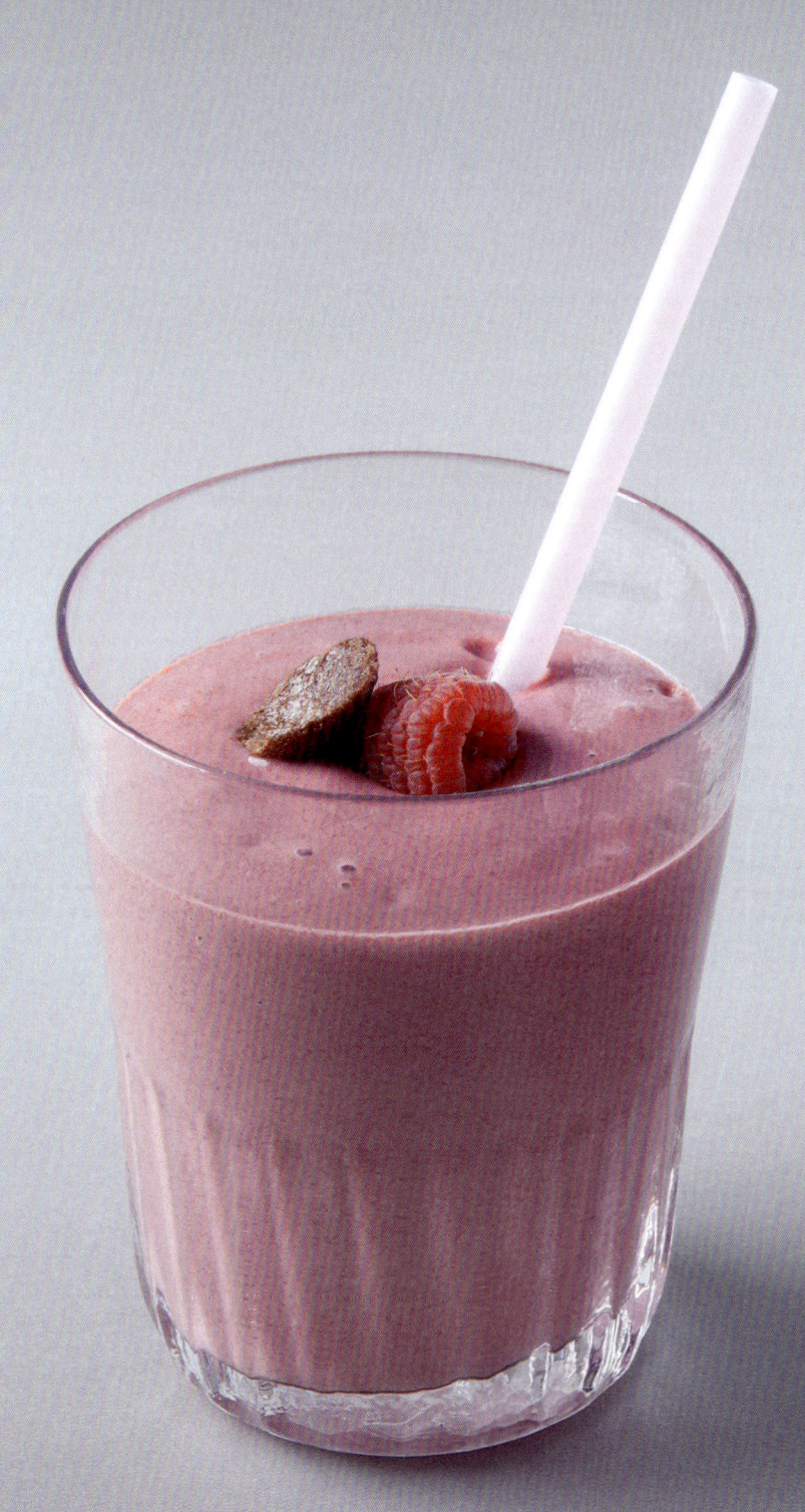

SCHOKO-SHAKE MIT PFIFF

Zubereitungszeit: 5 Minuten

Portionen: 1   Kalorien: unter 200

- 150 g Himbeeren, frisch oder tiefgefroren
- 20 g Schokochips oder Bitterschokolade
- 4 EL Vanillejoghurt, fettfrei
- 80 ml Milch, fettfrei oder fettarm
- 3 Eiswürfel

1 Die Himbeeren (wenn Sie frische verwenden) verlesen, möglichst nicht waschen. 1 bis 2 Beeren für die Dekoration beiseitelegen.

2 Die Schokolade gegebenenfalls in Stücke brechen. Ein paar Schokochips oder -späne für die Dekoration beiseitelegen.

3 Alle Zutaten in den Mixer geben, kurz auf niedriger Stufe anmixen, dann auf höchster Stufe in ca. 60 Sekunden cremig pürieren.

DEKORATION: Den Drink mit Himbeere(n) und Schokochips garnieren.

LILA LAUNEMACHER

Zubereitungszeit: 5 Minuten

Portionen: 2   Kalorien: unter 200

- 150 g Heidelbeeren, frisch oder tiefgefroren
- 75 g Ananasfruchtfleisch, frisch oder tiefgefroren
- 120 g Vanillejoghurt, fettfrei
- 80 ml Vanille-Sojamilch, fettarm
- 1 EL Zitronensaft
- 2 TL Honig oder Zucker (nach Belieben)

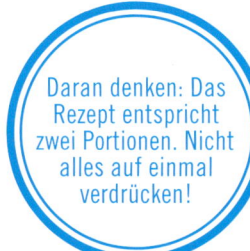

Daran denken: Das Rezept entspricht zwei Portionen. Nicht alles auf einmal verdrücken!

1 Die Heidelbeeren gegebenenfalls verlesen und abbrausen. Das Ananasfrucht-fleisch in Stücke schneiden. 8 Heidelbeeren für die Dekoration beiseitelegen, die restlichen Beeren und die Ananas im Mixer auf niedriger Stufe vermischen.
2 Die restlichen Zutaten dazugeben und auf höchster Stufe in ca. 60 Sekunden cremig pürieren.

DEKORATION: Jeweils 4 Heidelbeeren auf einen Dekospieß oder Zahnstocher stecken, auf jedes Glas ein »Spießchen« legen.

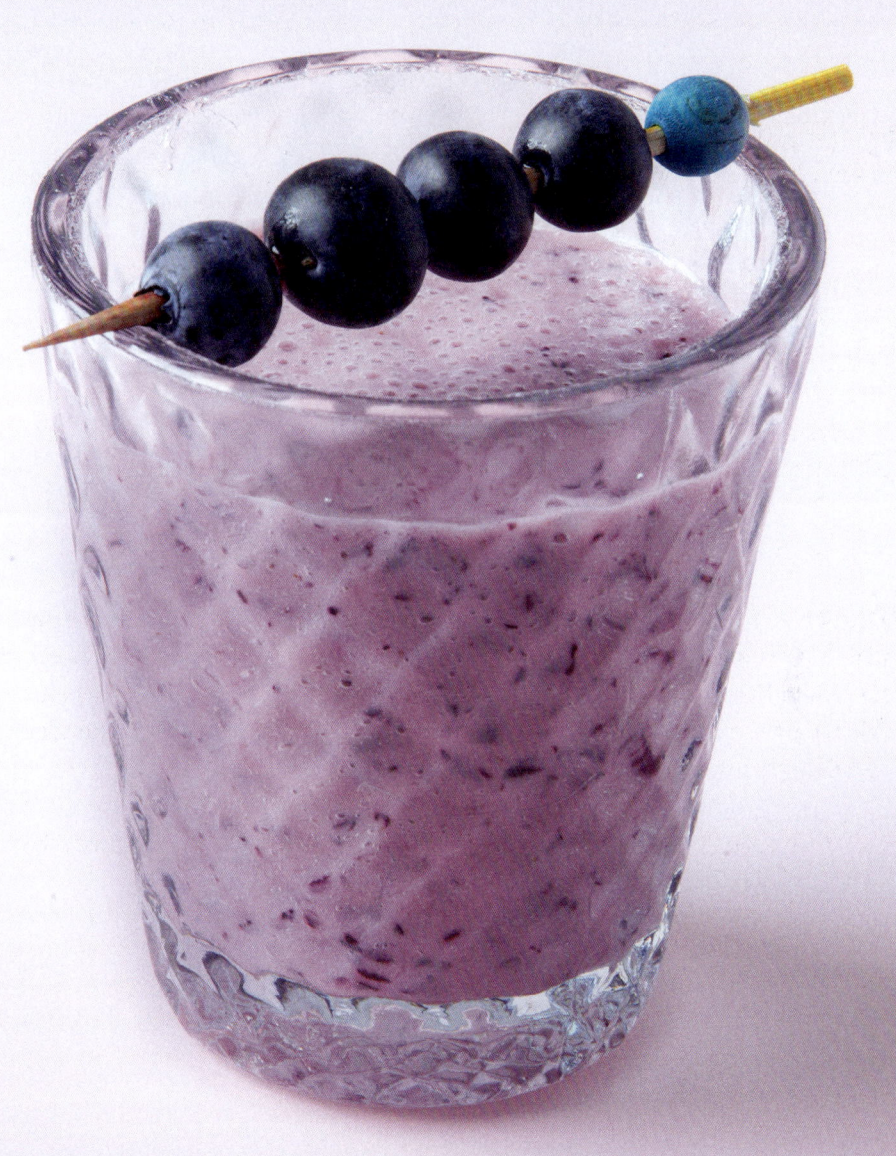

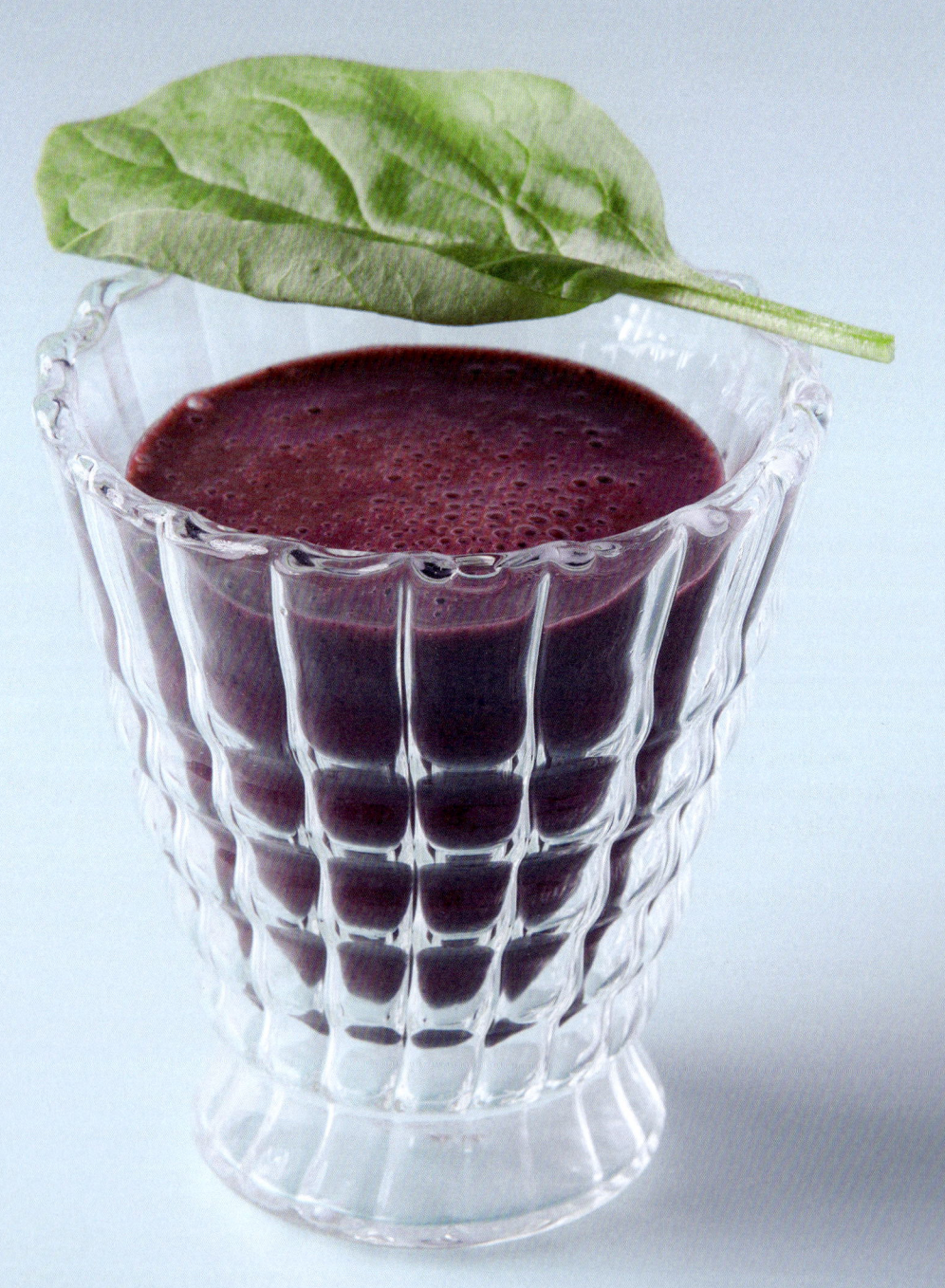

BLAUES WUNDER

Zubereitungszeit: 5 Minuten

Portionen: 2

Kalorien: unter 200

- 1 mittelgroße Banane
- 150 g Heidelbeeren, frisch oder tiefgefroren
- 40 g Ananasfruchtfleisch
- 50 g Babyspinat
- 80 ml Orangensaft
- 50 g entsteinte Süßkirschen
- 120 g Vanillejoghurt, fettfrei

1 Die Banane schälen und in Stücke brechen. Die Heidelbeeren gegebenenfalls verlesen und abbrausen. Das Ananasfruchtfleisch in Stücke schneiden.

2 Den Babyspinat gut waschen und abtropfen lassen. 2 schöne Blättchen für die Dekoration beiseitelegen.

3 Die vorbereiteten Zutaten mit den übrigen Zutaten in den Mixer geben und alles auf höchster Stufe in ca. 60 Sekunden cremig pürieren.

DEKORATION: Jeden Drink mit einem Spinatblatt garnieren.

ZITRONEN-ORANGEN-ELIXIER

Zubereitungszeit: 5 Minuten

Portionen: 1

Kalorien: unter 200

- 1 mittelgroße Orange
- 4 EL Zitronenjoghurt, fettfrei oder fettarm
- 80 ml fettfreie Milch oder ungesüßte Sojamilch
- 8 Eiswürfel
- 2 TL Leinöl (nach Belieben)

1 Die Orange schälen, von der weißen Haut und gegebenenfalls von Kernen befreien. Eine Spalte für die Dekoration beiseitelegen, den Rest grob in Stücke schneiden.

2 Zusammen mit den übrigen Zutaten in den Mixer geben. Kurz auf niedriger Stufe anmixen, dann auf höchster Stufe in ca. 60 Sekunden cremig pürieren.

DEKORATION: Eine Orangenspalte auf den Rand des Glases setzen.

Leinöl liefert Omega-3-Fettsäuren, die jung und geistig fit halten.

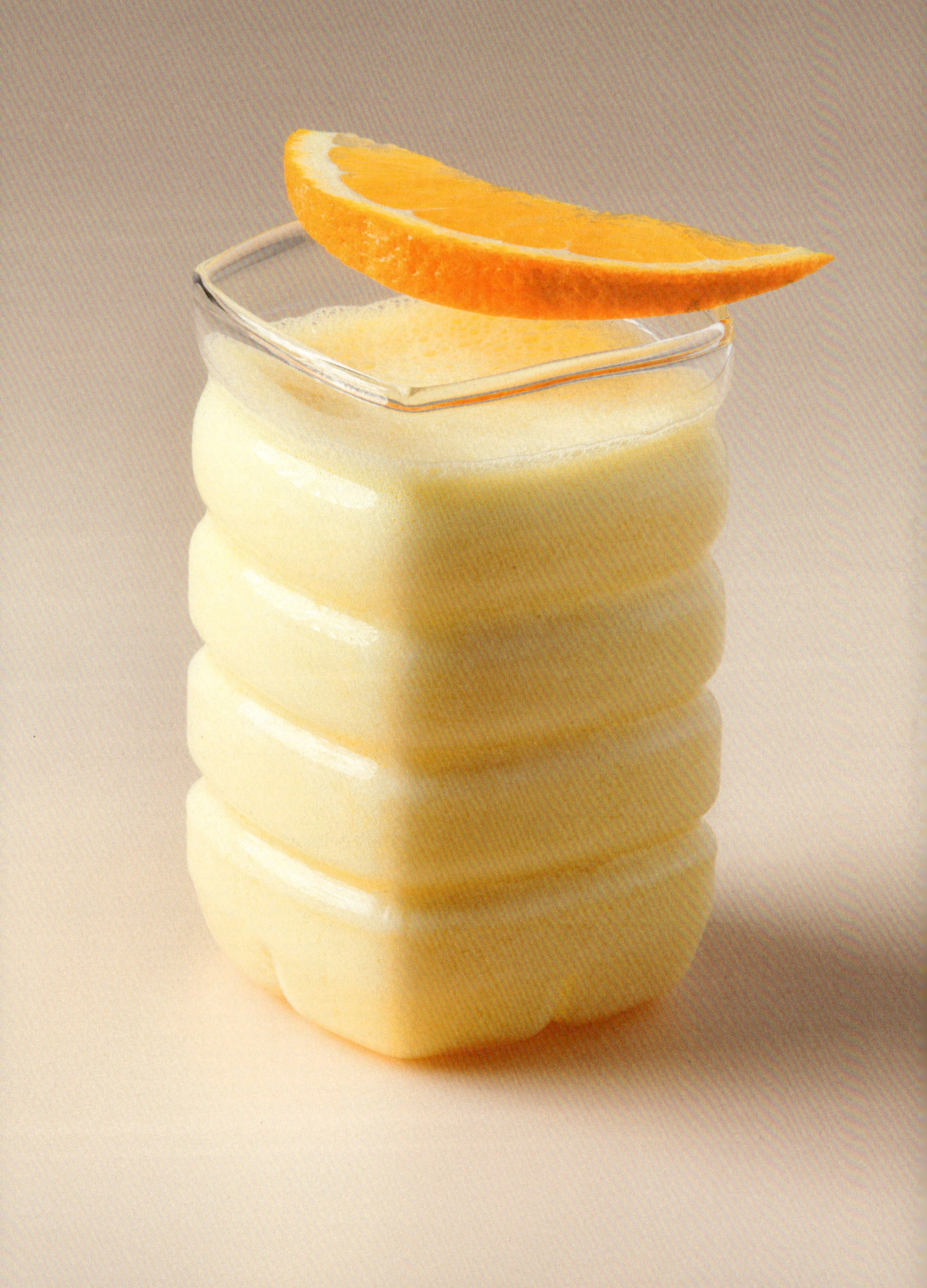

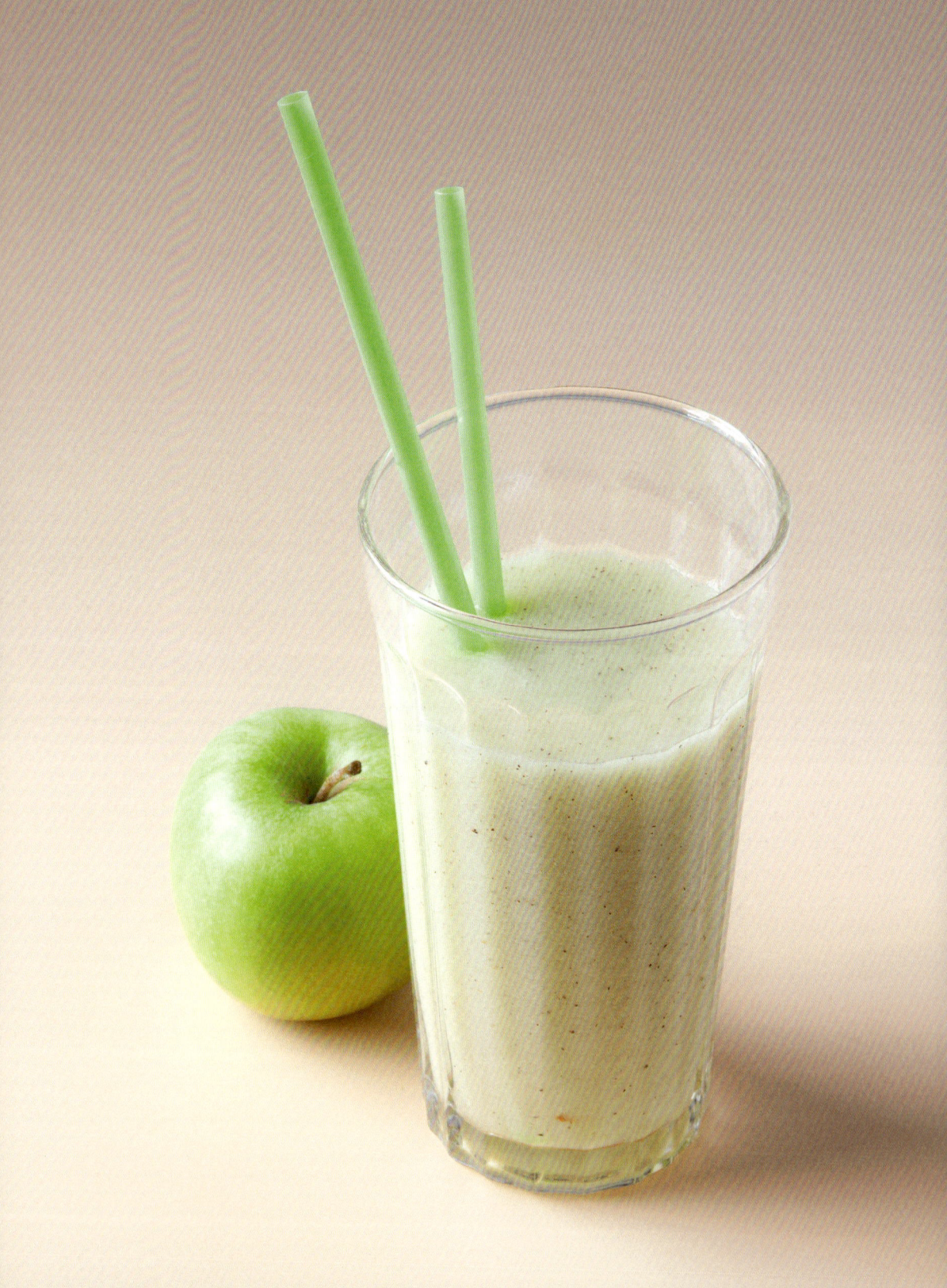

DOWN-UNDER-SPEKTAKEL

Zubereitungszeit: 5 Minuten

Portionen: 3

Kalorien: unter 200

- 300 g Honigmelone
- 1 Kiwi
- 1 kleiner Granny-Smith-Apfel
- 2 EL Zucker
- 1 EL Zitronensaft, frisch oder aus der Flasche
- 10–12 Eiswürfel

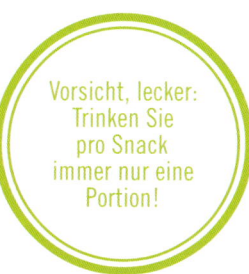

Vorsicht, lecker:
Trinken Sie
pro Snack
immer nur eine
Portion!

1 Die Honigmelone von der Schale befreien und in Stücke schneiden. Die Kiwi schälen und ebenfalls in Stücke schneiden. Den Apfel waschen oder schälen, vierteln und von Stiel und Kerngehäuse befreien.

2 Die vorbereiteten Zutaten mit dem Zucker und dem Zitronensaft in den Mixer geben und alles auf niedriger Stufe miteinander vermengen.

3 Die Eiswürfel hinzugeben, kurz auf niedriger Stufe anmixen, dann auf hoher Stufe in ca. 60 Sekunden cremig pürieren.

ERDBEER-SMOOTHIE FÜR EILIGE

Zubereitungszeit: 5 Minuten

Portionen: 4

Kalorien: unter 200

- 450 g Erdbeeren, frisch oder tiefgefroren
- 400 ml fettarme Milch, wahlweise ungesüßte Soja- oder Mandelmilch
- 3 EL Erdbeermarmelade
- 2 TL Leinöl (nach Belieben)

1 Die Erdbeeren gegebenenfalls waschen und vom Stielansatz befreien.
2 Falls Sie frische Erdbeeren verwenden, 4 kleinere Exemplare für die Dekoration aufbewahren. Die übrigen Zutaten in den Mixer geben und auf höchster Stufe in ca. 60 Sekunden cremig pürieren.

DEKORATION: Jeweils 1 frische Erdbeere auf den Glasrand setzen.

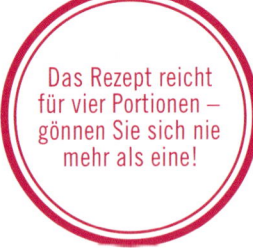

Das Rezept reicht für vier Portionen – gönnen Sie sich nie mehr als eine!

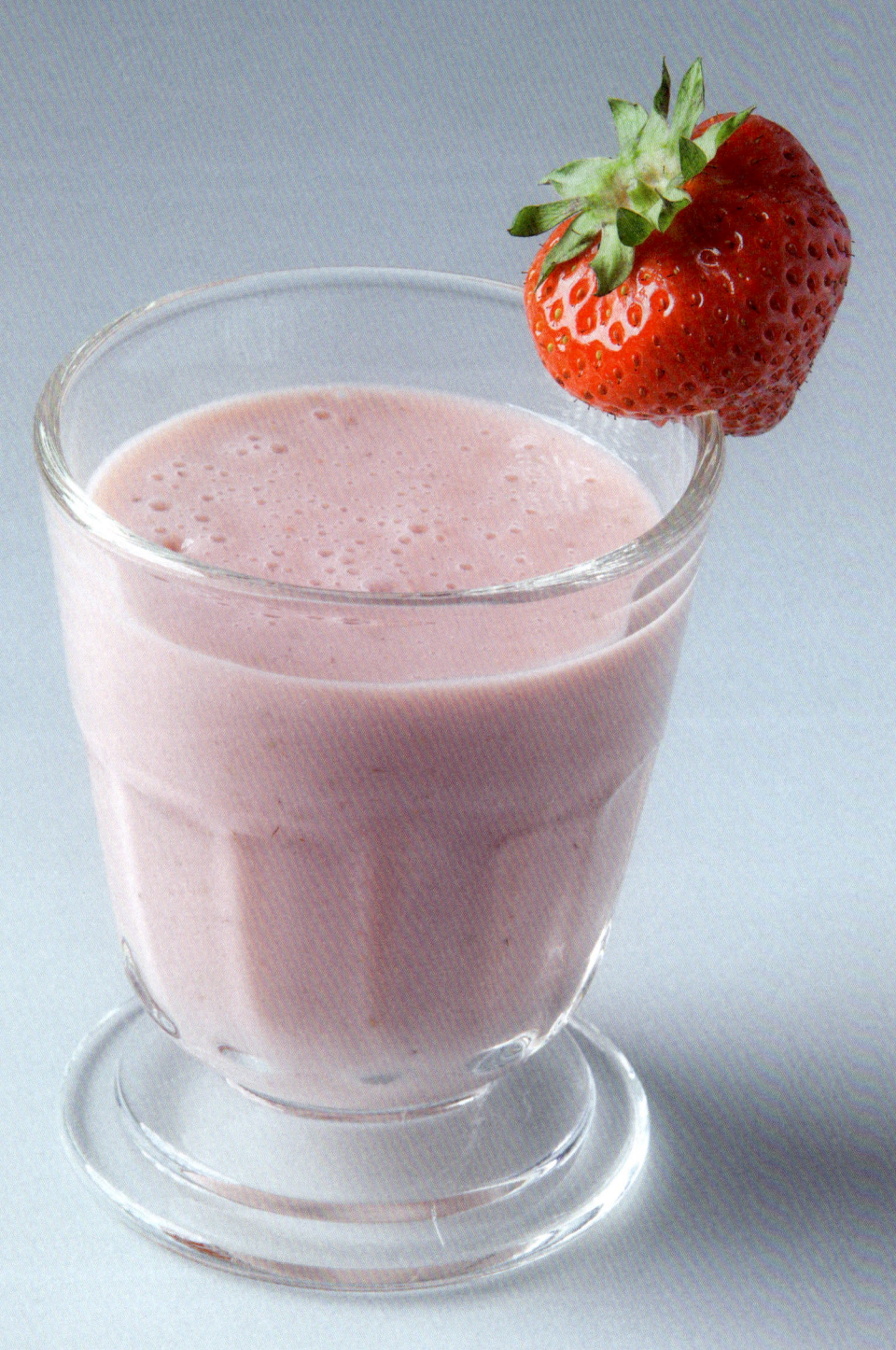

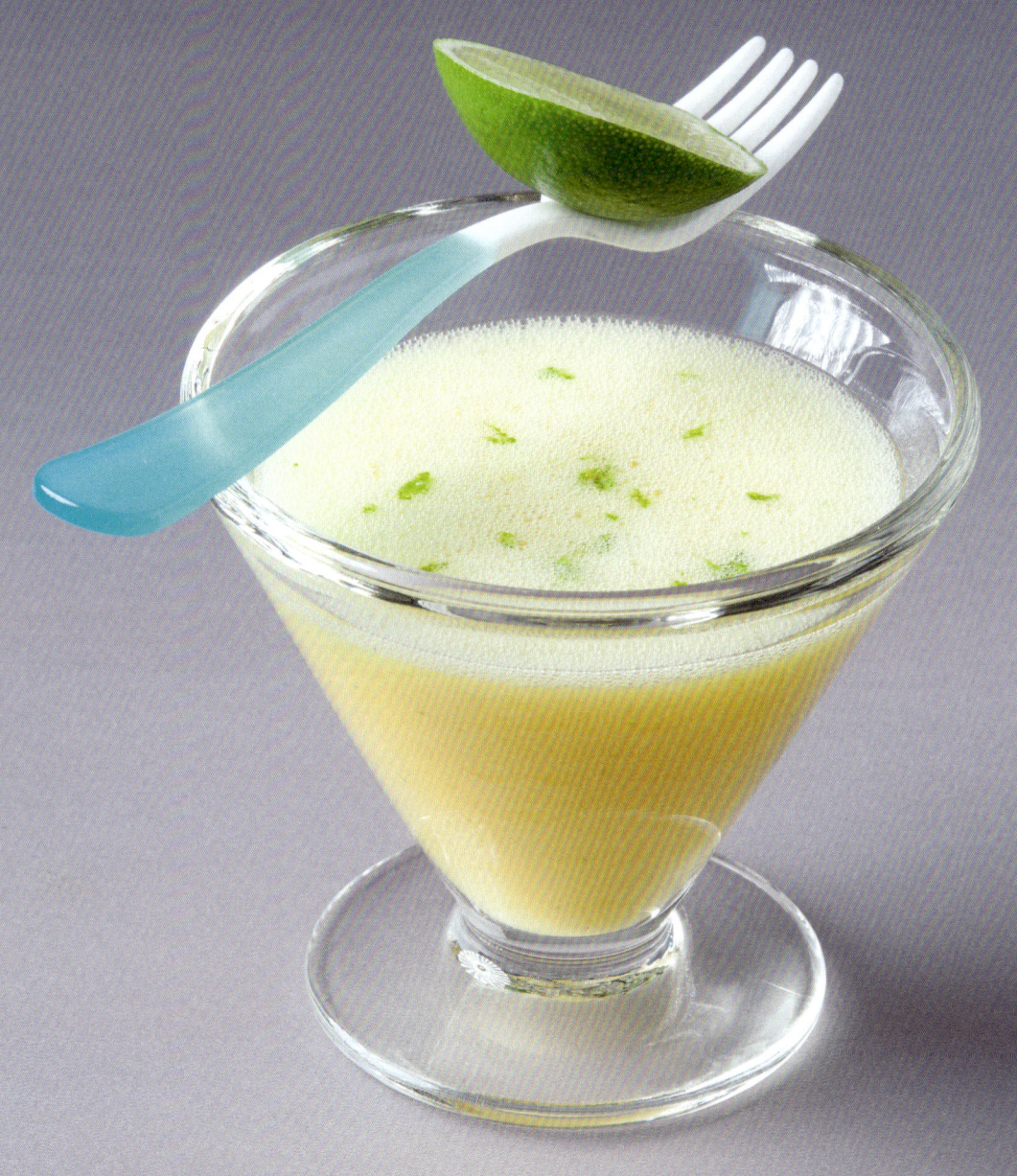

TROPICAL BREEZE

Zubereitungszeit: 5 Minuten

Portionen: 2

Kalorien: unter 200

- 2 frische Bio-Limetten
- 150 g Mangostücke, tiefgefroren
- 250 ml Ananassaft (Direktsaft, nicht aus Konzentrat)
- 12 Eiswürfel

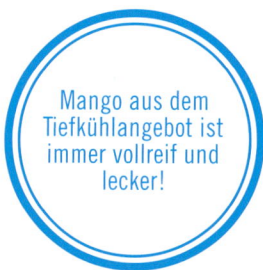

Mango aus dem Tiefkühlangebot ist immer vollreif und lecker!

1 Ca. 1 TL Schale von einer Limette abreiben, aus der Schale der anderen einige Zesten für die Dekoration schneiden. Beide Früchte halbieren, zwei kleine Spalten für die Dekoration abschneiden. Aus den verbliebenen Stücken den Saft auspressen.

2 Den Limettensaft mit der Mango, dem Ananassaft und den Eiswürfeln in den Mixer geben und kurz auf niedriger Stufe anmixen.

3 Auf höchster Stufe in ca. 60 Sekunden cremig pürieren.

DEKORATION: Limettenzesten und jeweils 1 Stück Limette auf den Glasrand setzen.

BANANEN-KIWI-SPLEEN

Zubereitungszeit: 5 Minuten

Portionen: 2

Kalorien: unter 200

- 1 mittelgroße Banane
- 1 Kiwi
- 250 g Joghurt, fettarm
- 1 TL Zucker oder Honig (nach Belieben)
- 8 Eiswürfel

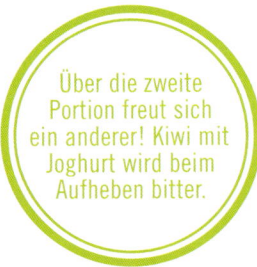

Über die zweite Portion freut sich ein anderer! Kiwi mit Joghurt wird beim Aufheben bitter.

1 Die Banane schälen und in Stücke brechen.

2 Die Kiwi schälen und in Scheiben schneiden, zwei sehr dünne Scheiben für die Dekoration beiseitelegen.

3 Die Banane und die Kiwi zusammen mit den übrigen Zutaten in den Mixer geben, kurz anmixen und dann auf höchster Stufe in ca. 60 Sekunden cremig pürieren.

DEKORATION: Auf jeden Drink 1 sehr dünne Kiwischeibe legen.

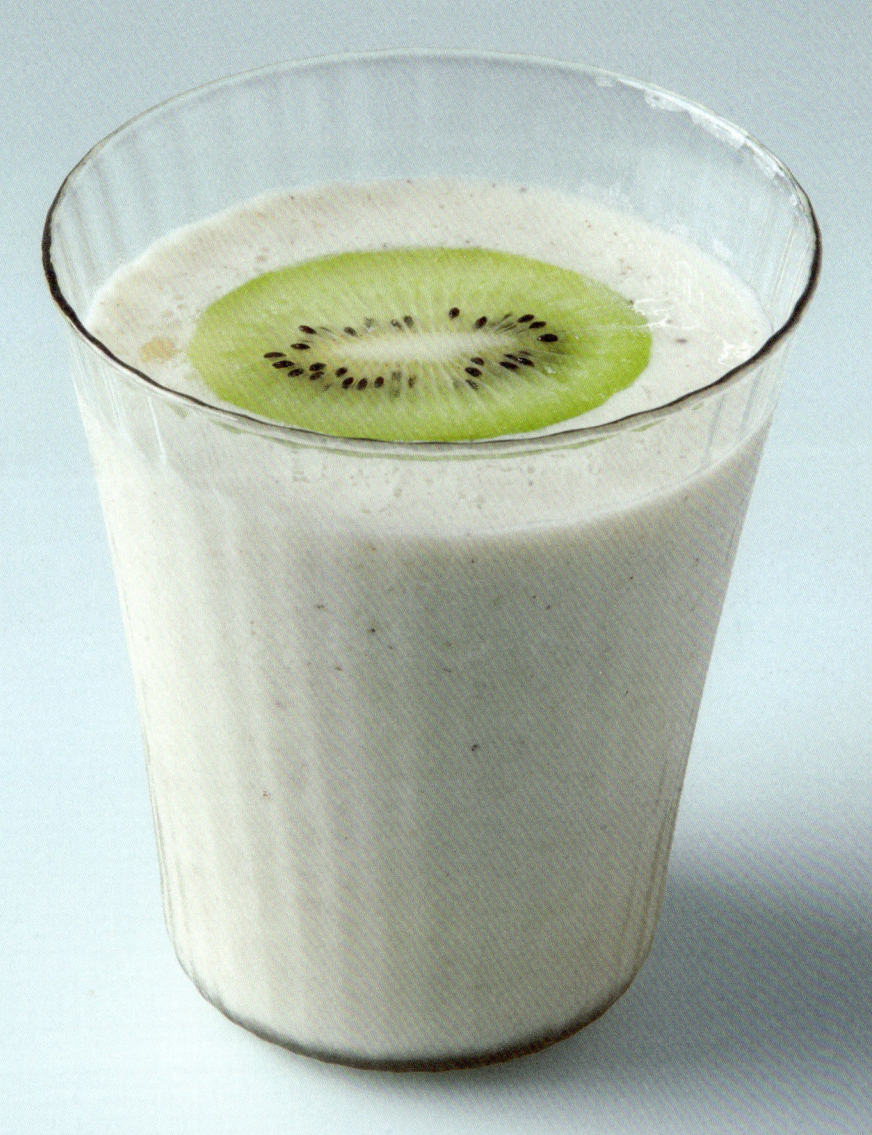

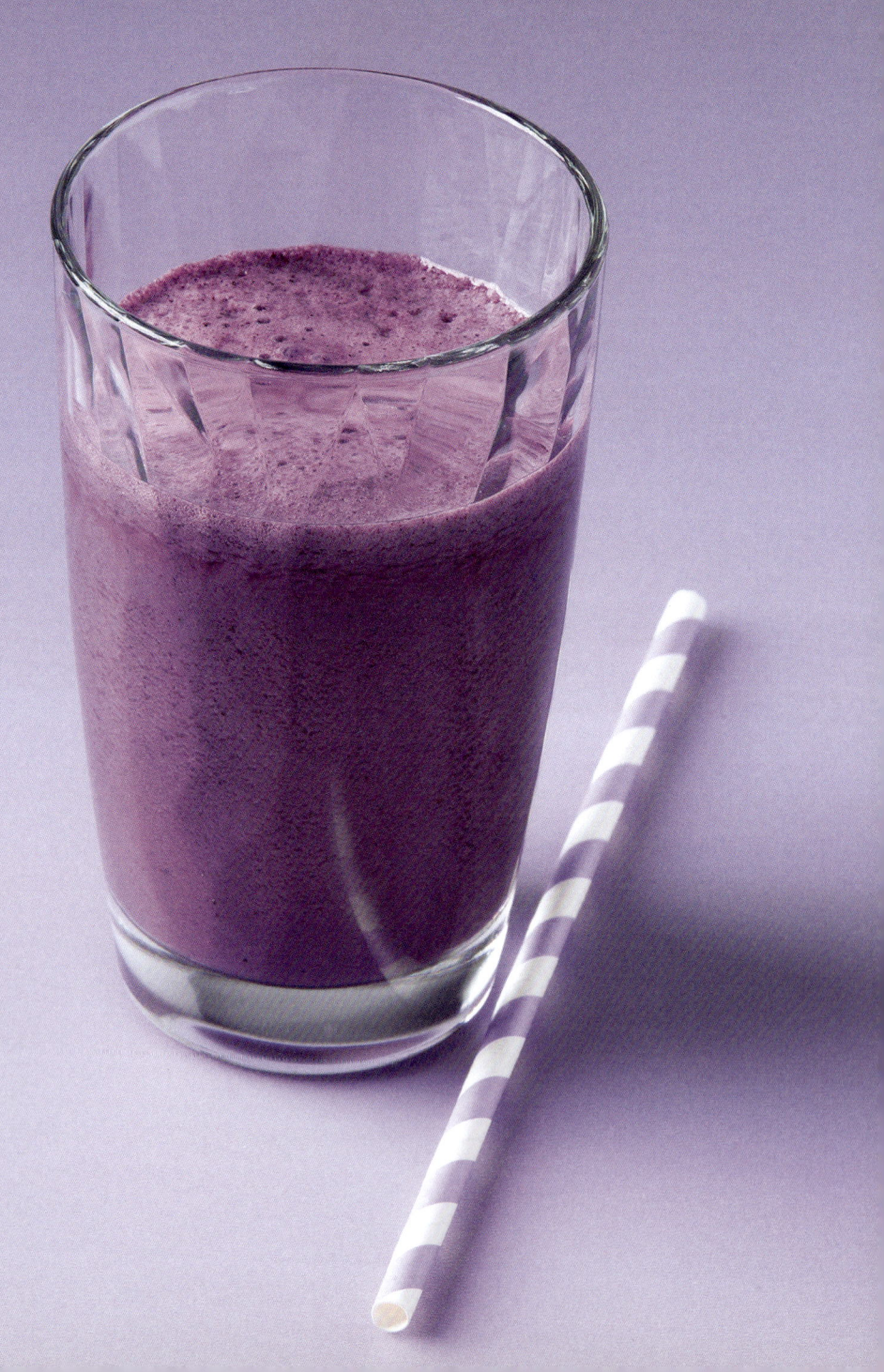

HEIDELBEER-HIT

Zubereitungszeit: 5 Minuten

Portionen: 1   Kalorien: unter 200

- 150 g Heidelbeeren, frisch oder tiefgefroren
- 3 EL Vanillejoghurt, fettfrei
- 150 ml fettarme Milch, alternativ ungesüßte Soja- oder Mandelmilch
- 1 EL Leinöl
- 6 Eiswürfel

1 Die Heidelbeeren gegebenenfalls verlesen und waschen.
2 Alle Zutaten in den Mixer geben, kurz anmixen und auf höchster Stufe in
   ca. 60 Sekunden cremig pürieren.

DIE KRAFT DER BANANE

Zubereitungszeit: 5 Minuten
Portionen: 1   **Kalorien: unter 200**

- 1 kleine, sehr reife Banane
- 120 g Naturjoghurt, fettfrei
- 2 EL Erdnussmus, ungesalzen (gibt's im Bioladen)
- 80 ml Milch, fettfrei
- 6 Eiswürfel
- Außerdem: 1 TL Honig

1 Die Banane schälen und in Stücke brechen.
2 Banane, Joghurt, Erdnussmus, Milch und Eiswürfel in den Mixer geben, kurz anmixen und dann auf höchster Stufe in ca. 60 Sekunden cremig pürieren.

DEKORATION: Den Drink im Glas mit einem kleinen Honig-»Wirbel« dekorieren.

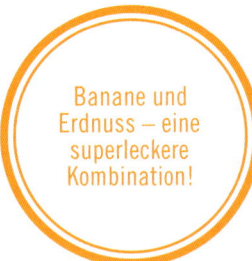

Banane und
Erdnuss – eine
superleckere
Kombination!

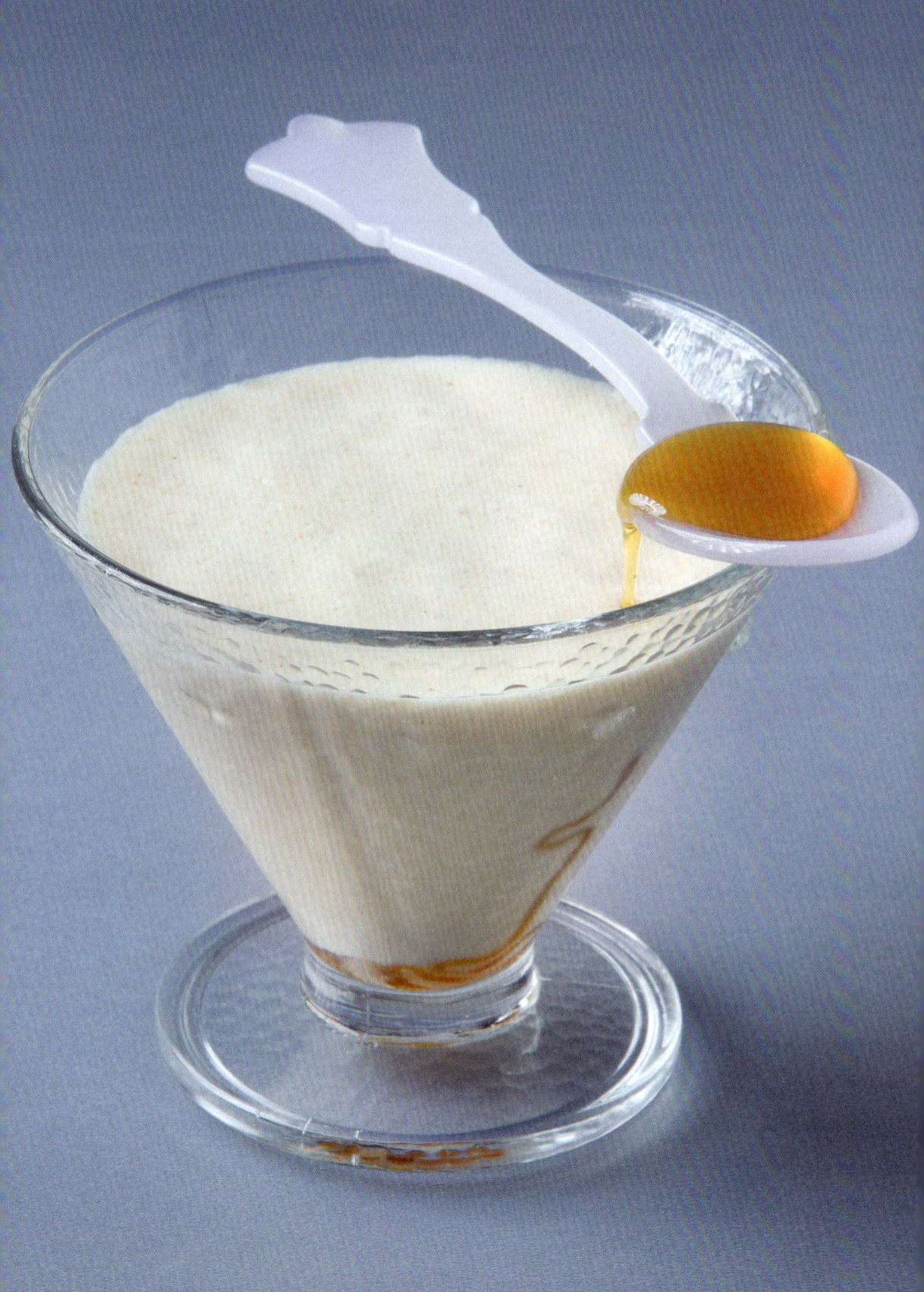

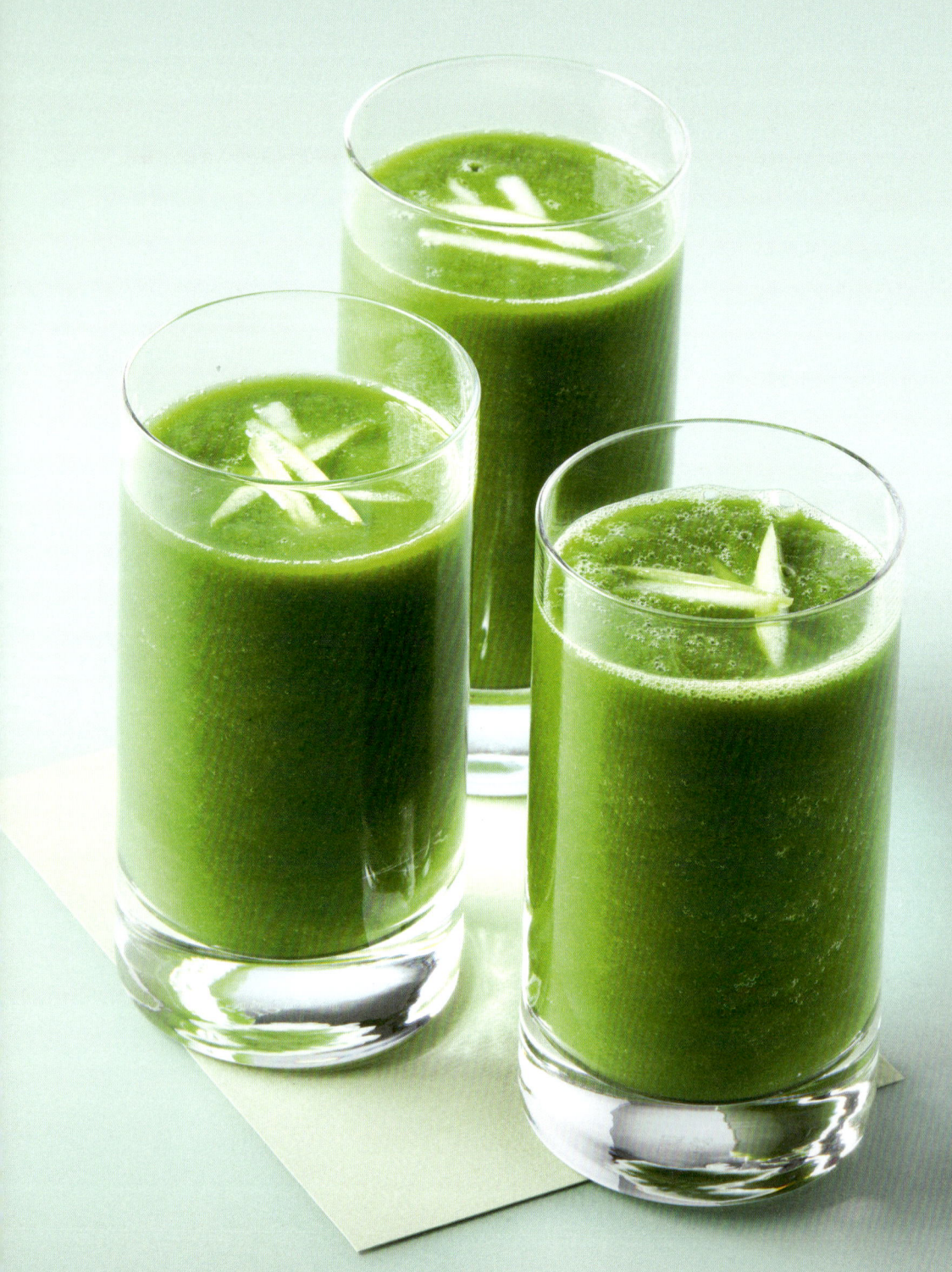

GRÜNES MONSTER

Zubereitungszeit: 10 Minuten

Portionen: 3

Kalorien: unter 200

- 100 g Grünkohl
- 1 mittelgroße Salatgurke
- 1 großer grüner Apfel
- 1 TL Ingwer, frisch gemahlen
- 1,5 EL Zitronensaft, frisch gepresst
- 2 EL Zucker
- 10 Eiswürfel

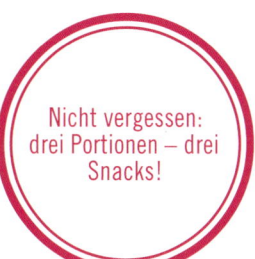

Nicht vergessen: drei Portionen – drei Snacks!

1 Den Grünkohl waschen, putzen und klein hacken. Die Gurke schälen, längs vierteln, von den Kernen befreien und in Stücke schneiden. Den Apfel waschen oder schälen, vierteln und von Stiel und Kerngehäuse befreien. Einige hauchdünne Spalten zum Dekorieren beiseitelegen.

2 Alle Zutaten mit Ausnahme der Eiswürfel in den Mixer geben und ca. eine Minute langsam vermischen.

3 Die Eiswürfel dazugeben, kurz anmixen und dann auf höchster Stufe in ca. 60 Sekunden cremig pürieren.

DEKORATION: Die dünnen Apfelspalten auf die Drinks setzen.

LILA TRIFFT ORANGE

Zubereitungszeit: 7 Minuten

Portionen: 2

Kalorien: unter 200

- 300 g Heidelbeeren, frisch oder tiefgefroren
- 250 ml Orangensaft (nicht aus Konzentrat)
- 120 ml Vanillejoghurt, fettfrei
- 1 EL Leinöl
- 8 Eiswürfel

1 Die Heidelbeeren gegebenenfalls verlesen und waschen.
2 Alle Zutaten in den Mixer geben, kurz anmixen und dann auf höchster Stufe in ca. 60 Sekunden cremig pürieren.

Genießen Sie das intensive Farbenspiel der Zutaten beim Mixen!

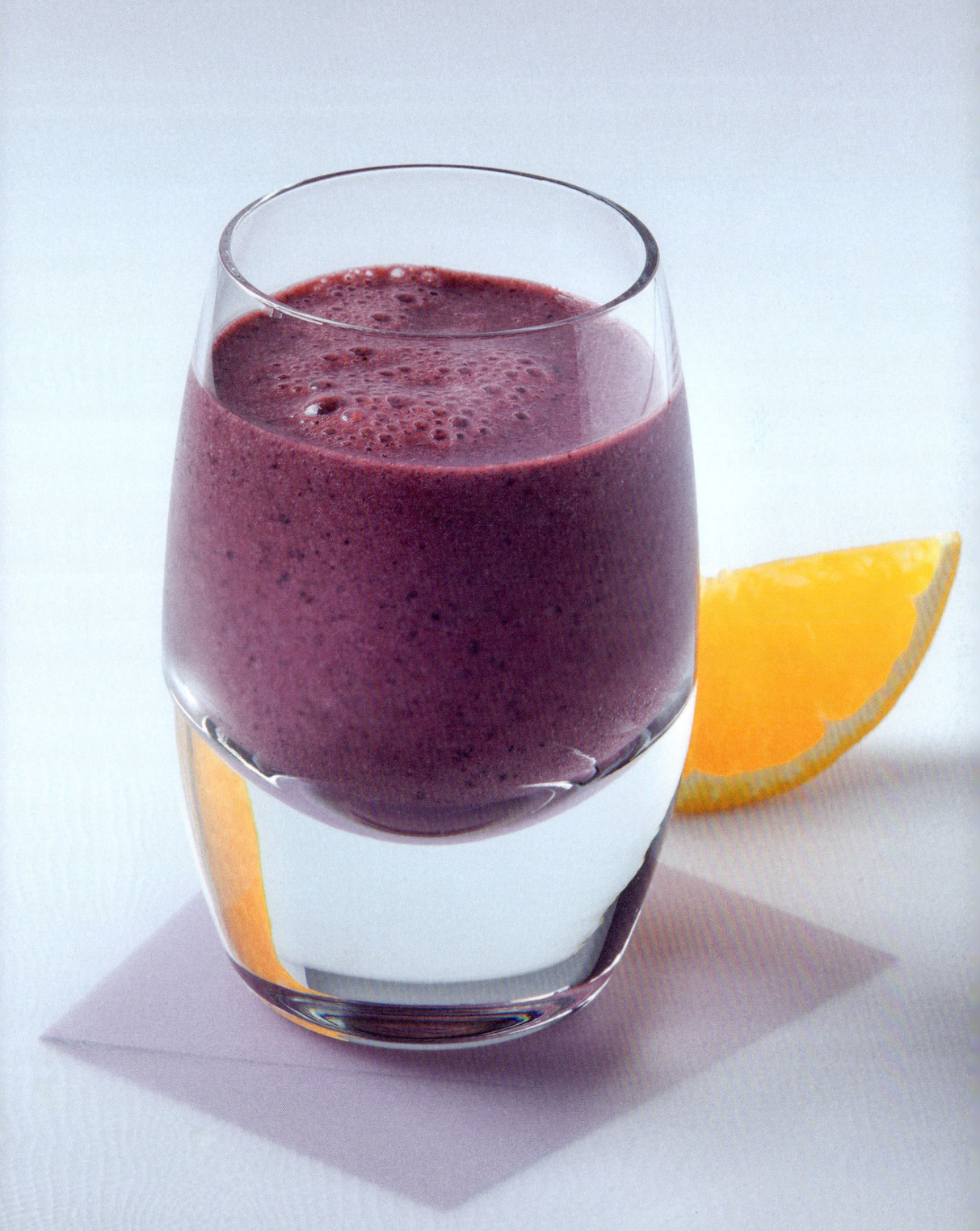

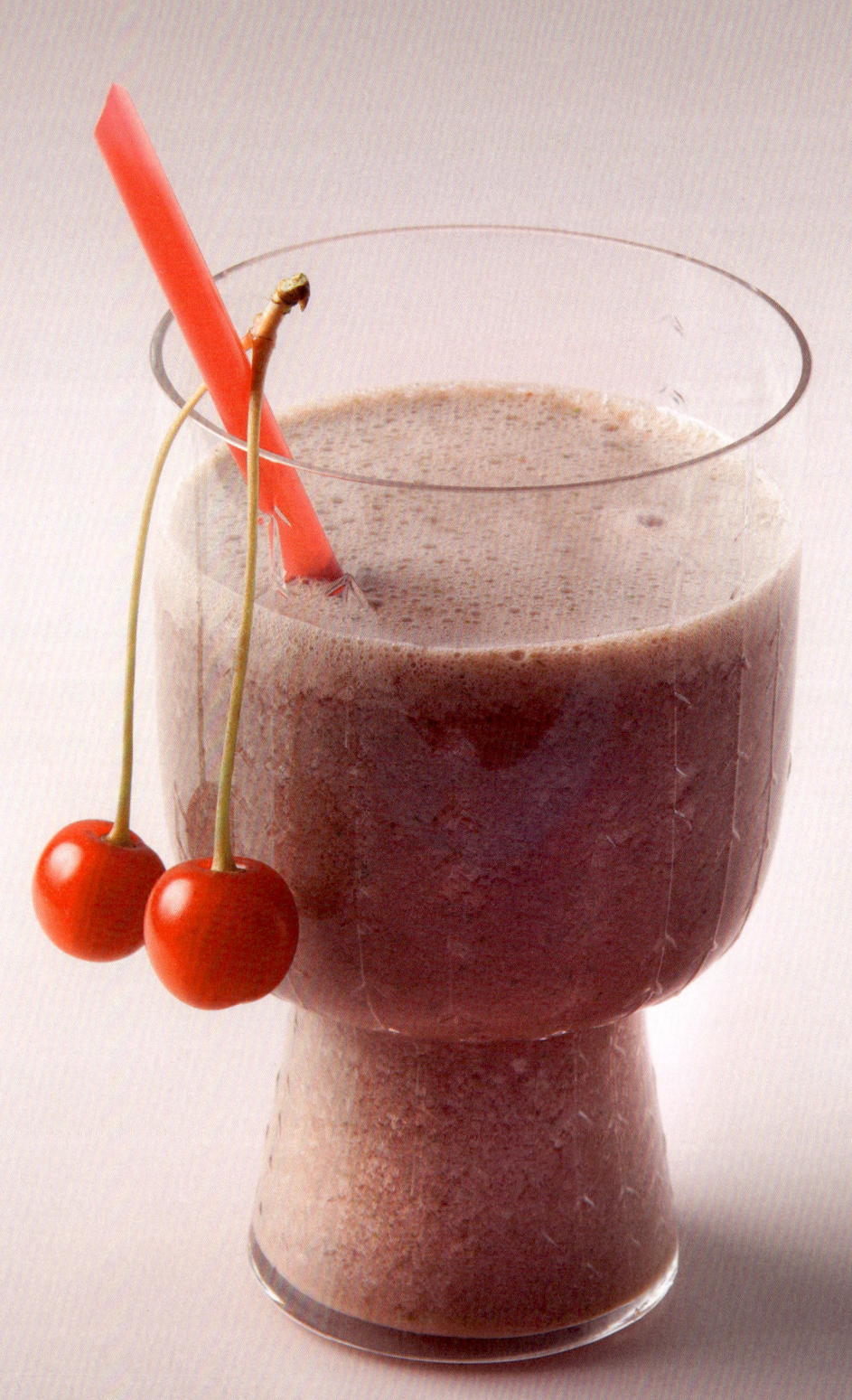

CHERRY-MUNTERMACHER

Zubereitungszeit: 5 Minuten

Portionen: 4

Kalorien: unter 200

- 50 g Grünkohl
- 150 g entsteinte Kirschen
- 250 ml fettfreie oder fettarme Milch, wahlweise ungesüßte Soja- oder Mandel-milch
- 2 EL Zitronensaft, frisch gepresst
- 400 ml Wasser
- 1 TL Vanille-Essenz
- 1 EL Zucker

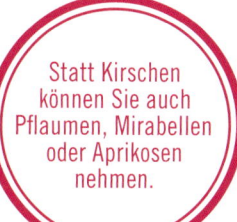

Statt Kirschen können Sie auch Pflaumen, Mirabellen oder Aprikosen nehmen.

1 Den Grünkohl waschen, putzen und grob hacken.

2 Grünkohl, Kirschen und alle übrigen Zutaten in den Mixer geben und auf höchster Stufe in ca. 60 Sekunden cremig pürieren.

PFIRSICH-ERDBEER-NEKTAR

Zubereitungszeit: 5 Minuten

Portionen: 2   Kalorien: unter 200

- 2 große Pfirsiche
- 300 g Erdbeeren, frisch oder tiefgefroren
- 4 EL Natur- oder Vanillejoghurt, fettfrei
- 6 Eiswürfel
- 2 TL Honig (nach Belieben)

1 Die Pfirsiche, waschen, halbieren, vom Kern befreien und in Stücke schneiden.
2 Die Erdbeeren gegebenenfalls waschen und vom Stielansatz befreien.
3 Pfirsiche und Erdbeeren zusammen mit den übrigen Zutaten in den Mixer geben, auf niedriger Stufe kurz anmixen, dann auf höchster Stufe in ca. 60 Sekunden cremig pürieren.

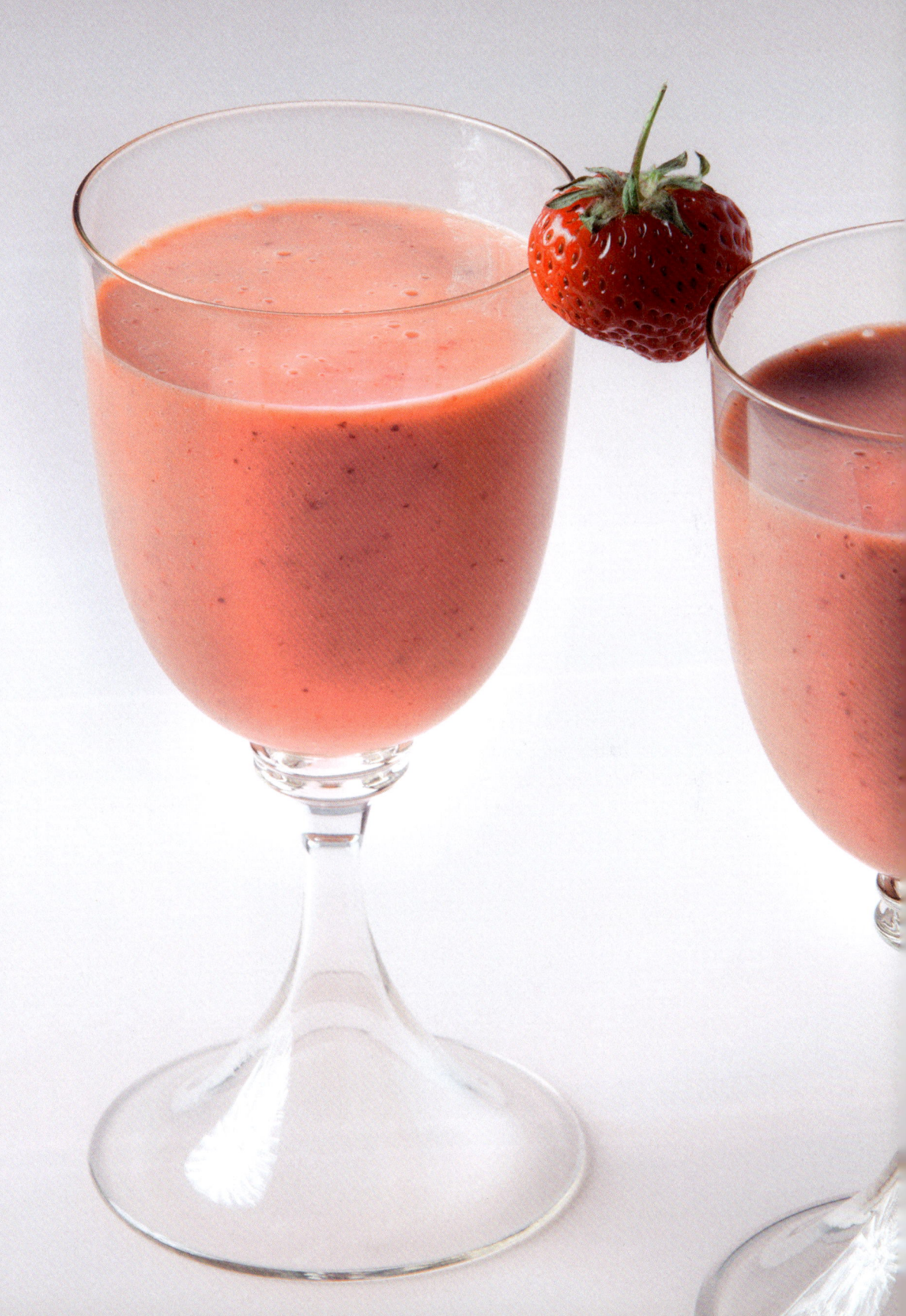

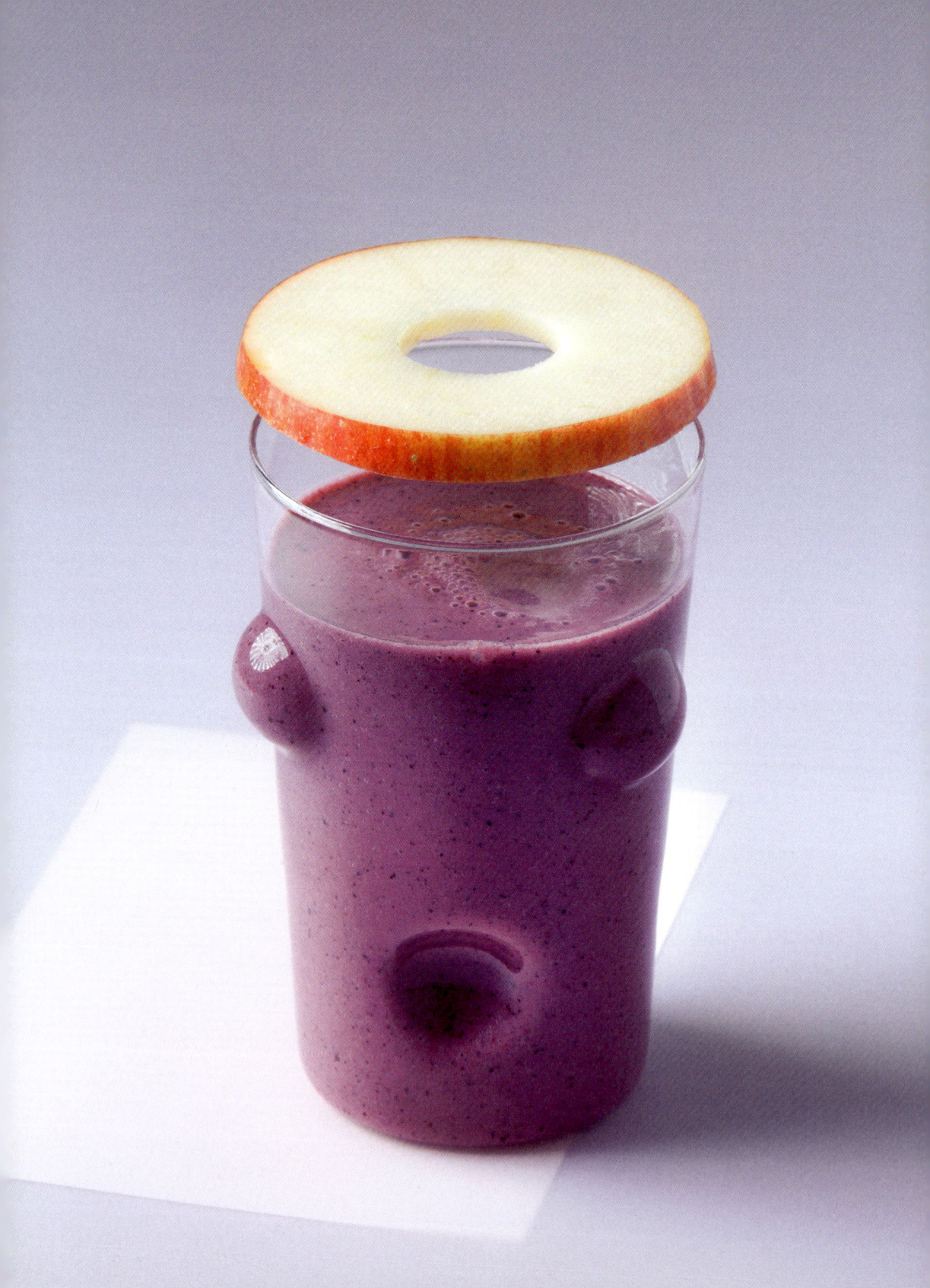

BEEREN-APFEL-SMOOTHIE

Zubereitungszeit: 5 Minuten

Portionen: 1   **Kalorien: unter 200**

- 1 mittelgroßer Apfel
- 75 g Heidelbeeren, frisch oder tiefgefroren
- 3 EL Vanillejoghurt, fettfrei
- 80 ml fettarme oder fettfreie Milch, wahlweise ungesüßte Soja- oder Mandelmilch
- 6 Eiswürfel

1 Den Apfel gut waschen. Für die Dekoration einen Apfelring oder -schnitz beiseitelegen. Die Frucht von Stiel und Kerngehäuse befreien und in Stücke schneiden.

2 Die Heidelbeeren gegebenenfalls verlesen und waschen.

3 Apfelstücke, Heidelbeeren, Joghurt, Milch und Eiswürfel in den Mixer geben, auf niedriger Stufe kurz anmixen, dann auf höchster Stufe in ca. 60 Sekunden cremig pürieren.

DEKORATION: Den Drink mit dem Apfelring oder -schnitz garnieren.

ROTE-BETE-DETOX

Zubereitungszeit: 5 Minuten

Portionen: 2   **Kalorien:** unter 200

- 1 mittelgroße, rohe Rote Bete
- 150 g Heidelbeeren, frisch oder tiefgefroren
- 250 ml Wasser
- 120 ml Milch, fettfrei
- 1 EL Honig
- 1 TL Leinöl
- 10 Eiswürfel

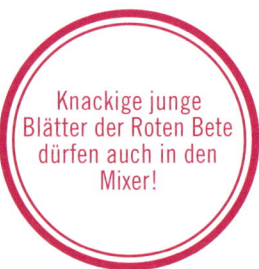

Knackige junge Blätter der Roten Bete dürfen auch in den Mixer!

1   Die Rote Bete gründlich waschen, putzen (nicht schälen!) und halbieren. Eine dünne Halbscheibe für die Dekoration abschneiden, zwei Rechtecke ausschneiden und beiseitelegen. Den Rest der Roten Bete in Stücke schneiden.

2   Die Heidelbeeren gegebenenfalls verlesen und waschen.

3   Alle Zutaten in den Mixer geben, auf niedriger Stufe kurz anmixen, dann auf höchster Stufe in ca. 60 Sekunden cremig pürieren. Je nach gewünschter Konsistenz noch etwas Wasser zugeben.

DEKORATION: Die Rote-Bete-Rechtecke wie Flaggen auf Trinkhalme stecken und die Drinks damit anrichten.

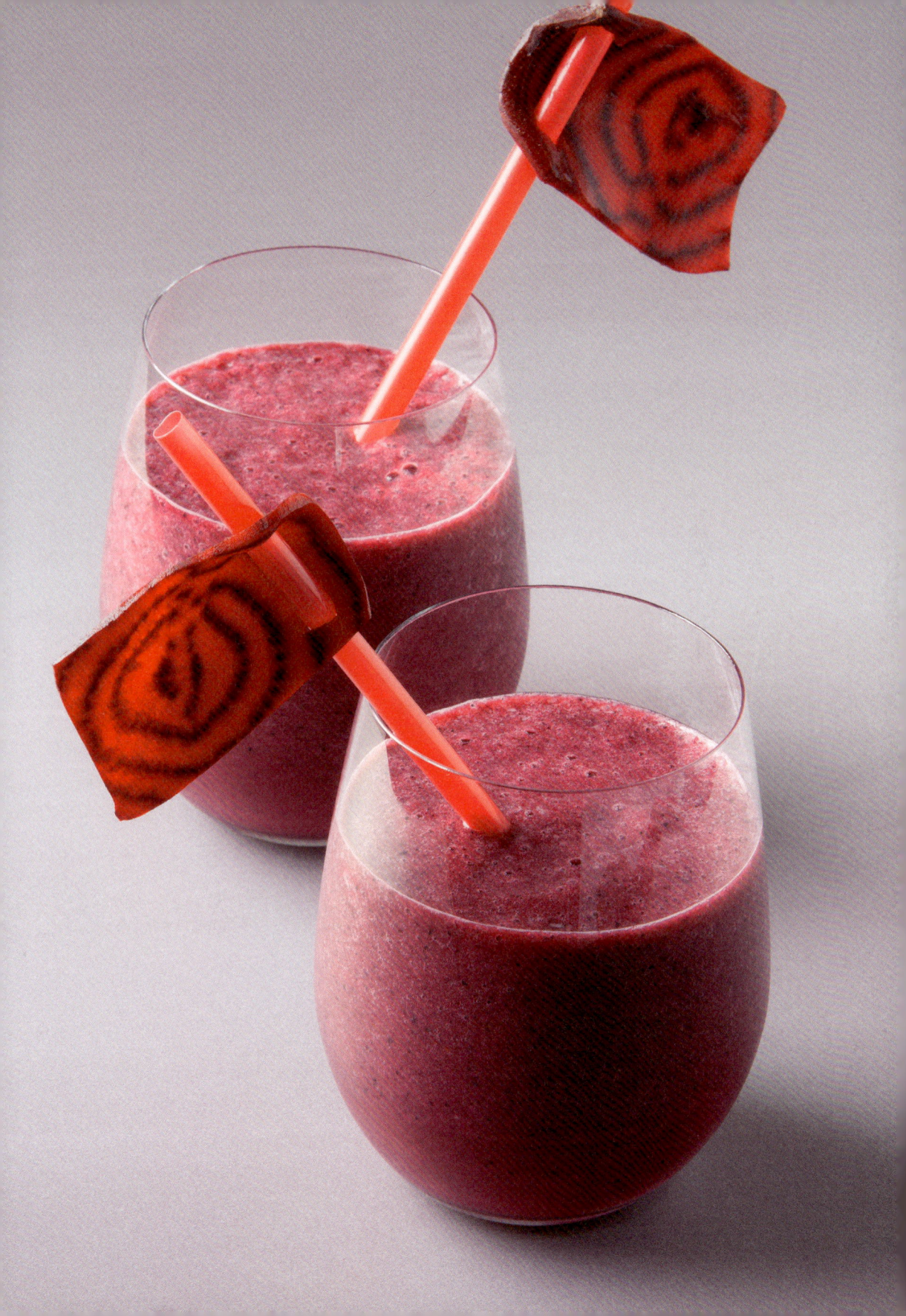

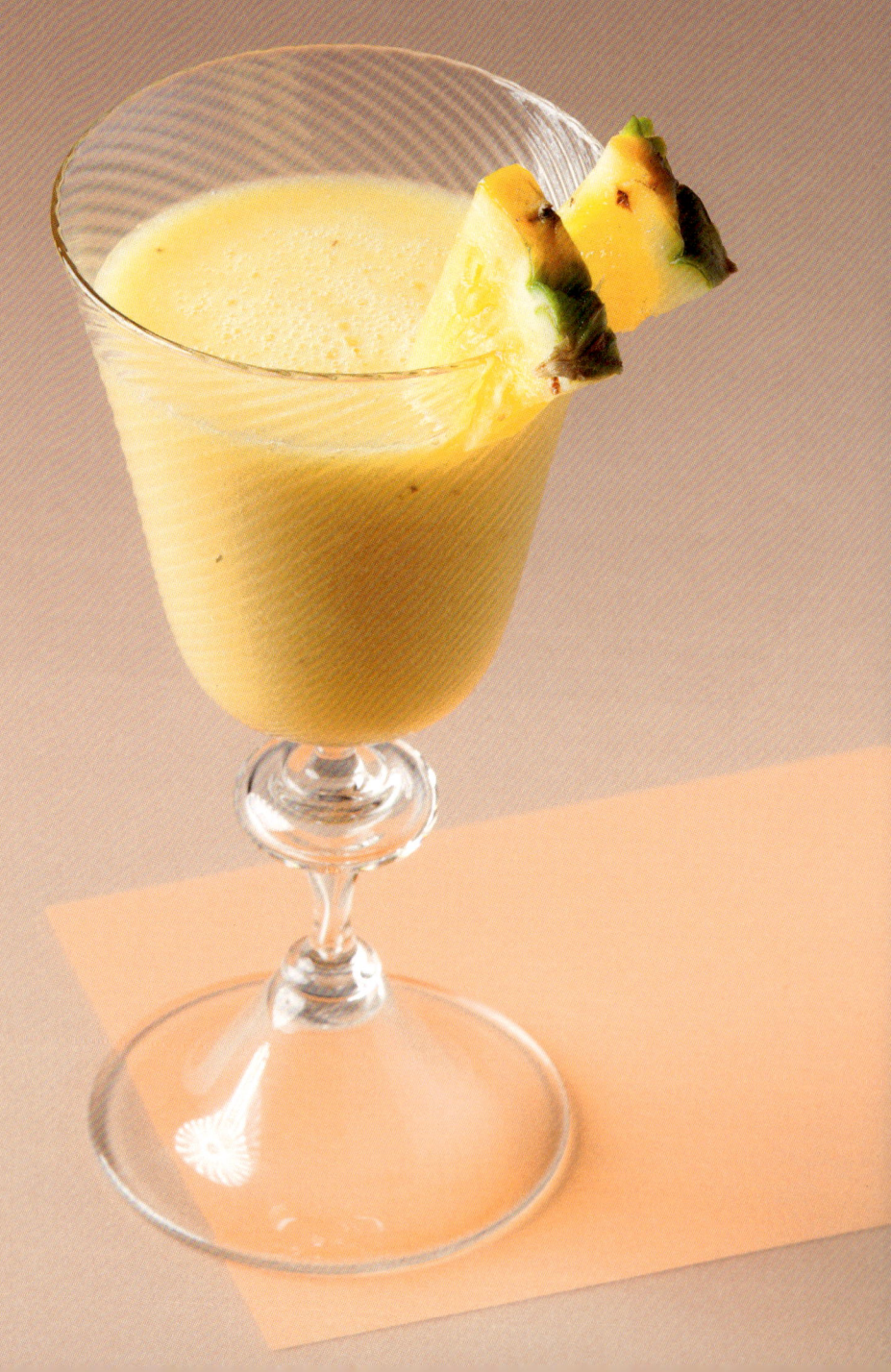

SUNSET

Zubereitungszeit: 5 Minuten

Portionen: 1   Kalorien: unter 200

- ½ Banane
- 60 ml Ananassaft, wahlweise 80 g Ananasfruchtfleisch in Stücken
- 120 ml Orangensaft
- 3 Eiswürfel

1   Die Banane in Stücke brechen. Von Banane oder Ananas zwei Scheibchen für die Dekoration aufbewahren.
2   Bananen- und Ananasstücke zusammen mit dem Orangensaft und den Eiswürfeln in den Mixer geben, auf niedriger Stufe kurz anmixen, dann auf höchster Stufe in ca. 60 Sekunden cremig pürieren.

DEKORATION: Den Drink mit den Bananen- oder Ananasstückchen anrichten.

Verwenden Sie immer 100 % naturreine Direktsäfte (nicht aus Konzentrat hergestellt)

NACHTHIMMEL

Zubereitungszeit: 5 Minuten
Portionen: 2   Kalorien: unter 200

- 1 kleine Banane
- 150 g Heidelbeeren, frisch oder tiefgefroren
- 150 g Brombeeren (frisch) oder Beerenmix, tiefgefroren (Brombeeren, Johannis-beeren, Himbeeren …)
- 120 ml fettarme oder fettfreie Milch, wahlweise ungesüßte Soja- oder Mandel-milch
- 200 g Natur- oder Vanillejoghurt, fettarm

1 Die Banane schälen und in Stücke brechen.
2 Die Heidelbeeren und die Brombeeren gegebenenfalls verlesen und waschen. Für die Dekoration zwei Beeren beiseitelegen.
3 Alle Zutaten in den Mixer geben und auf höchster Stufe in ca. 60 Sekunden cremig pürieren.

DEKORATION: Jeweils eine kleine Beere auf die Drinks setzen.

Nicht alles auf einmal verputzen, das Rezept ergibt zwei Portionen!

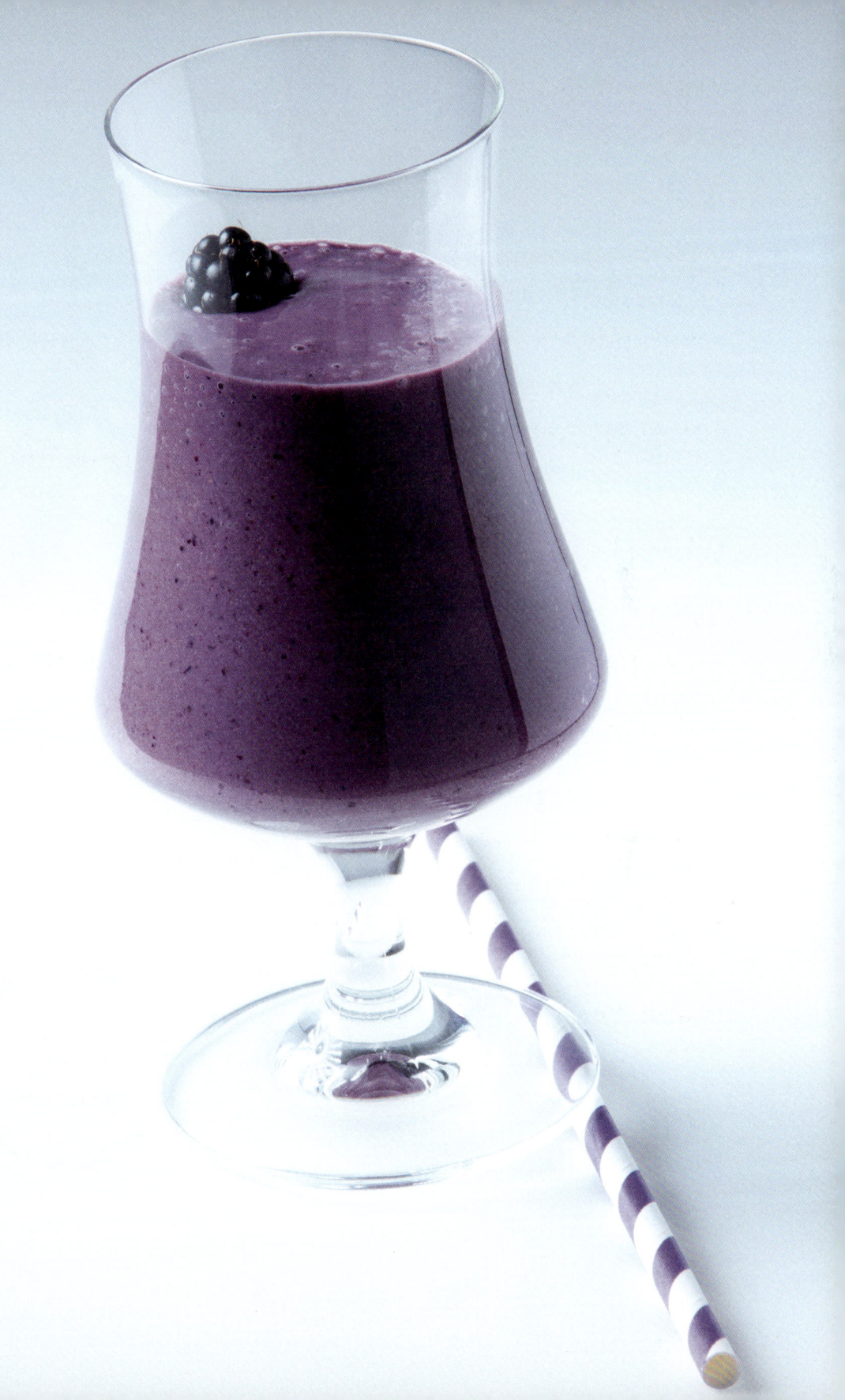

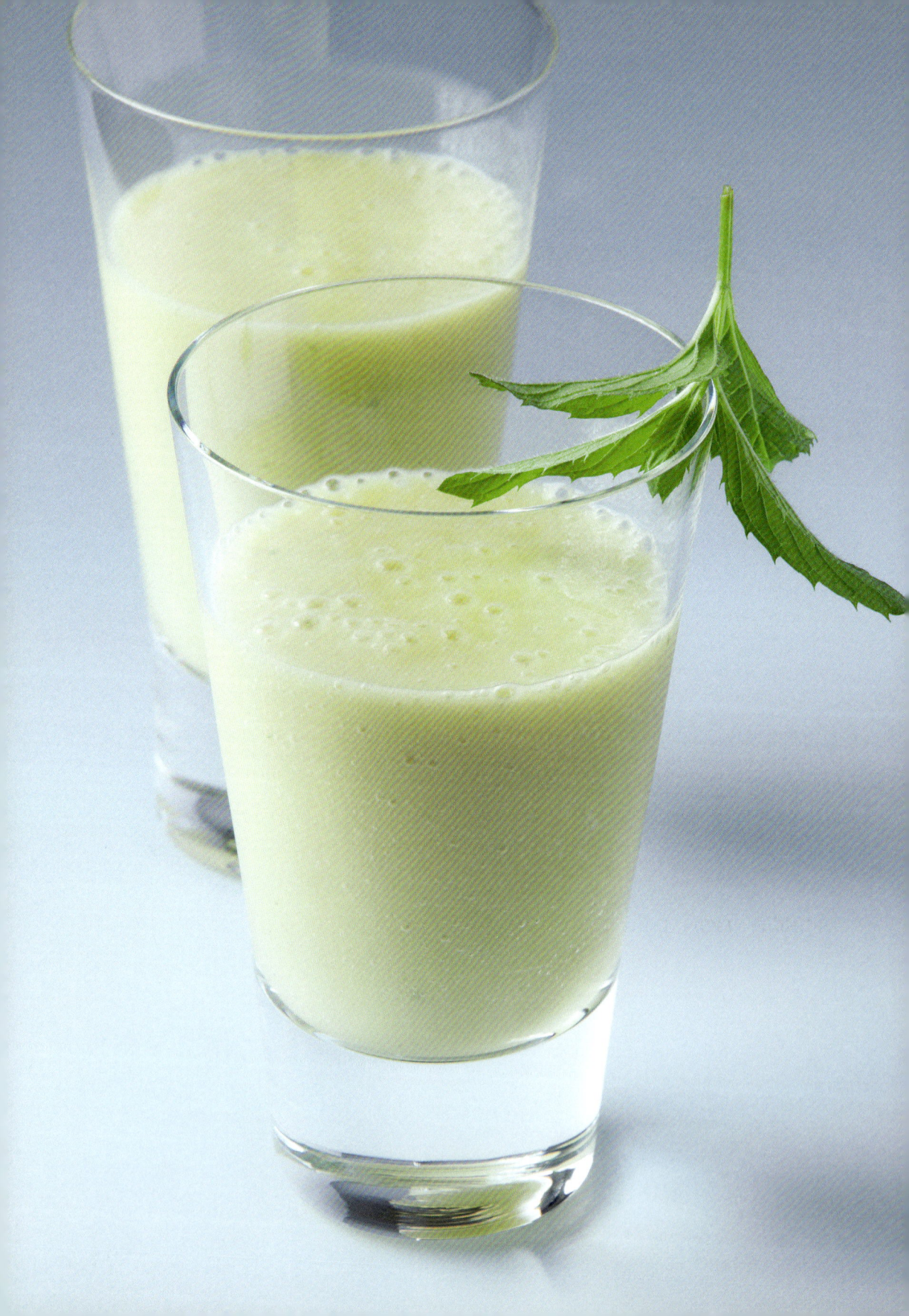

AVOCADO SUPREME

Zubereitungszeit: 5 Minuten

Portionen: 2   Kalorien: unter 200

- 1 Zweig frische Minze
- 120 g Mangofruchtfleisch
- 40 g Avocadofruchtfleisch
- 2 TL Limettensaft
- 1 TL Honig
- 300 g Eiswürfel

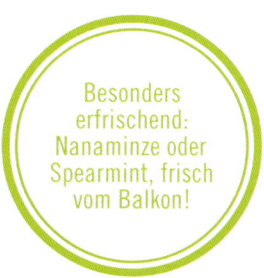

Besonders
erfrischend:
Nanaminze oder
Spearmint, frisch
vom Balkon!

1   Die Minze abbrausen, trocken schütteln, die Blättchen abzupfen. Ein paar Blätt-
    chen für die Dekoration beiseitelegen.
2   Mango- und Avocadofruchtfleisch in Stücke schneiden.
3   Zusammen mit den übrigen Zutaten in den Mixer geben, auf niedriger Stufe
    kurz anmixen und anschließend auf höchster Stufe in ca. 60 Sekunden cremig
    pürieren.

DEKORATION: Jeden Drink mit frischer Minze garnieren.

HEIDELBEER-SWIZZLE

Zubereitungszeit: 5 Minuten

Portionen: 3

Kalorien: unter 200

- 1 mittelreife Banane
- 300 g Heidelbeeren, frisch oder tiefgefroren
- 200 g Natur- oder Vanillejoghurt, fettfrei
- 150 ml Apfelsaft (nicht aus Konzentrat)
- 2 TL Honig
- 8 Eiswürfel

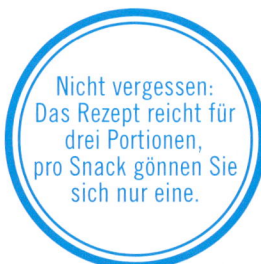

Nicht vergessen:
Das Rezept reicht für
drei Portionen,
pro Snack gönnen Sie
sich nur eine.

1 Die Banane schälen. Die Heidelbeeren gegebenenfalls verlesen und waschen. 3 Bananenstückchen oder Heidelbeeren für die Dekoration beiseitelegen. Die Banane in Stücke brechen.

2 Bananenstücke und Heidelbeeren zusammen mit den übrigen Zutaten in den Mixer geben, auf niedriger Stufe kurz anmixen und anschließend auf höchster Stufe in ca. 60 Sekunden cremig pürieren.

DEKORATION: Jeweils eine frische Heidelbeere oder ein Bananenstückchen auf einen kleinen Spieß stecken und die Drinks damit garnieren.

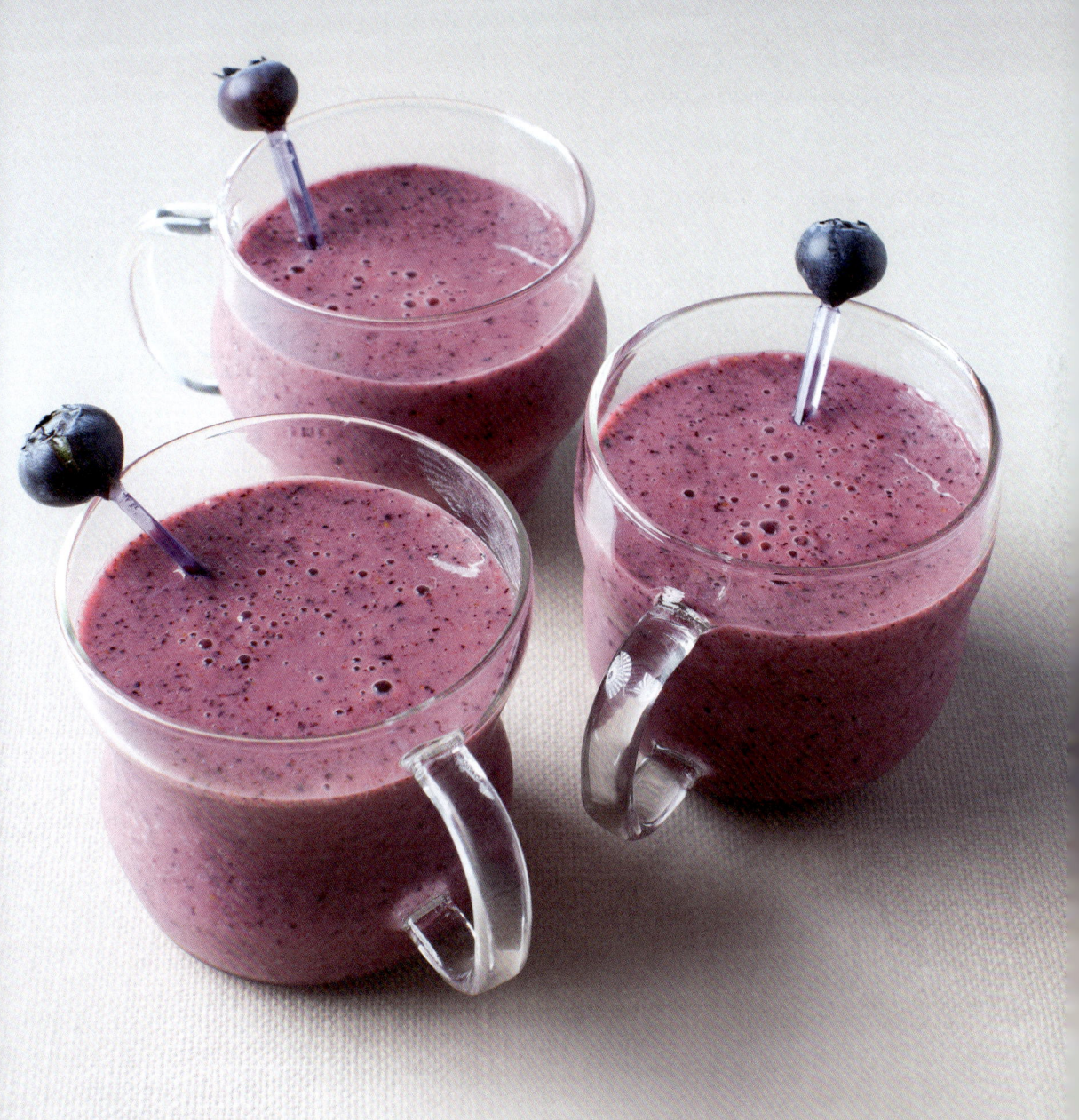

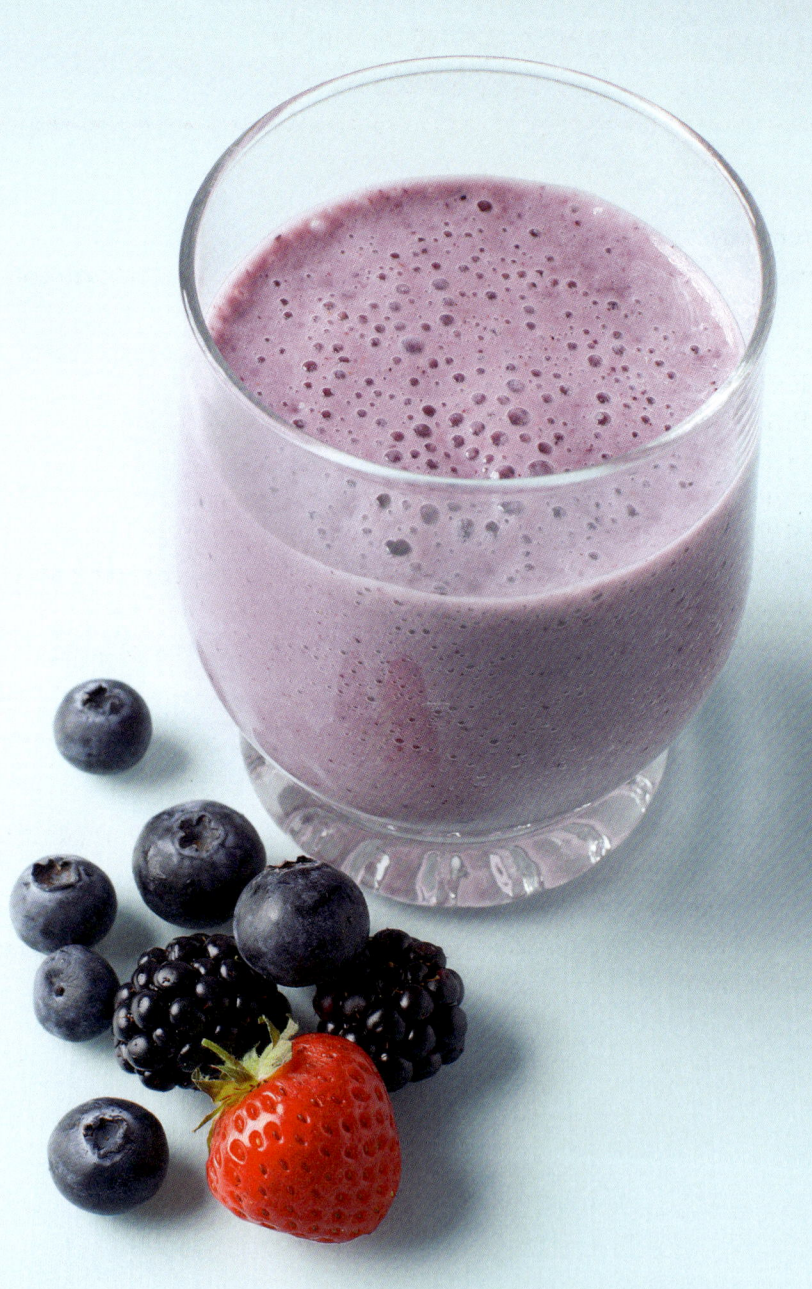

FRÜCHTE-EXTRAVAGANZ

Zubereitungszeit: 5 Minuten

Portionen: 2   Kalorien: unter 200

- 1 große Banane
- 50 g Erdbeeren, frisch oder tiefgefroren
- 35 g Brombeeren, frisch oder tiefgefroren
- 50 g Heidelbeeren, frisch oder tiefgefroren
- 120 g Natur- oder Vanillejoghurt, fettfrei
- 120 ml Trauben- oder Grenadinesaft (nicht aus Konzentrat)
- 200 ml fettarme oder fettfreie Kuhmilch, wahlweise mit ungesüßter Soja- oder Mandelmilch
- 100 g Eiswürfel, falls Sie frisches statt tiefgefrorenes Obst verwenden

1 Die Banane schälen und in Stücke brechen.

2 Die Erdbeeren gegebenenfalls waschen und vom Stielansatz befreien, die Brombeeren und Heidelbeeren gegebenenfalls verlesen und waschen.

3 Das Obst zusammen mit den übrigen Zutaten in den Mixer geben, auf niedriger Stufe kurz anmixen und anschließend auf höchster Stufe in ca. 60 Sekunden cremig pürieren.

MUNTERMACHER

Zubereitungszeit: 5 Minuten

Portionen: 1   **Kalorien: unter 200**

- 2 kleine Bio-Orangen
- 60 ml Ananassaft
- 50 g Fruchteis Orange (Wassereis, kein Milcheis!)
- 100 g Eiswürfel

1 Für die Dekoration von einer Orange etwas Schale abreiben und mit einem scharfen Messer einen breiten Streifen abziehen.
2 Die Orangen schälen, dabei die weiße Haut gut entfernen. Das Fruchtfleisch gegebenenfalls von Kernen befreien und klein schneiden.
3 Das Orangenfruchtfleisch zusammen mit den übrigen Zutaten in den Mixer geben, auf niedriger Stufe kurz anmixen und anschließend auf höchster Stufe in ca. 60 Sekunden cremig pürieren.

DEKORATION: Den Drink mit der vorbereiteten Orangenschale garnieren.

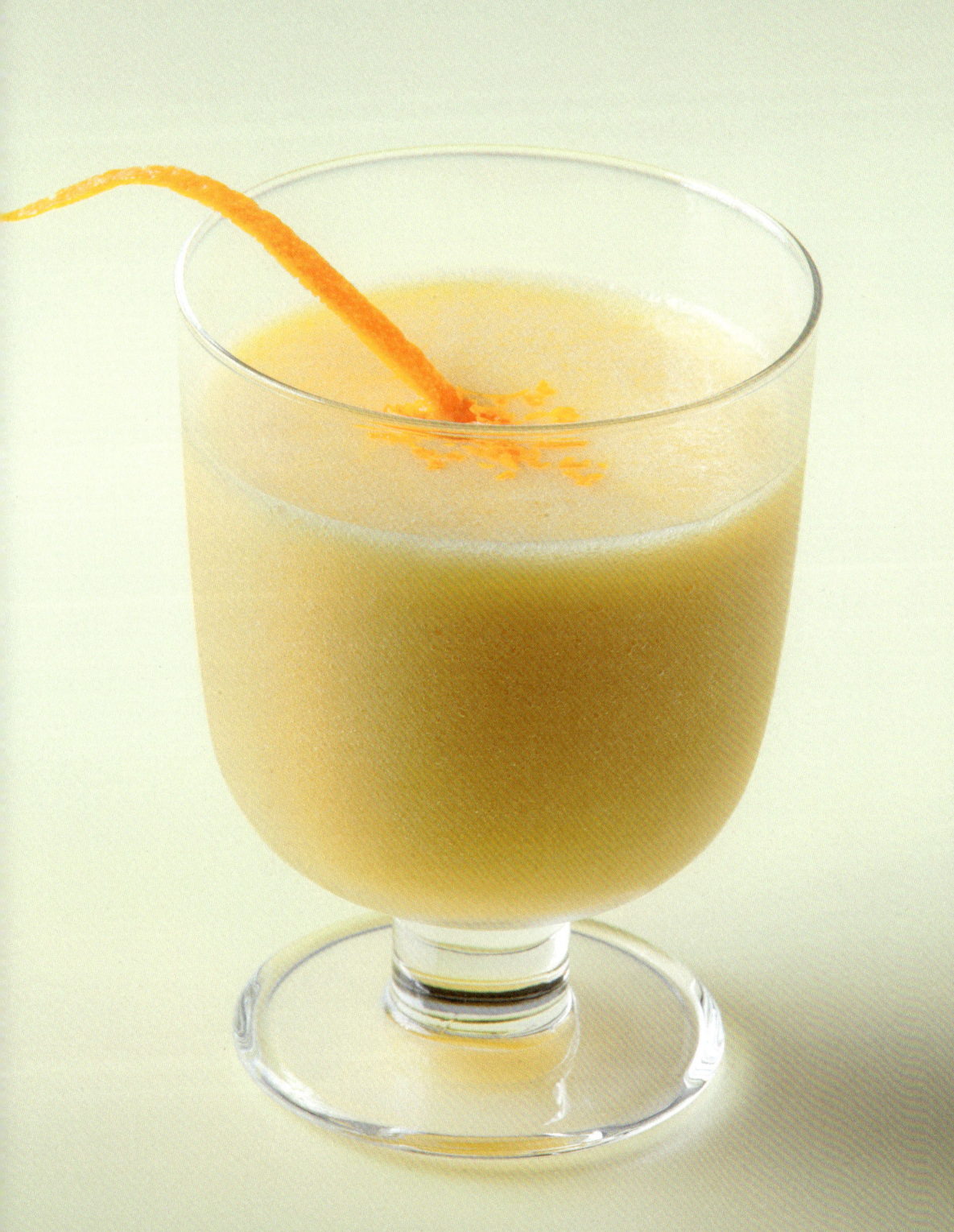

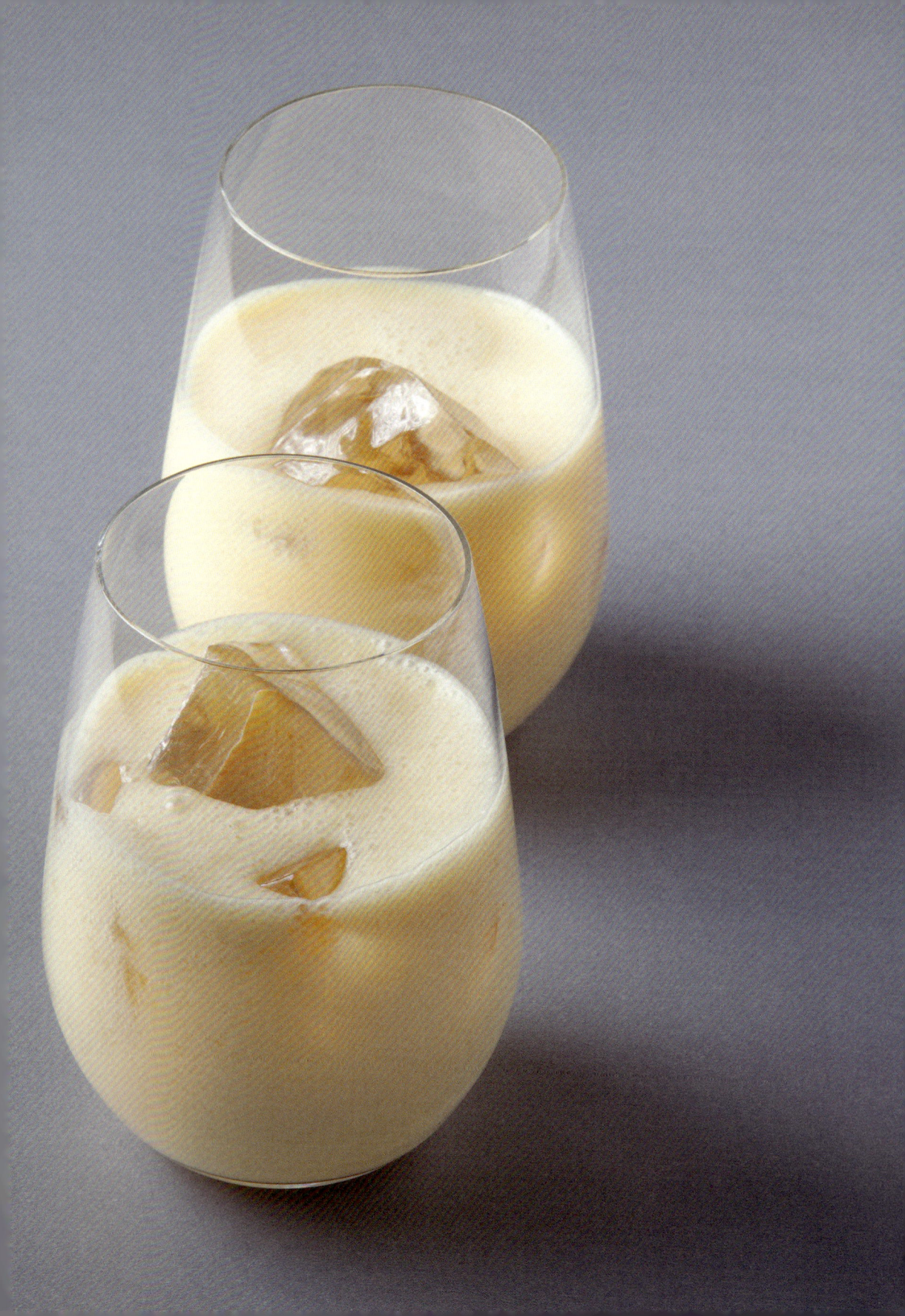

BANANE IN ORANGE

Zubereitungszeit: 5 Minuten

Portionen: 2   Kalorien: unter 200

- 1 große Banane
- 250 ml Orangensaft
- 75 g Naturjoghurt, fettfrei
- 2 TL Honig
- 200 g Eiswürfel
- Außerdem: einige Eiswürfel zum Servieren

1 Die Banane schälen und in Stücke brechen.
2 Zusammen mit den übrigen Zutaten in den Mixer geben, auf niedriger Stufe kurz anmixen und anschließend auf höchster Stufe in ca. 60 Sekunden cremig pürieren.

DEKORATION: In jedes Glas ein paar Eiswürfel geben.

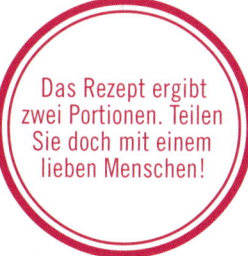

Das Rezept ergibt zwei Portionen. Teilen Sie doch mit einem lieben Menschen!

ERDBEER-SPRITZ

Zubereitungszeit: 5 Minuten

Portionen: 1   **Kalorien: unter 200**

- 100 g Erdbeeren, frisch oder tiefgefroren
- 1 EL Zitronensaft
- 120 ml Mineralwasser mit Kohlensäure, gekühlt
- 1 TL Honig
- 80 g Vanillejoghurt, fettfrei

1 Die Erdbeeren gegebenenfalls waschen und vom Stielansatz befreien. Wenn Sie frische Erdbeeren verwenden, 1 bis 2 davon in feine Würfel schneiden, für die Dekoration beiseitelegen.

2 Die Erdbeeren mit den übrigen Zutaten in den Mixer geben und auf höchster Stufe in ca. 60 Sekunden cremig pürieren.

DEKORATION: Den Drink mit den fein gewürfelten Erdbeeren anrichten.

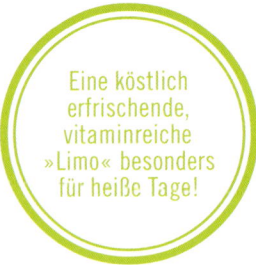

Eine köstlich erfrischende, vitaminreiche »Limo« besonders für heiße Tage!

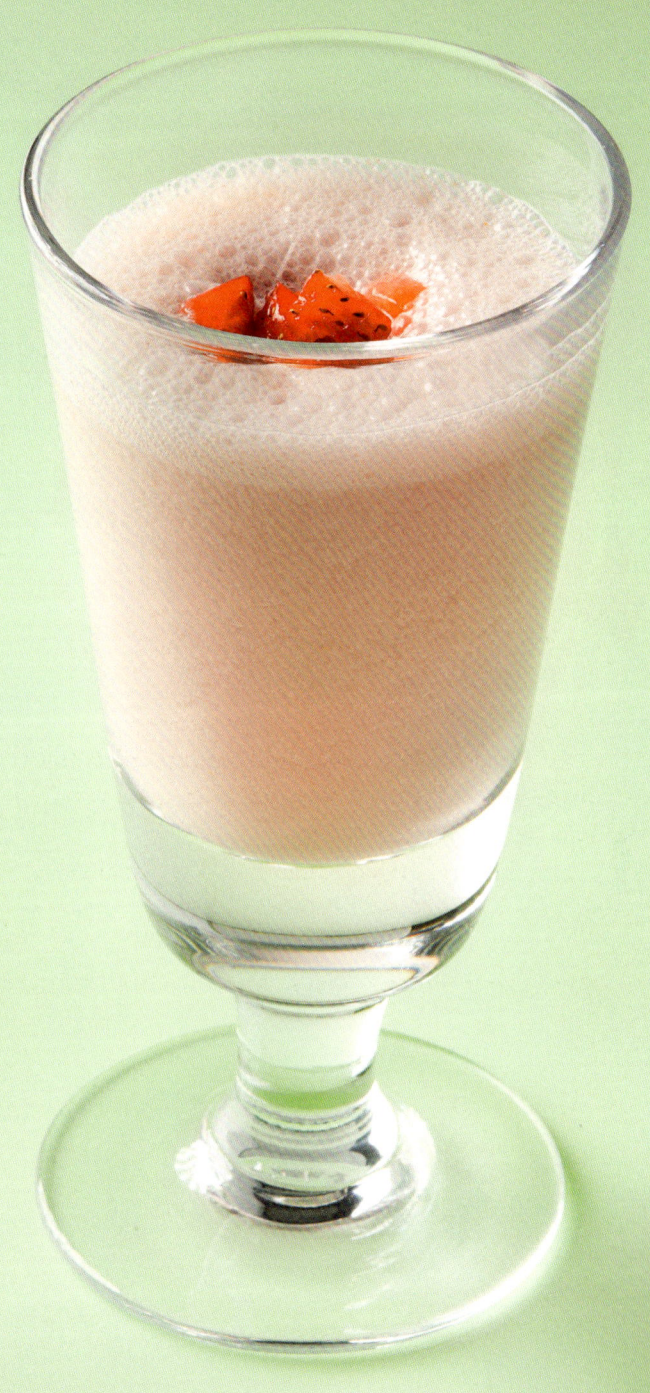

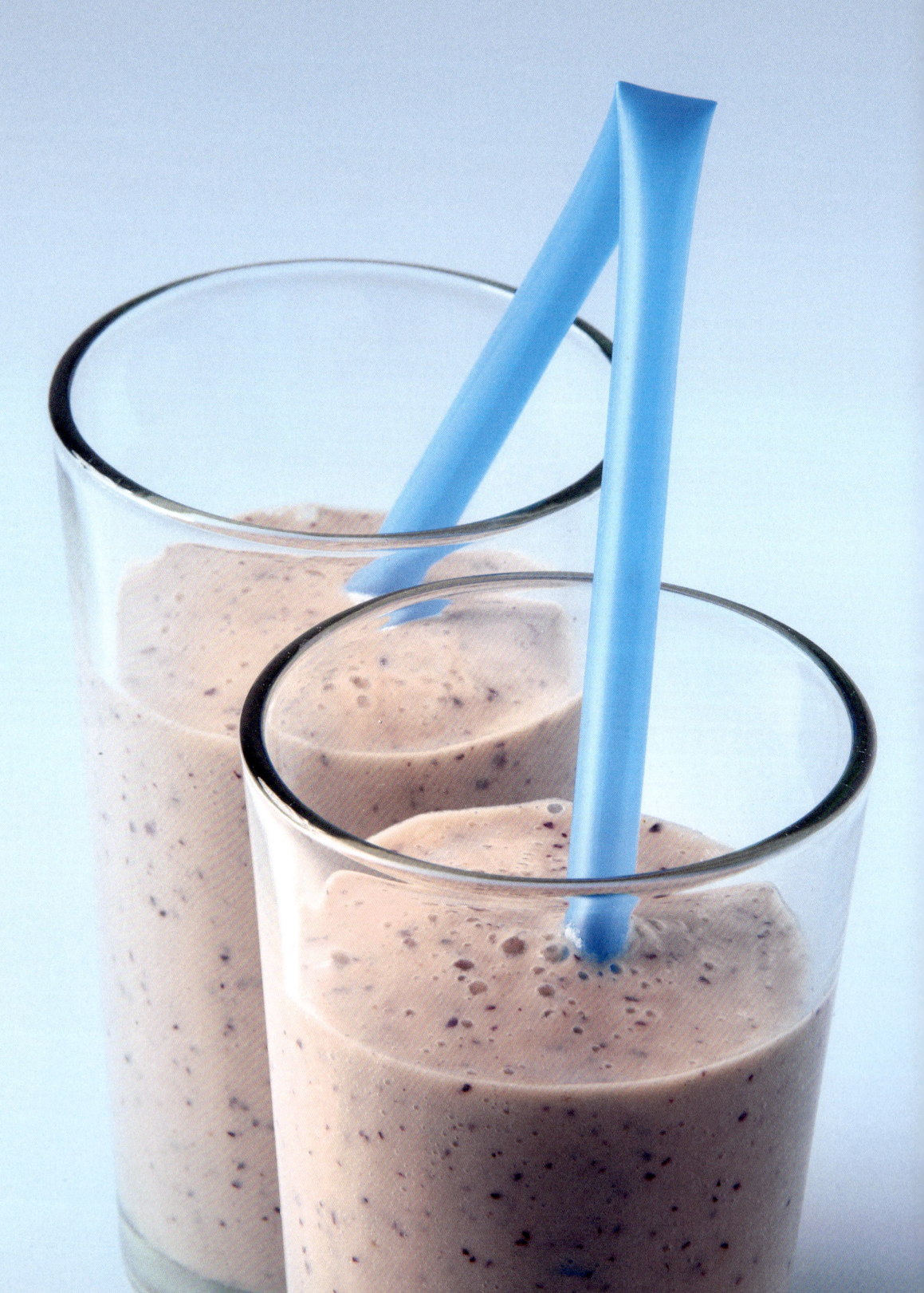

BLUE MANGO

Zubereitungszeit: 5 Minuten

Portionen: 2

Kalorien: unter 200

- 75 g Mangofruchtfleisch
- 1 kleine Banane
- 75 g Heidelbeeren
- 120 g Natur- oder Vanillejoghurt, fettfrei
- 60 ml Milch, fettfrei
- ½ TL Honig (nach Belieben)

1 Das Mangofruchtfleisch grob in Stücke schneiden. Die Banane schälen und in Stücke brechen. Die Heidelbeeren verlesen und waschen.

2 Das Obst zusammen mit den anderen Zutaten in den Mixer geben und auf höchster Stufe in ca. 60 Sekunden cremig pürieren.

Das Rezept ergibt zwei Portionen – heben Sie sich die zweite für später auf oder teilen Sie!

BANANEN–HAFER–KRAFTKICK

Zubereitungszeit: 5 Minuten

Portionen: 1   **Kalorien: unter 200**

- ¼ Banane
- 80 g Haferflocken, in wenig Wasser gekocht
- 80 g Natur- oder Vanillejoghurt, fettfrei
- 80 ml fettfreie oder fettarme Kuhmilch, wahlweise mit ungesüßter Soja- oder Mandelmilch
- ½ TL Honig
- 100 g Eiswürfel

1 Von der Banane eine dünne Scheibe für die Dekoration abschneiden, den Rest zusammen mit den übrigen Zutaten in den Mixer geben, auf niedriger Stufe kurz anmixen.

2 Nun auf höchster Stufe in ca. 60 Sekunden cremig pürieren.

DEKORATION: Den Drink mit der Bananenscheibe garnieren.

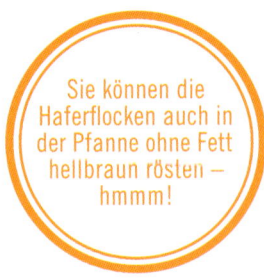

Sie können die Haferflocken auch in der Pfanne ohne Fett hellbraun rösten — hmmm!

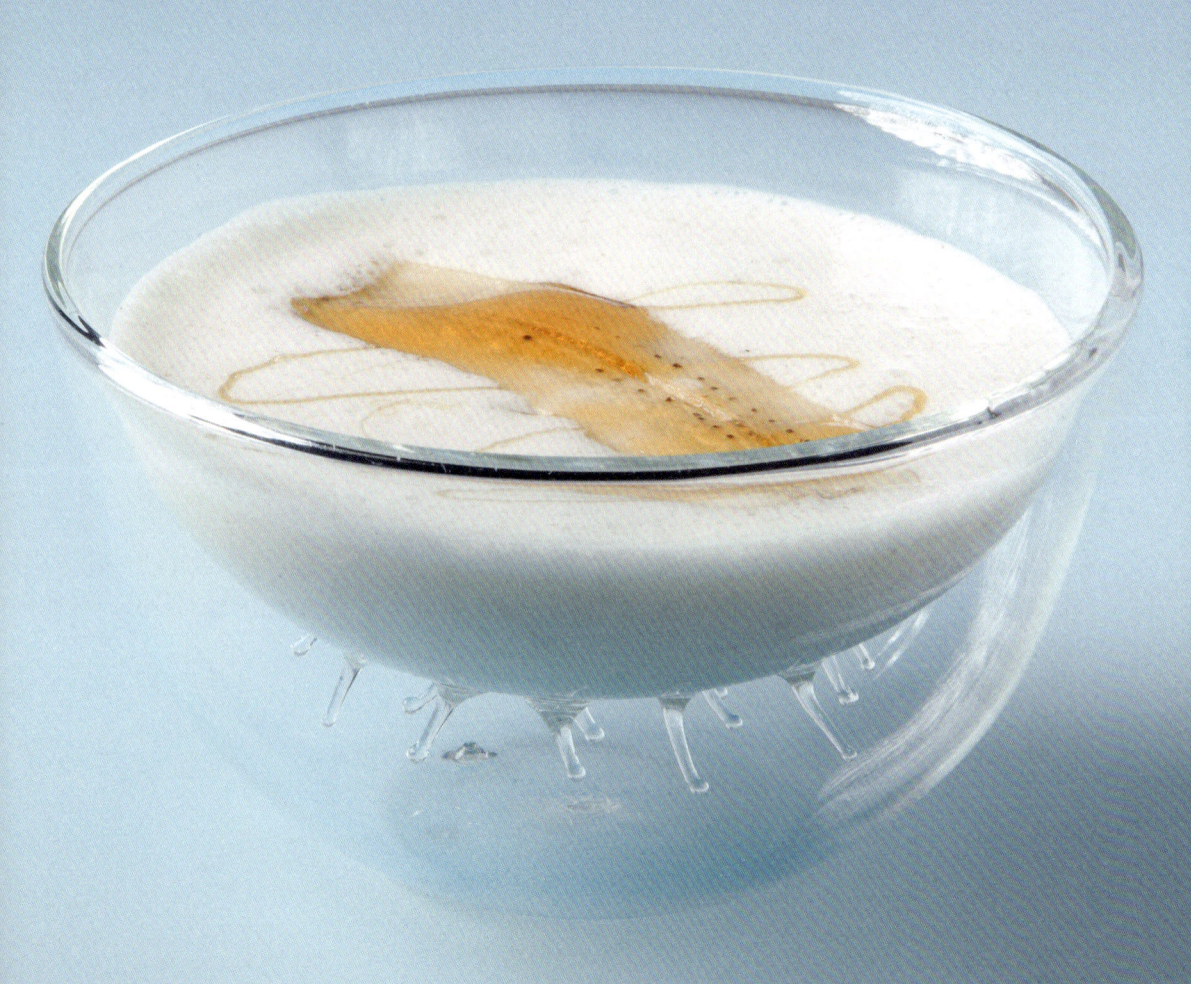

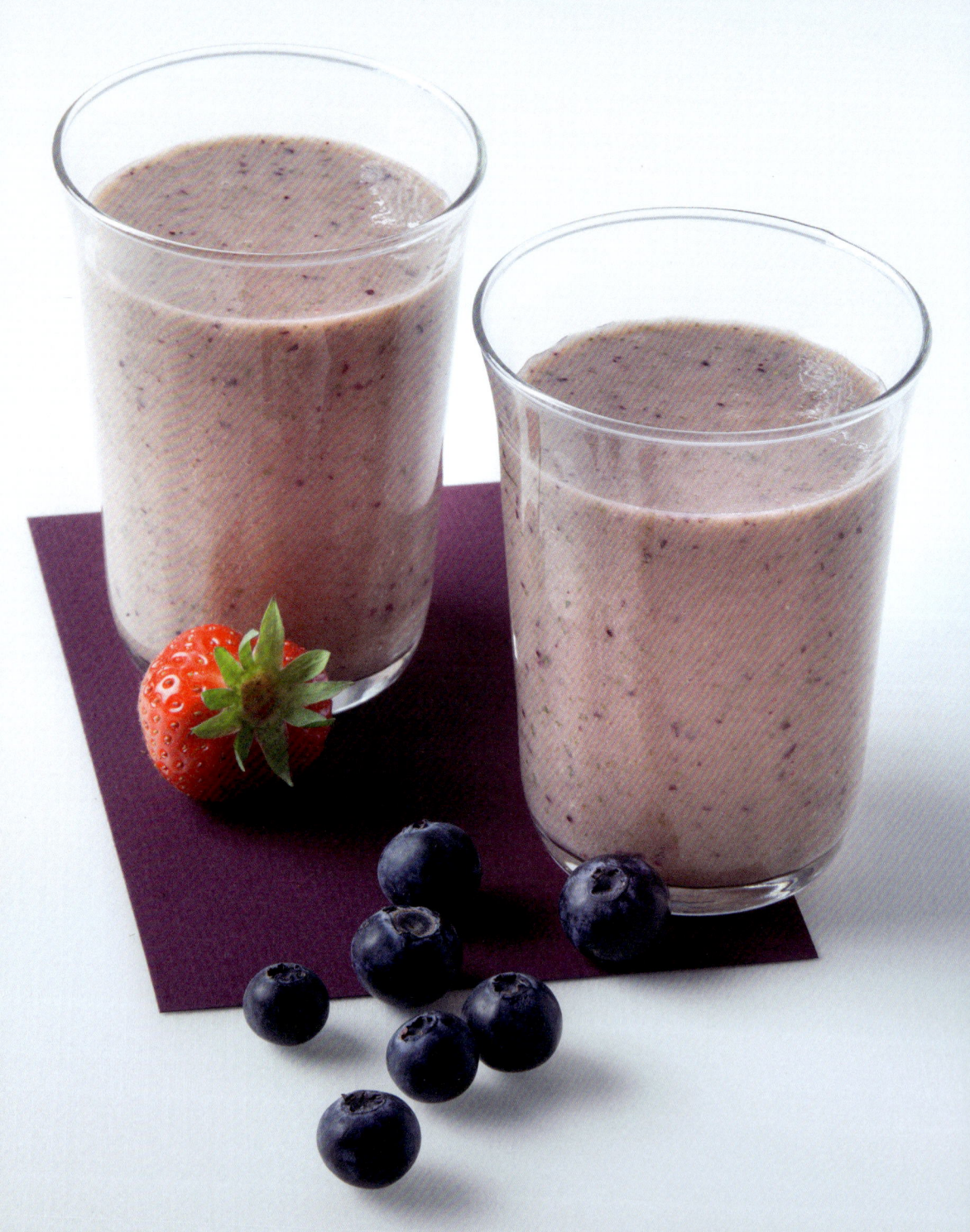

SÜSSE DETOX-VERFÜHRUNG

Zubereitungszeit: 7 Minuten

Portionen: 2   Kalorien: unter 200

- 1 kleiner Apfel
- 1 Banane
- 75 g Heidelbeeren
- 150 g Erdbeeren
- 120 g tiefgefrorener Beeren-Mix
- 2 Grünkohlnuggets aus der Tiefkühltruhe
- 120 ml fettfreie oder fettarme Kuhmilch, wahlweise ungesüßte Soja- oder Mandelmilch
- 120 ml Apfelsaft (nicht aus Konzentrat)
- 120 ml Orangensaft (nicht aus Konzentrat)

1 Den Apfel waschen oder schälen, vierteln, von Stiel und Kerngehäuse befreien und in Stücke schneiden. Die Banane schälen und in Stücke brechen.

2 Die Heidelbeeren verlesen und waschen, die Erdbeeren waschen und vom Stielansatz befreien.

3 Die vorbereiteten Zutaten mit den übrigen Zutaten in den Mixer geben, kurz bei geringer Geschwindigkeit anmixen, dann auf höchster Stufe in ca. 60 Sekunden cremig pürieren.

SCHARFER KRAFTMIX

Zubereitungszeit: 7 Minuten

Portionen: 2

Kalorien: unter 200

- 75 g Spinat
- ½ Gala-Apfel
- 2 Grünkohlnuggets aus der Tiefkühltruhe
- 7 Ananasstückchen
- 1½ EL Zitronensaft, frisch gepresst
- 200 ml Wasser
- 1 TL Ingwer, gemahlen
- Prise Cayenne-Pfeffer

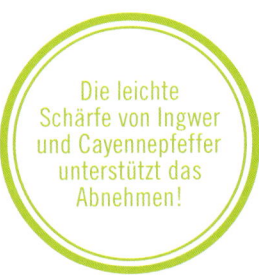

Die leichte Schärfe von Ingwer und Cayennepfeffer unterstützt das Abnehmen!

1 Den Spinat waschen, putzen und klein hacken.

2 Den Apfel waschen oder schälen, vierteln und von Stiel und Kerngehäuse befreien. 2 hauchdünne Scheiben für die Dekoration beiseitelegen.

3 Spinat und Apfel zusammen mit den übrigen Zutaten in den Mixer geben, kurz auf niedriger Stufe anmixen, dann auf höchster Stufe in ca. 60 Sekunden cremig pürieren.

DEKORATION: Die Drinks mit den dünnen Apfelscheiben garnieren.

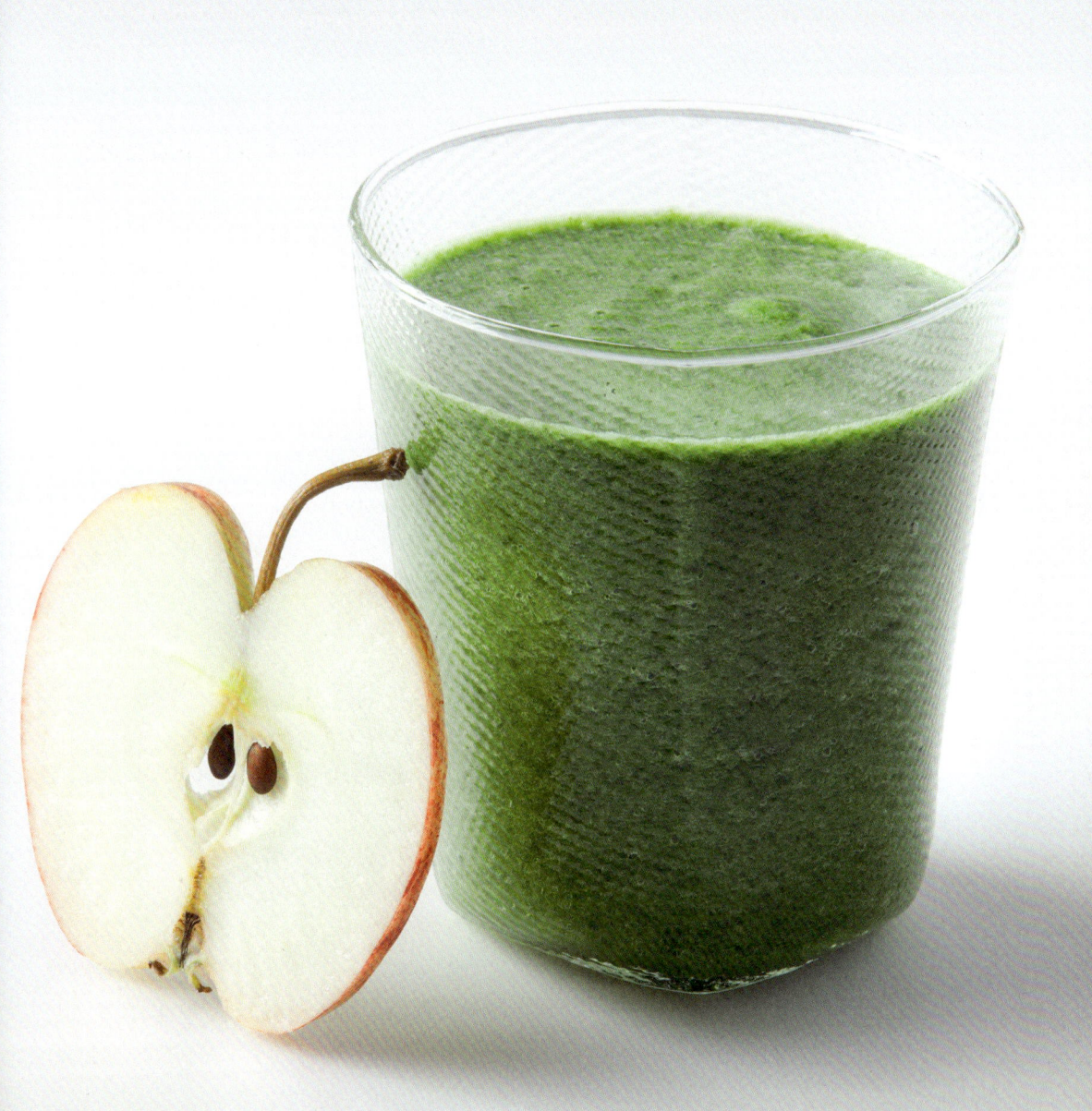

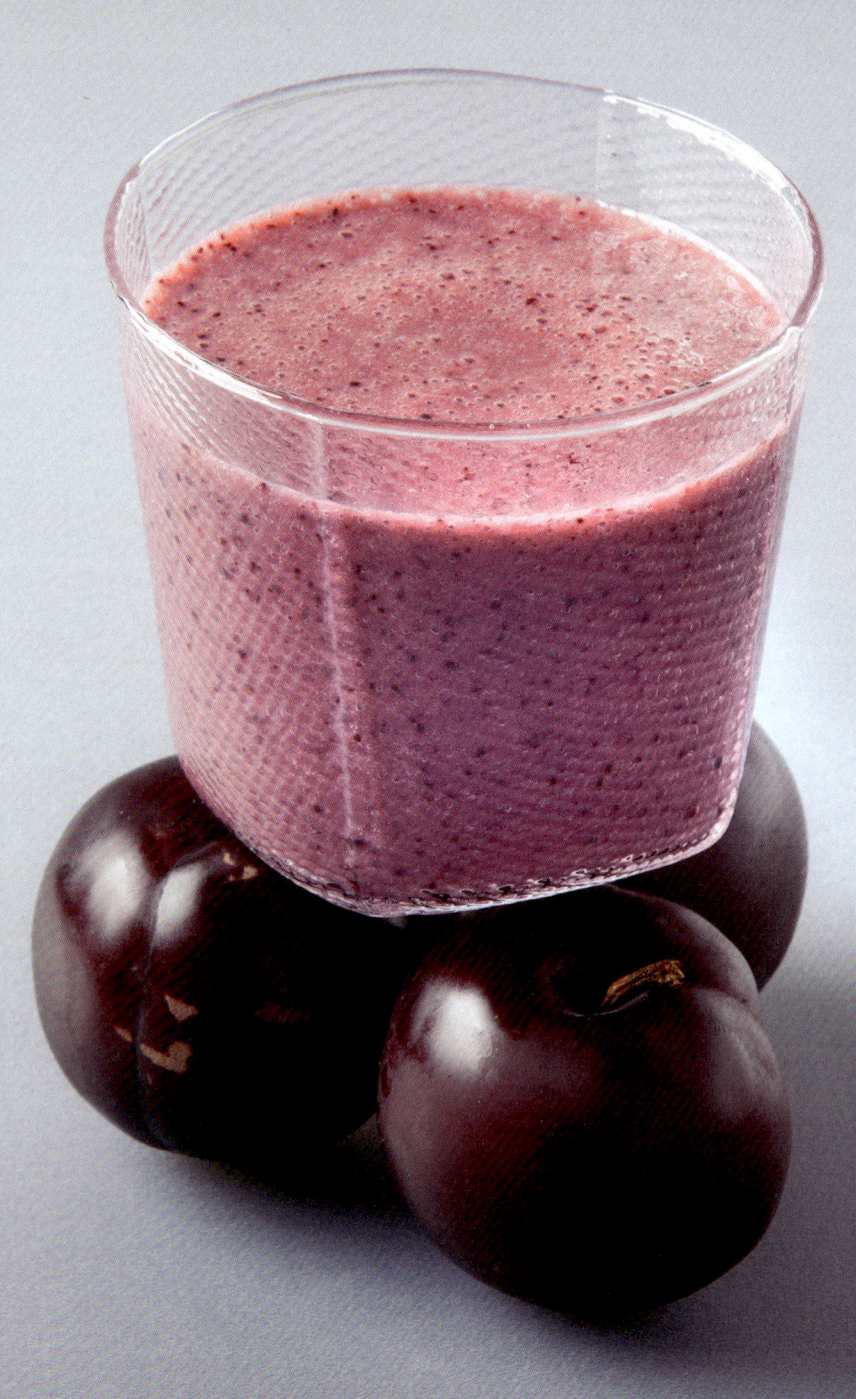

PFLAUMENPOWER

Zubereitungszeit: 7 Minuten

Portionen: 1

Kalorien: unter 200

- 2 sehr reife Pflaumen
- 100 g Heidelbeeren
- 2 EL fettfreier Joghurt
- 2 TL Zucker
- 100 g Eiswürfel

1 Die Pflaumen waschen, halbieren und vom Kern befreien.
2 Die Heidelbeeren verlesen und waschen.
3 Pflaumen und Heidelbeeren zusammen mit den anderen Zutaten in den Mixer geben, kurz bei geringer Geschwindigkeit anmixen, dann auf höchster Stufe in ca. 60 Sekunden cremig pürieren.

BEERENSTARK

Zubereitungszeit: 7 Minuten

Portionen: 2

Kalorien: unter 200

- 1 kleine Banane
- 75 g Heidelbeeren, frisch oder tiefgefroren
- 75 g Weinbeeren, frisch oder tiefgefroren
- 150 g Kirschen, entstielt und entkernt
- 60 g Natur- oder Vanillejoghurt, fettfrei
- 120 ml Apfelsaft (nicht aus Konzentrat)
- ½ EL Honig
- 100 g Eiswürfel

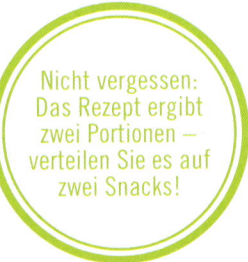

Nicht vergessen: Das Rezept ergibt zwei Portionen – verteilen Sie es auf zwei Snacks!

1   Die Banane schälen und in Stücke brechen.
2   Die Heidelbeeren und die Weinbeeren gegebenenfalls verlesen und waschen. 2 Weinbeeren für die Dekoration beiseitelegen.
3   Die vorbereiteten Zutaten zusammen mit den übrigen Zutaten in den Mixer geben, auf niedriger Stufe kurz anmixen und anschließend auf höchster Stufe in ca. 60 Sekunden cremig pürieren.

DEKORATION: Je eine Weintraube auf den Glasrand stecken.

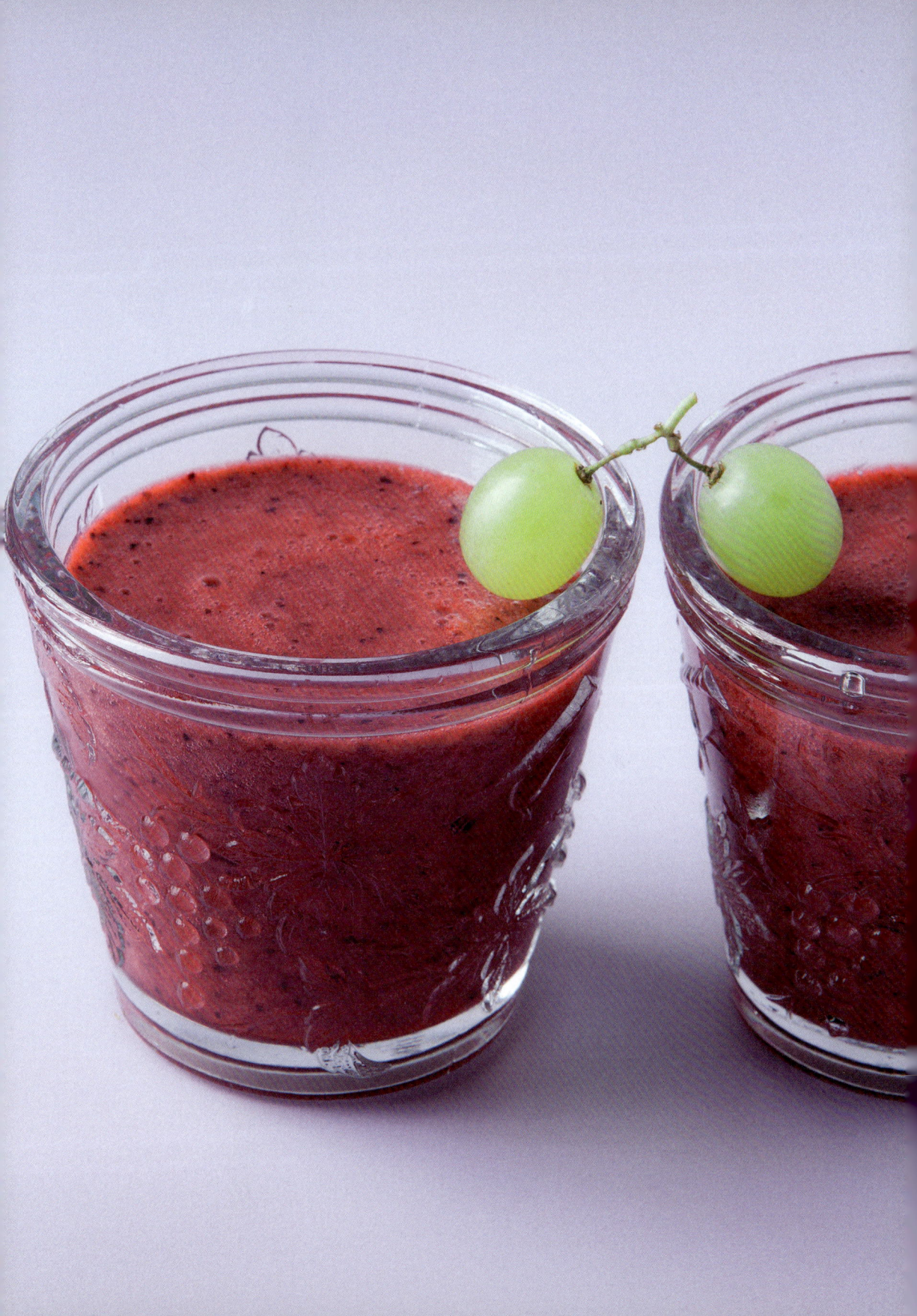

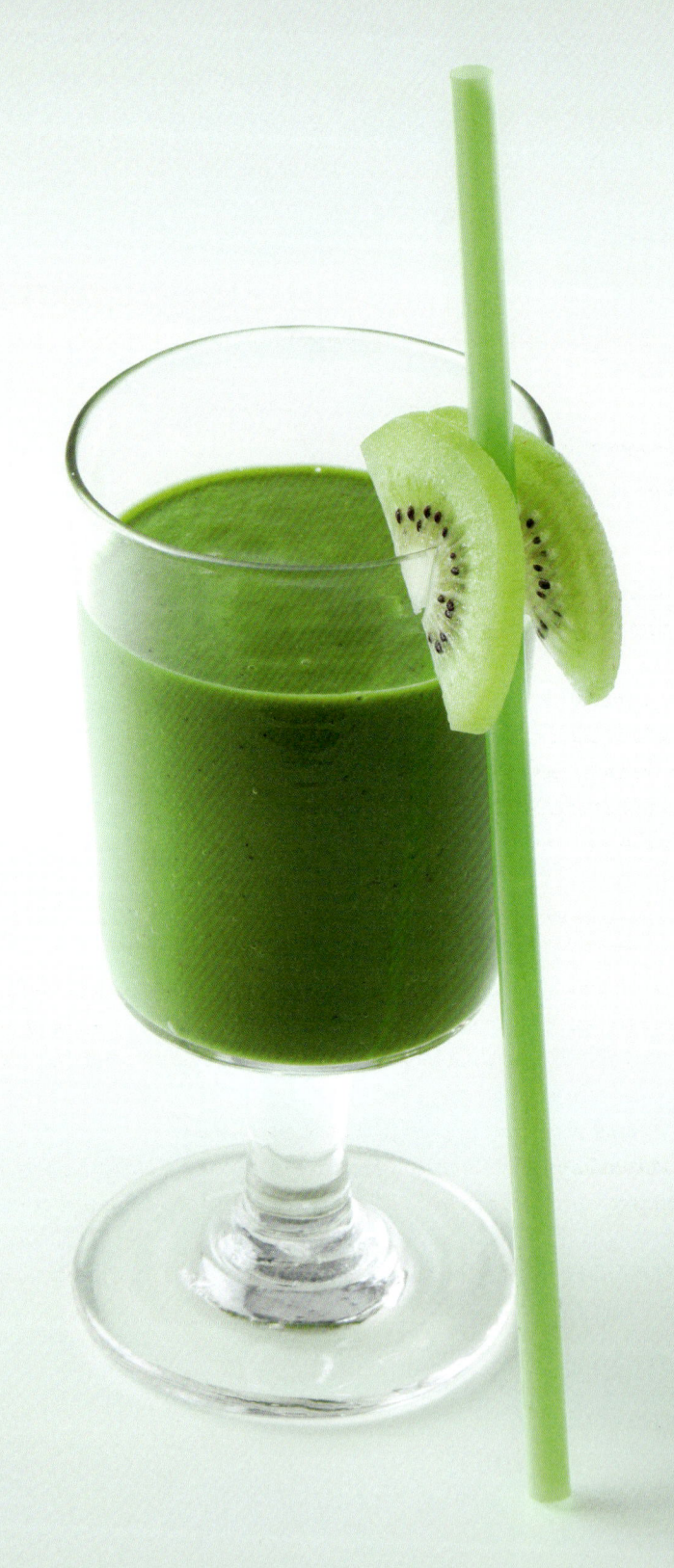

GRÜNER POWERDRINK

Zubereitungszeit: 7 Minuten

Portionen: 2   Kalorien: unter 200

- 1 mittelgroßer Gala-Apfel
- 1 kleine Banane
- 1 Kiwi
- 150 g Spinat
- 2 Gurkenscheiben, etwas mehr als 1 cm dick
- 5 Erdbeeren, tiefgefroren
- 4 Ananasstückchen, frisch oder tiefgefroren
- 250 ml Kokosmilch

1 Den Apfel waschen oder schälen, vierteln und von Stiel und Kerngehäuse befreien, anschließend in Stücke schneiden. Die Banane schälen und in Stücke brechen. Die Kiwi schälen, 1 Scheibe für die Dekoration beiseitelegen, den Rest in Stücke schneiden.

2 Den Spinat waschen, putzen und abtropfen lassen.

3 Die vorbereiteten Zutaten zusammen mit den übrigen Zutaten in den Mixer geben und auf höchster Stufe in ca. 60 Sekunden cremig pürieren.

DEKORATION: Die Gläser mit je einer Hälfte der Kiwischeibe dekorieren.

GRÜNE ENERGIE

Zubereitungszeit: 7 Minuten

Portionen: 2   Kalorien: unter 200

- 1 kleine Banane, gefroren
- ½ mittelgroße Birne
- ¼ mittelgroßer Granny-Smith-Apfel
- 150 g Orangenfruchtfleisch
- 150 g grüne Weintrauben, tiefgefroren
- 5 Ananasstückchen
- 3 Grünkohlnuggets aus der Tiefkühltruhe
- 250 ml Kokosmilch
- 1 Prise Cayenne-Pfeffer

1 Die Banane schälen und in Stücke brechen.

2 Die Birne und den Apfel waschen oder schälen, vierteln und von Stiel und Kern-gehäuse befreien.

3 Die vorbereiteten Zutaten zusammen mit den übrigen Zutaten in den Mixer geben und bei höchster Stufe in ca. 60 Sekunden cremig pürieren.

DEKORATION: Die Drinks mit etwas Cayennepfeffer bestreut servieren.

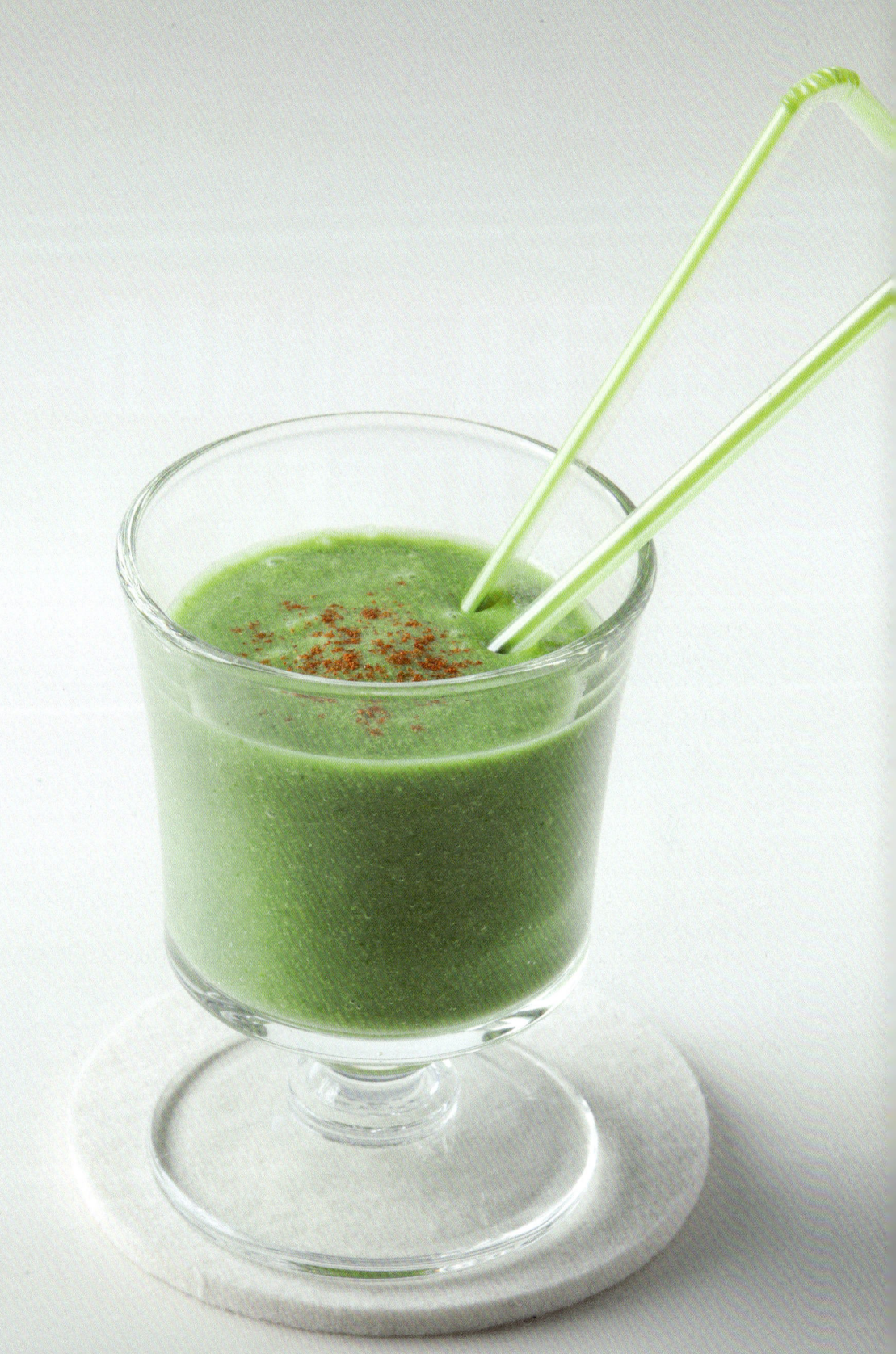

SUPER-SHRED-SUPPEN

n diesem Kapitel finden Sie einfache, preiswerte Rezepte für Suppen, die meisten davon sind in nicht einmal 30 Minuten zubereitet. Sie können Zutaten nach Ihrem Gusto kreativ austauschen, solange Sie die Kaloriensummen nicht überschreiten. Weglassen dürfen Sie natürlich, was Sie wollen, denn damit werden die Kalorien sicher nicht mehr! Auch aus medizinischen Gründen sind Änderungen jederzeit möglich, etwa für Allergiker oder Personen mit hohem Blutdruck. In den meisten Fällen entspricht eine Portion einem Teller oder einer Tasse Suppe, sofern nichts anderes angegeben ist – mehr als eineinhalb Teller sind es nie! Die Rezepte ergeben mehrere Portionen, verputzen Sie also nicht alles auf einmal, sondern heben Sie sich den Rest für eine andere Mahlzeit auf. Die Suppen sollen gut schmecken, gesund sein und Spaß machen, Experimente und Variationen sind also jederzeit möglich, solange Sie das Kalorienlimit nicht überschreiten. Buon appetito!

BOHNEN-KAROTTEN-SUPPE

Zubereitungszeit: 30 Minuten

Kalorien: unter 200

Portionen: 6

- 3 EL Olivenöl
- 2 Knoblauchzehen, geschält und gehackt
- 450 g Cannellini-Bohnen, gewaschen und abgetropft
- 3 Karotten, geschält und in dünne Scheiben geschnitten
- 2 Stangen Lauch, nur die weißen und hellgrünen Teile, gut gewaschen und in Halbringe geschnitten

- 850 ml Hühnerbrühe (2 Dosen), natriumarm
- 500 ml Wasser
- 2 TL Zitronensaft, frisch gepresst
- 1 TL Salbei, gehackt
- Salz und Pfeffer
- Außerdem: einige Salbeiblättchen zum Garnieren

1 Das Öl in einem großen Topf auf mittlerer Stufe erhitzen. Den Knoblauch darin glasig dünsten.
2 Die Bohnen, die Karotten und den Lauch zugeben, die Hühnerbrühe mit dem Wasser und dem Zitronensaft angießen, aufkochen und 5 Minuten köcheln.
3 Den Salbei kurz in der Suppe ziehen lassen, die Suppe mit Salz und Pfeffer würzen.

DEKORATION: Die Suppe mit den Salbeiblättchen garniert servieren.

Durch Zerdrücken einiger Bohnen lässt sich die Suppe andicken.

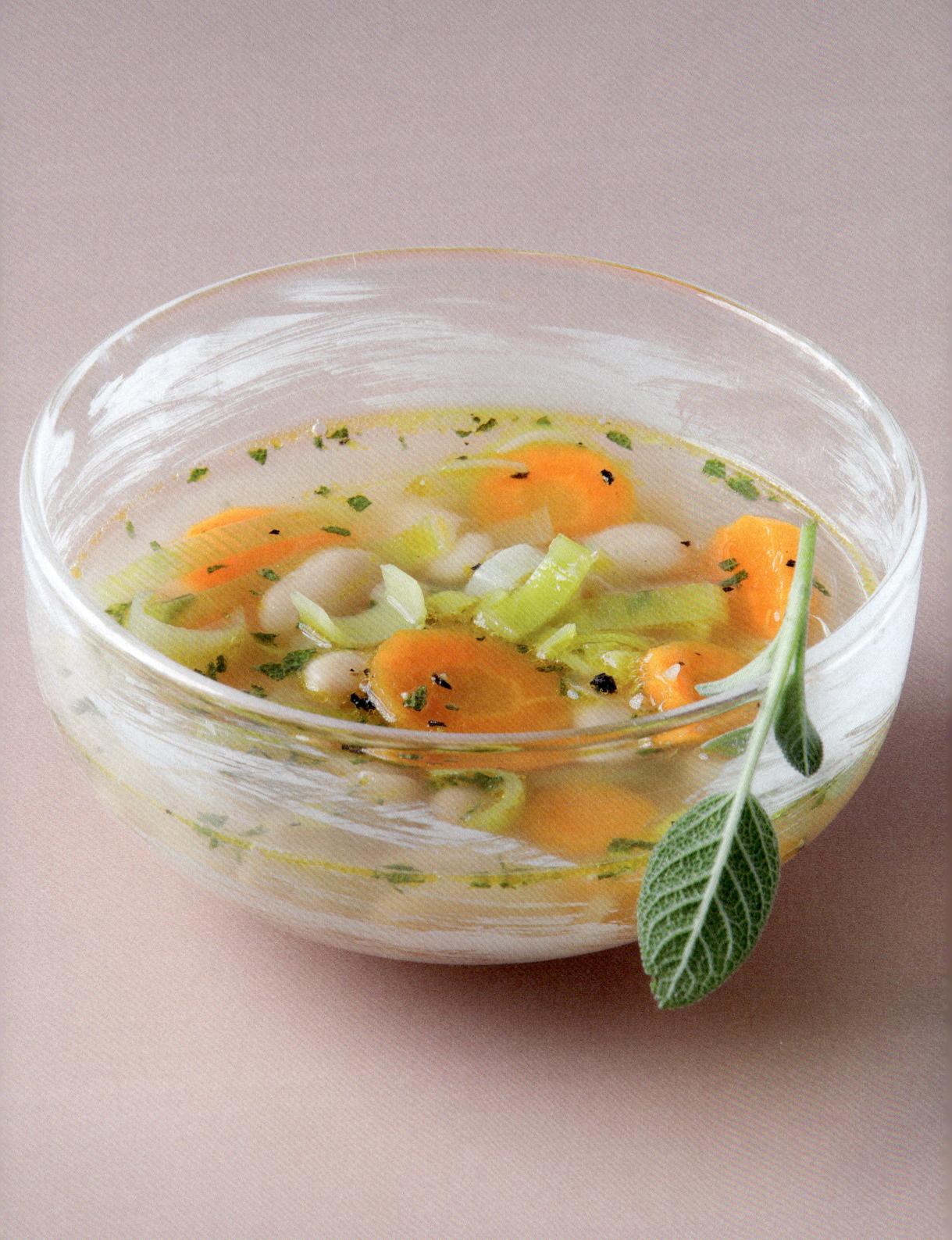

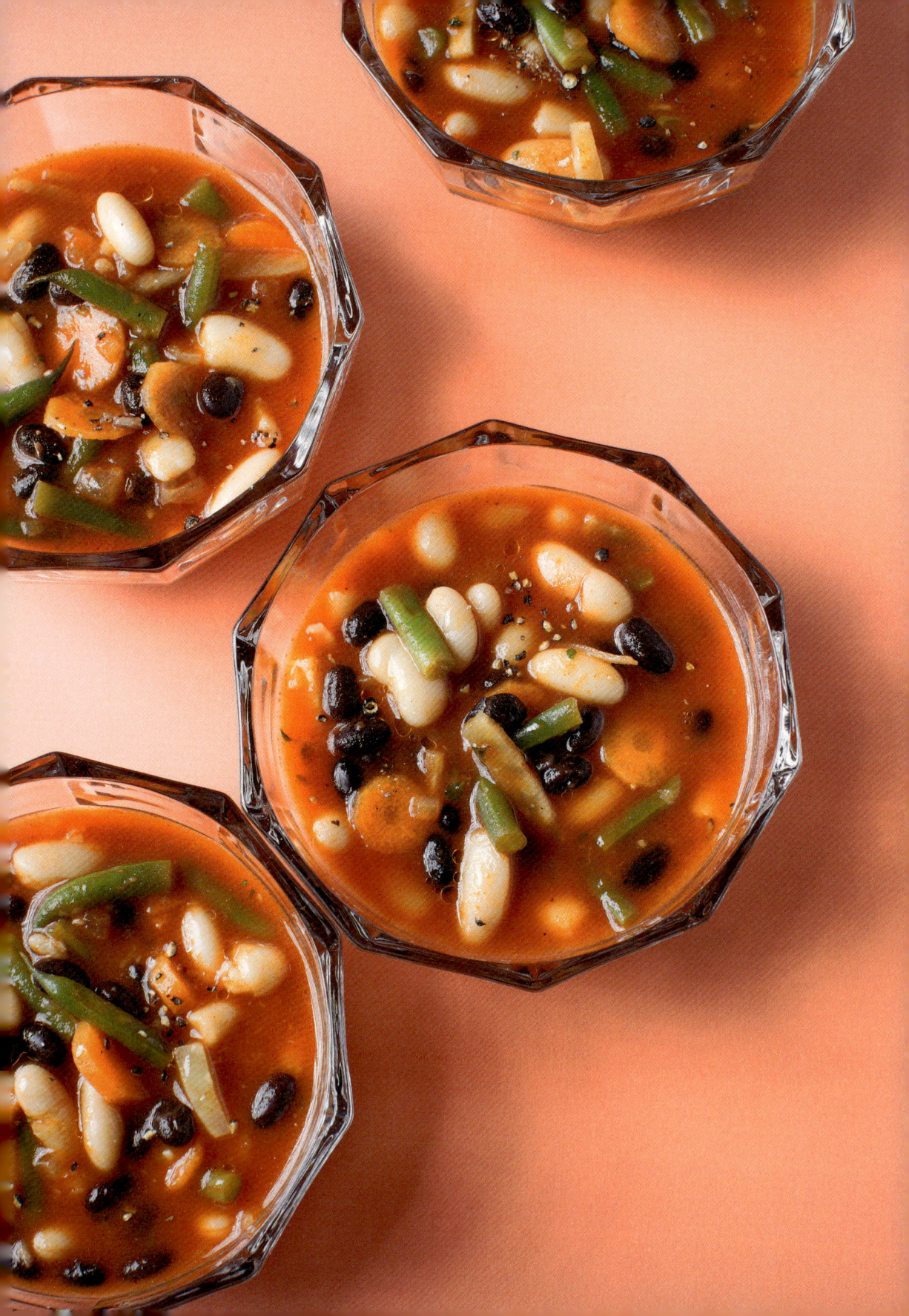

BOHNENSUPPE SCHWARZ-WEISS

Zubereitungszeit: 20 Minuten

Kalorien: unter 150

Portionen: 4

- 2 TL Olivenöl
- 2 Knoblauchzehen, geschält und zerdrückt
- 1 kleine rote Zwiebel, geschält und gehackt
- 1 l Gemüsebrühe (salzarm)
- 150 g Tomatenmark
- 1 TL getrockneter Thymian

- 200 g frische grüne Bohnen, in 2 cm lange Stücke geschnitten
- 75 g Sellerie, geschnitten
- 75 g Karotten, geschält und in dünne Scheiben geschnitten
- 450-g-Dose Cannellini-Bohnen
- 450-g-Dose schwarze Bohnen
- Salz und Pfeffer

1 Das Öl in einem großen Topf auf mittlerer Stufe erhitzen. Den Knoblauch und die Zwiebel dazugeben und ein paar Minuten im Öl andünsten. Die Brühe angießen.

2 Das Tomatenmark und den Thymian hinzufügen und kurz aufkochen.

3 Anschließend die Temperatur wieder reduzieren. Die grünen Bohnen, den Sellerie und die Karotten dazugeben. Alles zugedeckt etwa 15 Minuten bei niedriger Hitze köcheln lassen, bis das Gemüse schön zart ist. Die Dosenbohnen zugeben und noch kurz in der Suppe erwärmen.

4 Mit Salz und Pfeffer würzen.

SCHLANKMACHER-SPARGELSUPPE

Zubereitungszeit: 40 Minuten
Portionen: 4

Kalorien: unter 200

- 700 g frischer grüner Spargel
- 450-g-Dose Hühnerbrühe, natrium-arm
- 120 ml Wasser
- ½ TL getrockneter Thymian
- 2 EL Butter
- 75 g Lauch, nur das Weiße, gewaschen und gehackt
- 75 g Schalotten, gehackt
- 1–2 EL fein gehackter Knoblauch
- ¼ TL Salz
- ¼ TL frisch gemahlener weißer Pfeffer
- 2 festkochende Kartoffeln, geschält und in 1 cm große Würfel geschnitten
- 60 g luftgetrockneter Schinken, in feine Streifen geschnitten

1 Den Spargel waschen. Das untere Drittel der Stangen abschneiden und aufbewahren. Den Rest in Stücke schneiden.

2 Die Brühe, das Wasser, den Thymian und die Spargelenden in einem Suppentopf aufkochen, anschließend bei geringer Hitze zugedeckt 15 Minuten köcheln. Die Spargelenden mit dem Schaumlöffel herausnehmen und wegwerfen.

3 Inzwischen in einem zweiten, kleinen Topf die Butter zerlassen, den Lauch, die Schalotten und den Knoblauch darin kurz andünsten. Den Spargel dazugeben, mit Salz und Pfeffer würzen und 4 Minuten unter ständigem Rühren dünsten. Zusammen mit den Kartoffeln in den Suppentopf geben und zugedeckt rund 15 Minuten köcheln, bis der Spargel zart ist.

4 Inzwischen den Schinken in einem beschichteten Pfännchen bei mittlerer Hitze unter ständigem Rühren knusprig anbraten. Die Suppe fein pürieren, auf vier Teller verteilen und mit dem Schinken bestreut servieren.

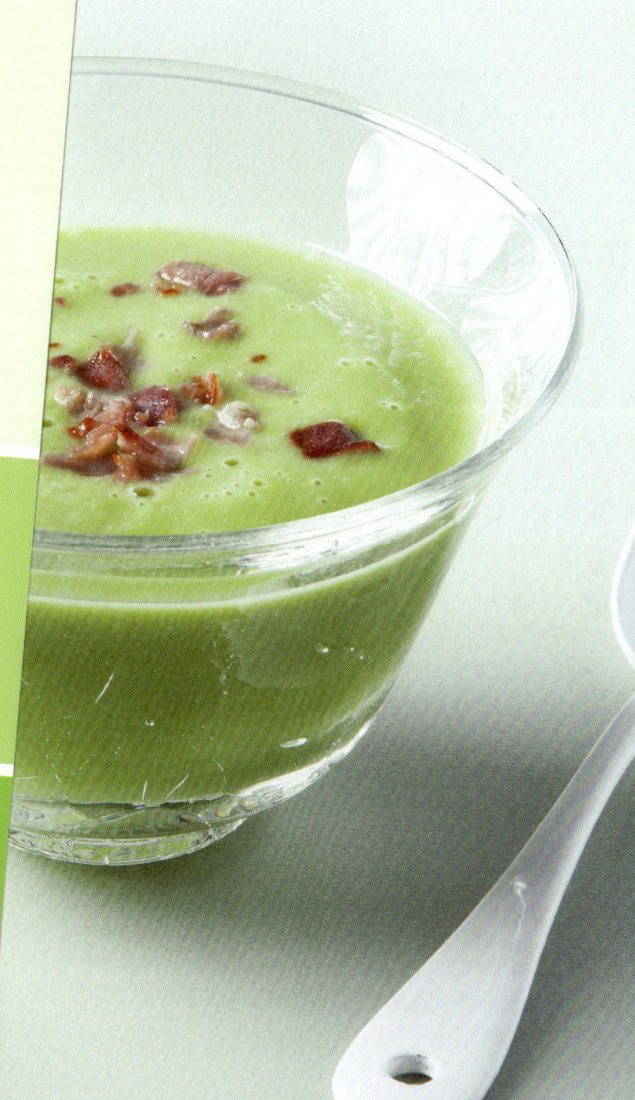

Reservierung
phone 0351_4 42 51 57

PEGGY LÄMPEL
FRISÖRTEAM

Neubertstraße 23a
01307 Dresden
phone 0351_4 42 51 57

Unsere Öffnungszeiten:
Mo - Fr   9 - 20 Uhr
Sa   9 - 14 Uhr

* Gilt natürlich auch für Mütter,
Väter, Brüder und Schwestern -
und ist eine Super-Geschenkidee!!!
Aktionsende: 31.07.2007.

Bring a
friend

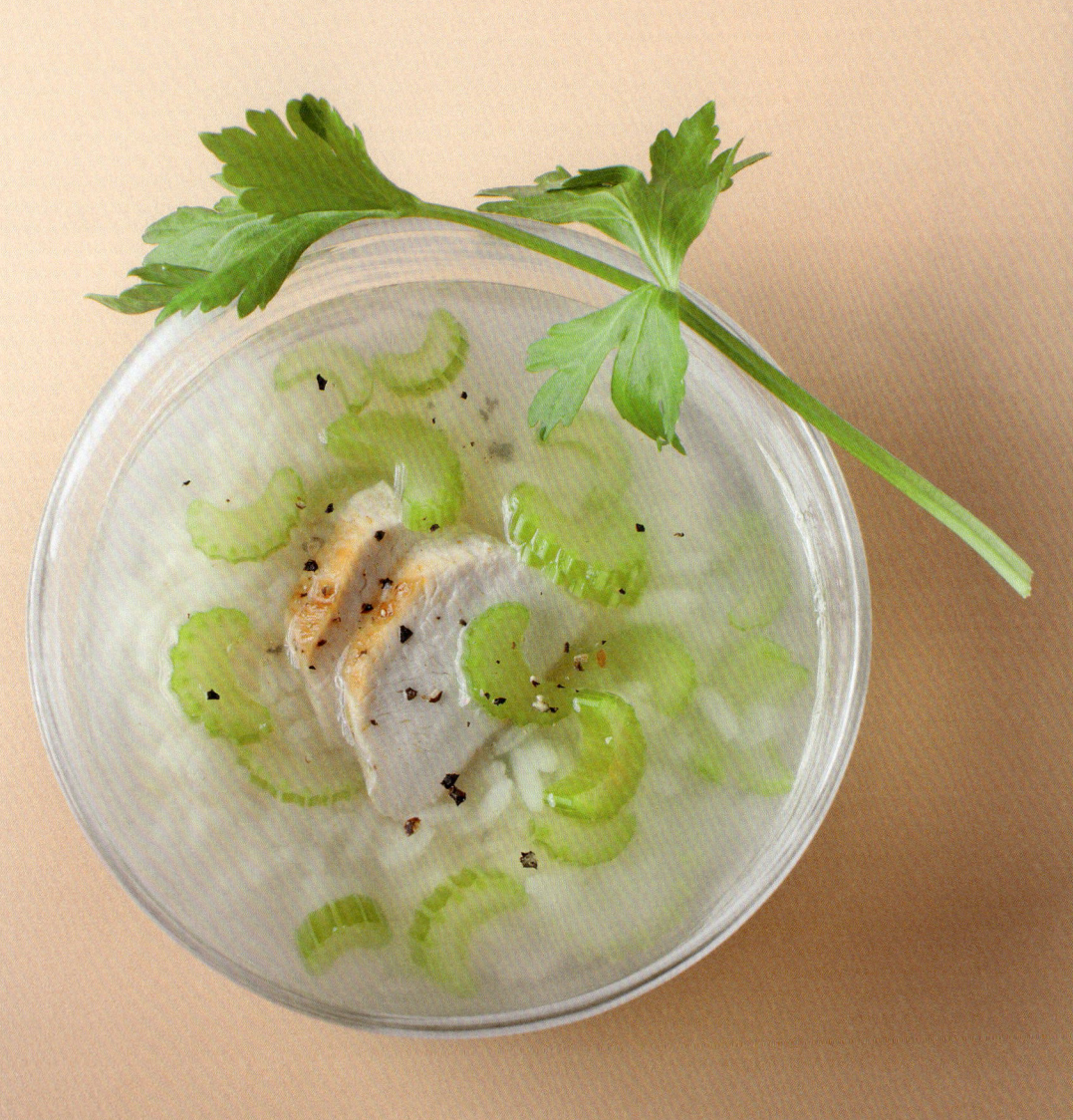

HUHN UND REIS

Zubereitungszeit: 30 Minuten

Kalorien: unter 150

Portionen: 8

- 2 l Hühnerbrühe, natriumarm
- 3 Selleriestangen, in Scheiben geschnitten (etwas Grün zum Dekorieren beiseitelegen)
- 1 kleine Zwiebel, geschält und gehackt
- 50 ml Zitronensaft, frisch gepresst

- Salz
- frisch gemahlener schwarzer Pfeffer
- 200 g Langkornreis
- 2 mittelgroße Stücke Hähnchenbrust, gebraten, ohne Haut, in kleine Stücke geschnitten

1 Die Brühe mit dem Sellerie, der Zwiebel und dem Zitronensaft in einen mittelgroßen Topf geben, mit Salz und Pfeffer würzen und aufkochen.
2 Den Reis in die Brühe geben und 3 Minuten kochen, dann zugedeckt 15 bis 20 Minuten gar köcheln.
3 Das Hähnchenfleisch hinzufügen und durchwärmen lassen.
4 Mit Salz und Pfeffer abschmecken.

DEKORATION: Die Suppe mit Selleriegrün garniert servieren.

MAIS-KÜRBIS-SUPPE

Zubereitungszeit: 30 Minuten   Kalorien: unter 200

Portionen: 4

- 1 EL Olivenöl extra vergine
- 1 Zwiebel, klein gehackt
- Fruchtfleisch von 4 mittelgroßen Sommerkürbissen oder 4 junge Zucchini, in Würfel geschnitten
- 1 TL Zitronensaft
- 1½ TL getrockneter Thymian
- 1½ TL getrockneter Oregano

- ¼ TL Salz
- ¼ TL gemahlener Pfeffer
- 450 ml Hühner- oder Gemüsebrühe, natriumarm
- 450 g Maiskörner
- 50 g Feta-Käse, zerkrümelt (nach Belieben)

1 Das Öl in einem großen Topf nicht zu stark erhitzen und die Zwiebel darin glasig dünsten.

2 Den Kürbis, den Zitronensaft sowie Thymian, Oregano, Salz und Pfeffer dazugeben, die Brühe angießen, aufkochen und unter gelegentlichem Umrühren etwa 5 Minuten köcheln, bis der Kürbis weich ist.

3 Die Suppe mit dem Pürierstab cremig pürieren, dann den Mais unterrühren. Unter gelegentlichem Umrühren noch 2 Minuten köcheln.

4 Auf vier Teller verteilen und nach Belieben mit Feta bestreuen.

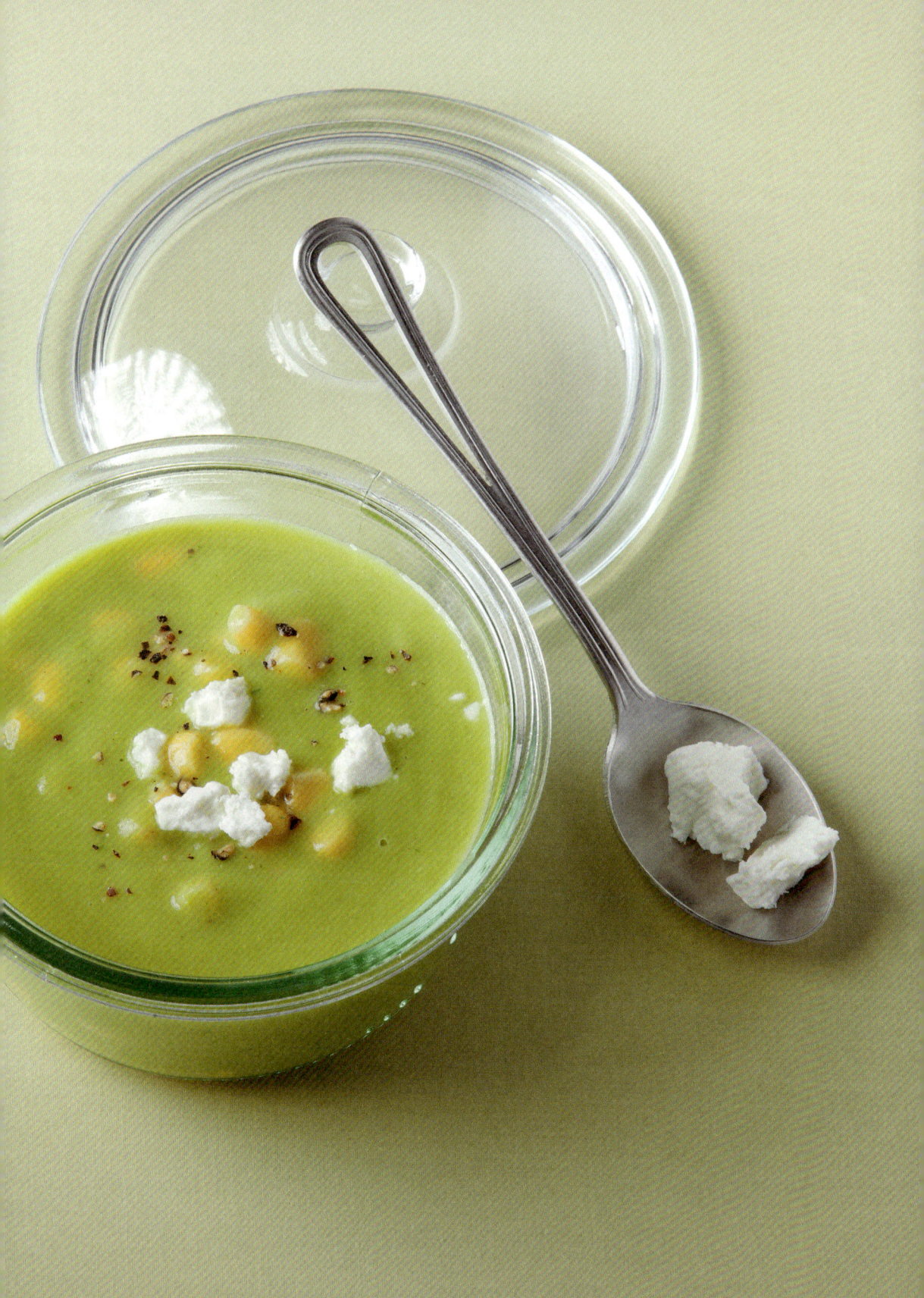

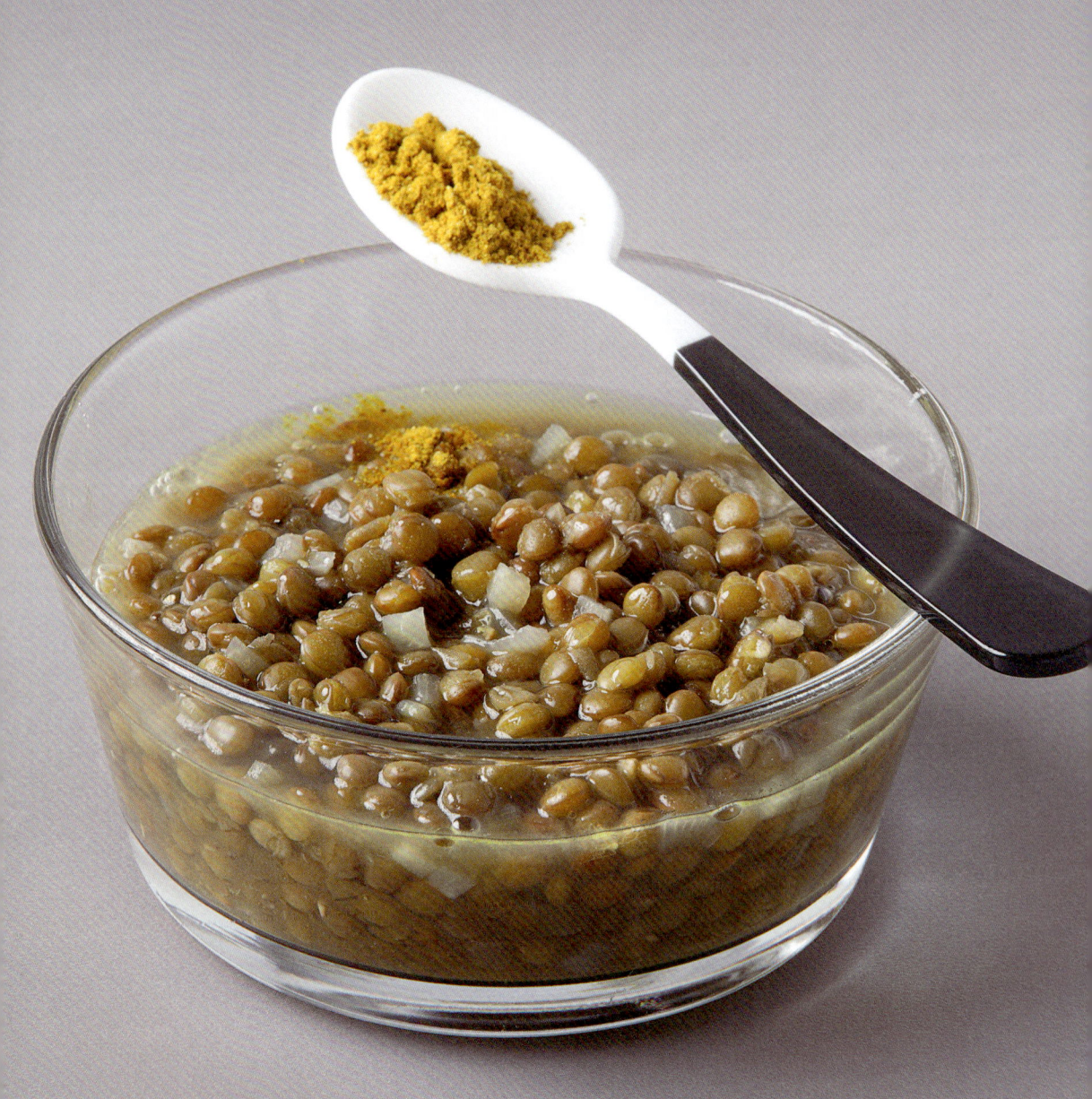

LINSEN-CURRY-SUPPE

Zubereitungszeit: 30 Minuten

Portionen: 2

Kalorien: unter 200

- 300 g Linsen, verlesen, gewaschen und abgetropft
- 1 EL Olivenöl
- 750 ml Hühnerbrühe, fettarm
- 1 Knoblauchzehe, geschält und klein gehackt

- 1 TL Currypulver, nach Belieben mild oder scharf
- 1 große Zwiebel, geschält und klein gehackt
- 1 EL Sellerie, klein gehackt

1 Alle Zutaten in einen mittelgroßen Topf geben und aufkochen.
2 Die Hitze reduzieren und zugedeckt 30 Minuten köcheln, bis die Linsen weich sind.

DEKORATION: Die Suppe mit etwas Currypulver bestreut servieren.

Sie können auch gelbe Linsen nehmen, die sehr schnell gar sind und schön cremig zerfallen.

TRISTÉS NEUE NUDEL-HÜHNERSUPPE

Zubereitungszeit: 30 Minuten

Kalorien: unter 200

Portionen: 4

- 1 EL Butter
- ½ Zwiebel, klein gehackt
- ½ Stange Sellerie, gehackt
- 400 ml Gemüsebrühe
- 120 ml Wasser
- 35 g Spinat, gehackt
- 200 g Erbsen
- 100 g Maiskörner
- 100 g Karotten, geschält und in Würfel geschnitten

- 1 Süßkartoffel, geschält und in Würfel geschnitten
- 200 g Hähnchenfleisch, gebraten und gewürfelt
- 1,5 l Hühnerbrühe, natriumarm
- ½ TL getrocknetes Basilikum
- ½ TL getrockneter Oregano
- 1 TL Hähnchengewürz
- 200 g Eiernudeln oder Gabelspaghetti

1 Die Butter in einem großen Topf zerlassen. Die Zwiebel und den Sellerie darin glasig dünsten (nicht braun werden lassen).

2 Die Brühe und das Wasser angießen, die restlichen Zutaten bis auf die Nudeln in den Topf geben. Aufkochen, dann zugedeckt ca. 10 Minuten köcheln, bis das Gemüse gar ist.

3 Inzwischen die Eiernudeln in einem extra Topf in Salzwasser nach Packungsanleitung garen, abschrecken. Erst bei Tisch in die Suppe geben.

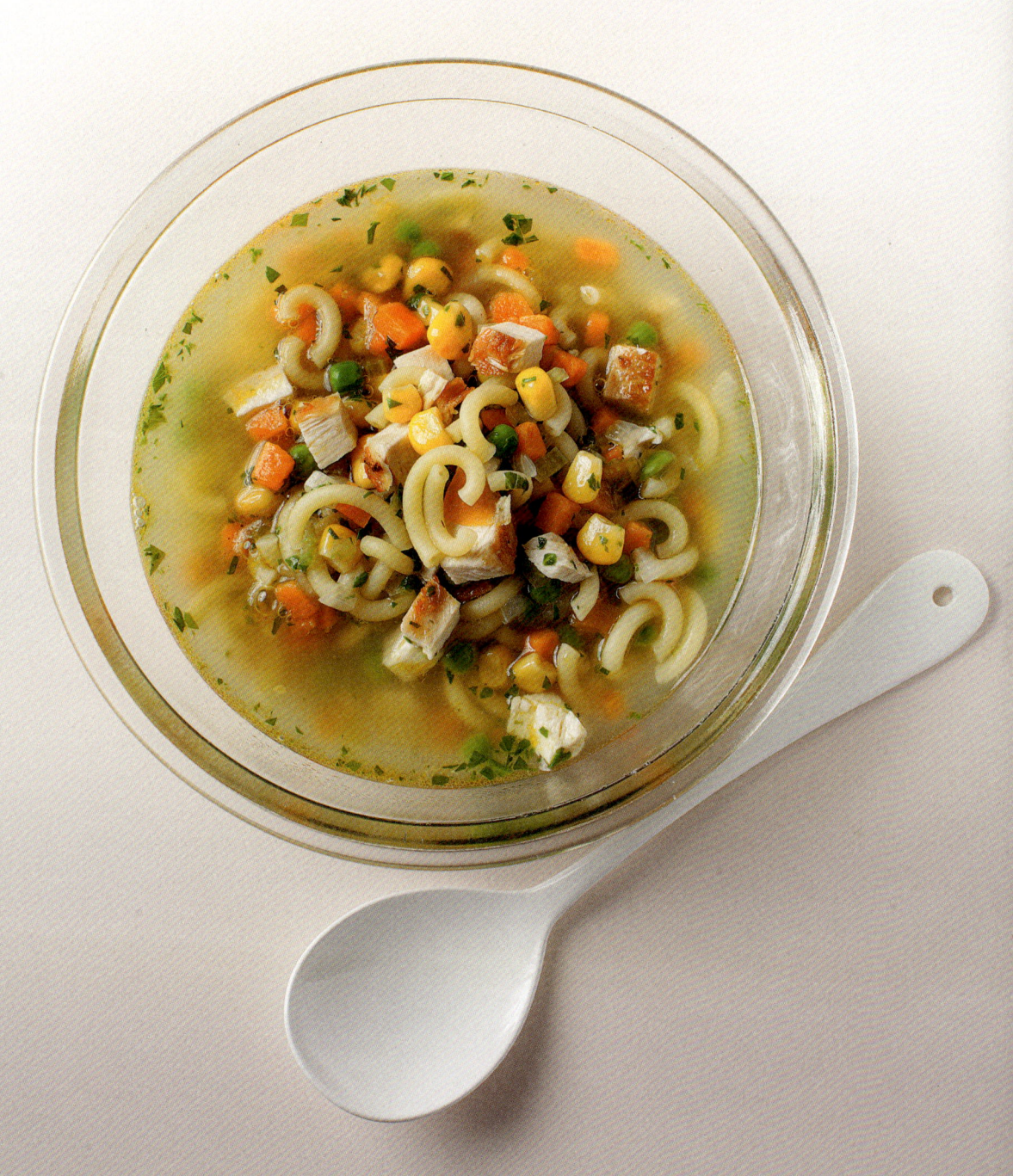

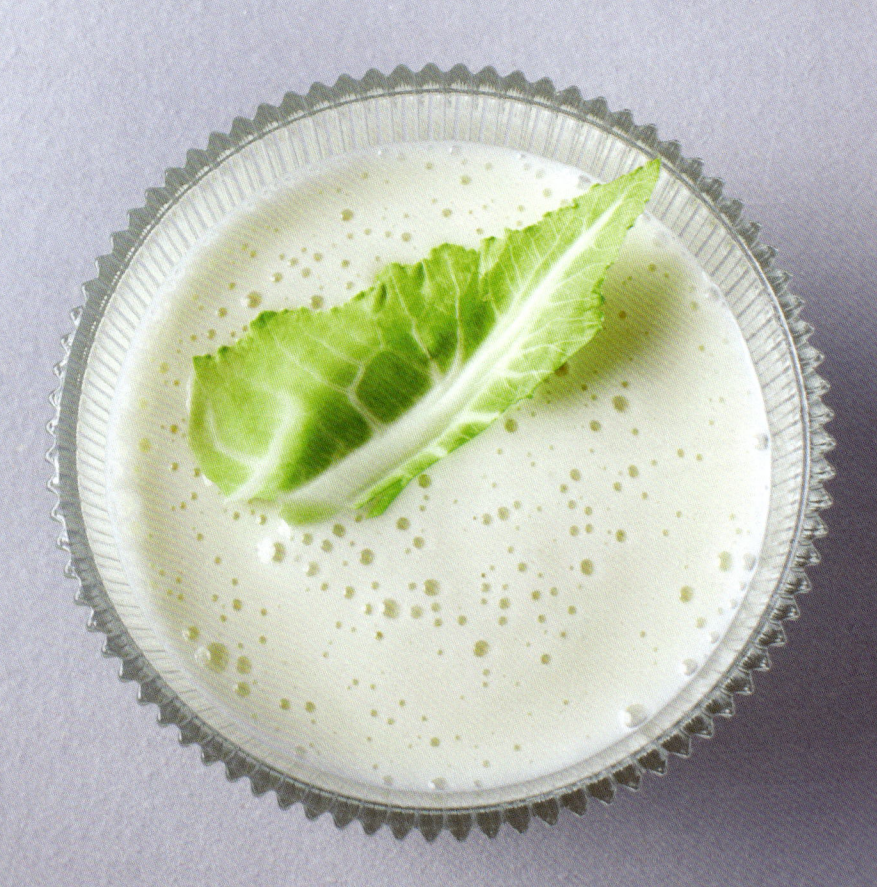

BLUMENKOHL-KARTOFFEL-SUPPE

Zubereitungszeit: 30 Minuten   Kalorien: unter 200

Portionen: 4

- 2 TL Olivenöl
- ½ Schalotte, klein gehackt
- 500 g Blumenkohl, in kleine Röschen geschnitten (falls vorhanden, 4 zarte Blumenkohlblättchen zum Dekorieren beiseitelegen)
- 600 g Kartoffeln, festkochend
- 50 g Sellerie, fein gehackt
- 900 ml Hühnerbrühe, natriumarm
- ½ TL Salz
- ¼ TL gemahlener weißer Pfeffer
- 1 TL Zitronensaft
- 250 ml Milch, fettarm oder fettfrei

1 Das Öl in einem großen Topf erhitzen, die Schalotte darin glasig dünsten.

2 Den Blumenkohl, die Kartoffeln und den Sellerie zugeben, die Brühe angießen, mit Salz und Pfeffer würzen und aufkochen. Zugedeckt 15–20 Minuten köcheln, bis das Gemüse weich ist.

3 Zitronensaft und Milch zugeben, die Suppe mit dem Pürierstab cremig pürieren. Mit Salz und Pfeffer abschmecken.

DEKORATION: Die Suppe mit den Blumenkohlblättchen garnieren.

GURKEN-GAZPACHO

Zubereitungszeit: 20 Minuten

Portionen: 6

Kalorien: unter 200

- 3 Salatgurken
- 1 TL Salz
- 5 Frühlingszwiebeln, grob zerkleinert
- 120 ml frische Petersilie, gehackt
- 2 EL frischer Dill, grob gehackt
- 60 ml Zitronensaft, frisch gepresst
- 500 ml Buttermilch, fettarm
- 500 ml Joghurt, fettarm
- 120 ml kalte Gemüsebrühe, natrium-arm
- Außerdem: einige Zweige Dill zum Garnieren

1 Die Gurken schälen, längs halbieren, mit einem Löffel entkernen und würfeln. Mit Salz bestreuen und 15 Minuten ziehen lassen.

2 Zusammen mit den übrigen Zutaten im Mixer oder mit dem Pürierstab cremig pürieren.

3 Nochmals mit Salz abschmecken.

DEKORATION: Mit frischen Dillzweigen garniert servieren.

Die Gazpacho vor dem Servieren 45 Minuten in den Kühlschrank stellen.

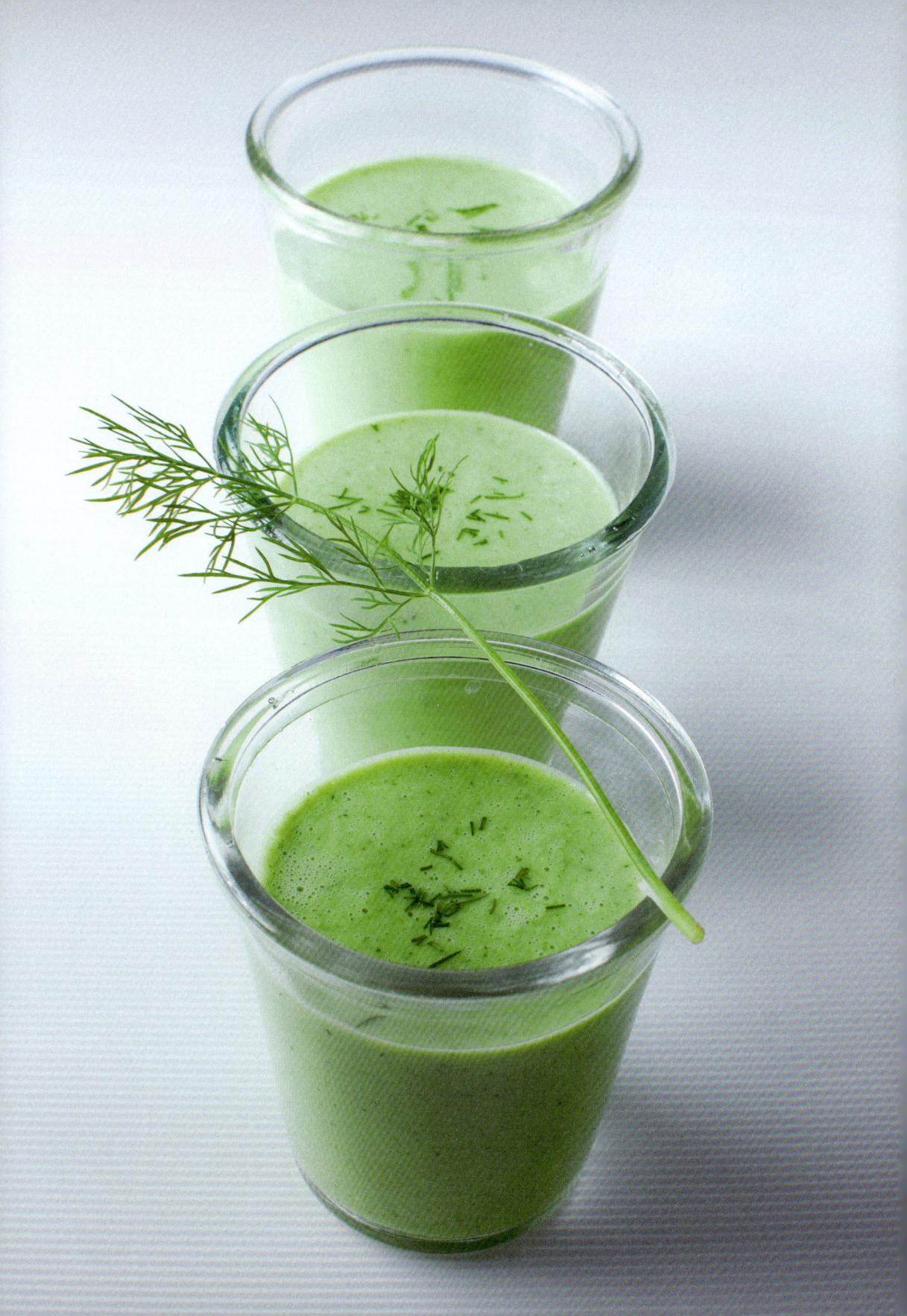

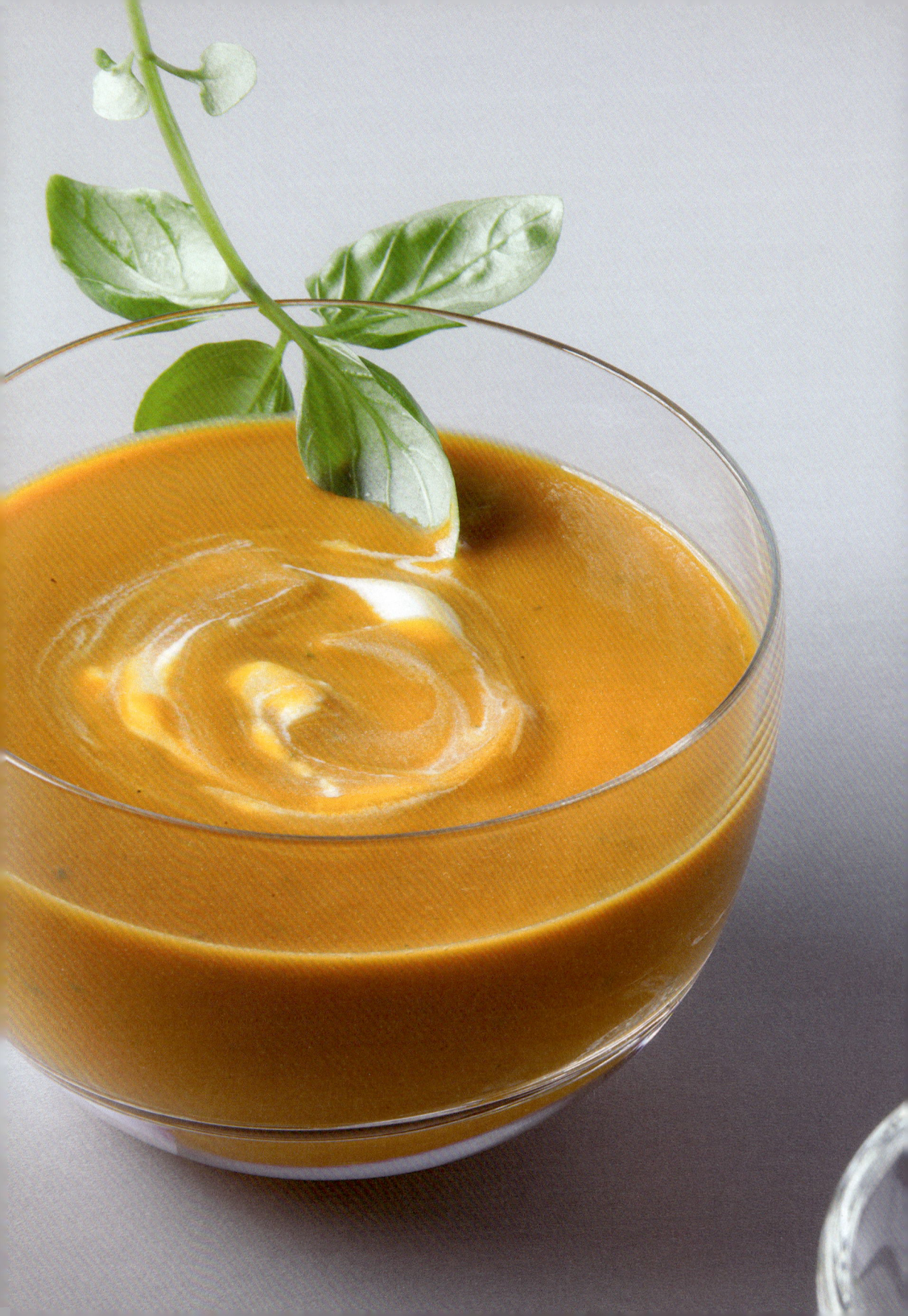

TOMATEN-BASILIKUM-TRAUM

Zubereitungszeit: 40 Minuten   Kalorien: unter 200
Portionen: 4

- 3 TL Olivenöl
- 2 große Karotten, abgebürstet oder geschält, in Scheiben geschnitten
- 1 mittelgroße rote Zwiebel, geschält und in Scheiben geschnitten
- 2 420-g-Dosen Tomaten
- 420 ml Hühnerbrühe
- 1 Handvoll frisches Basilikum, gehackt
- 120 ml Crème légère
- Salz und Pfeffer

1 Das Öl in einem großen Topf sanft erhitzen, die Karotten und die Zwiebel darin in etwa 10 Minuten bissfest dünsten.
2 Die Tomaten, die Hühnerbrühe und das Basilikum (bis auf ein paar Blättchen) dazugeben, aufkochen und 20 Minuten zugedeckt leise köcheln.
3 Die Hälfte der Crème légère zugeben und die Suppe mit dem Pürierstab cremig pürieren. Mit Salz und Pfeffer abschmecken.

DEKORATION: Mit je einem Klecks oder »Wirbel« der restlichen Crème légère anrichten und mit Basilikumblättchen garnieren.

BUTTERNUSSKÜRBIS-APFEL-SUPPE

Zubereitungszeit: 25 Minuten   Kalorien: unter 200
Portionen: 8

- 2 TL Butter
- 1 rote Zwiebel, geschält und gehackt
- 1 große Knoblauchzehe, geschält und gehackt
- 150 g säuerlicher Apfel, geschält und in Stücke geschnitten
- 2 Msp. frisch geriebene Muskatnuss

- 900 g Butternusskürbis-Fruchtfleisch, in Würfel geschnitten
- 1 TL Kreuzkümmel, gemahlen
- 270 ml Hühnerbrühe, natriumarm
- 60 ml Kondensmilch, fettfrei
- Salz und Pfeffer

1 Die Butter in einem großen Topf sanft erhitzen. Die Zwiebel und den Knoblauch darin in etwa 5 Minuten glasig dünsten.
2 Die Apfelstücke mit der Muskatnuss bestreuen, in den Topf geben und unter Rühren 2 Minuten andünsten.
3 Den Kürbis und den Kreuzkümmel dazugeben, die Brühe angießen und aufkochen. Einige Minuten köcheln, bis der Kürbis weich ist.
4 Die Kondensmilch dazugeben, dann die Suppe cremig pürieren.
5 Bei sehr geringer Hitze nochmals 5 Minuten ziehen lassen. Mit Salz und Pfeffer abschmecken.

DEKORATION: Mit grob geschrotetem schwarzem Pfeffer bestreuen.

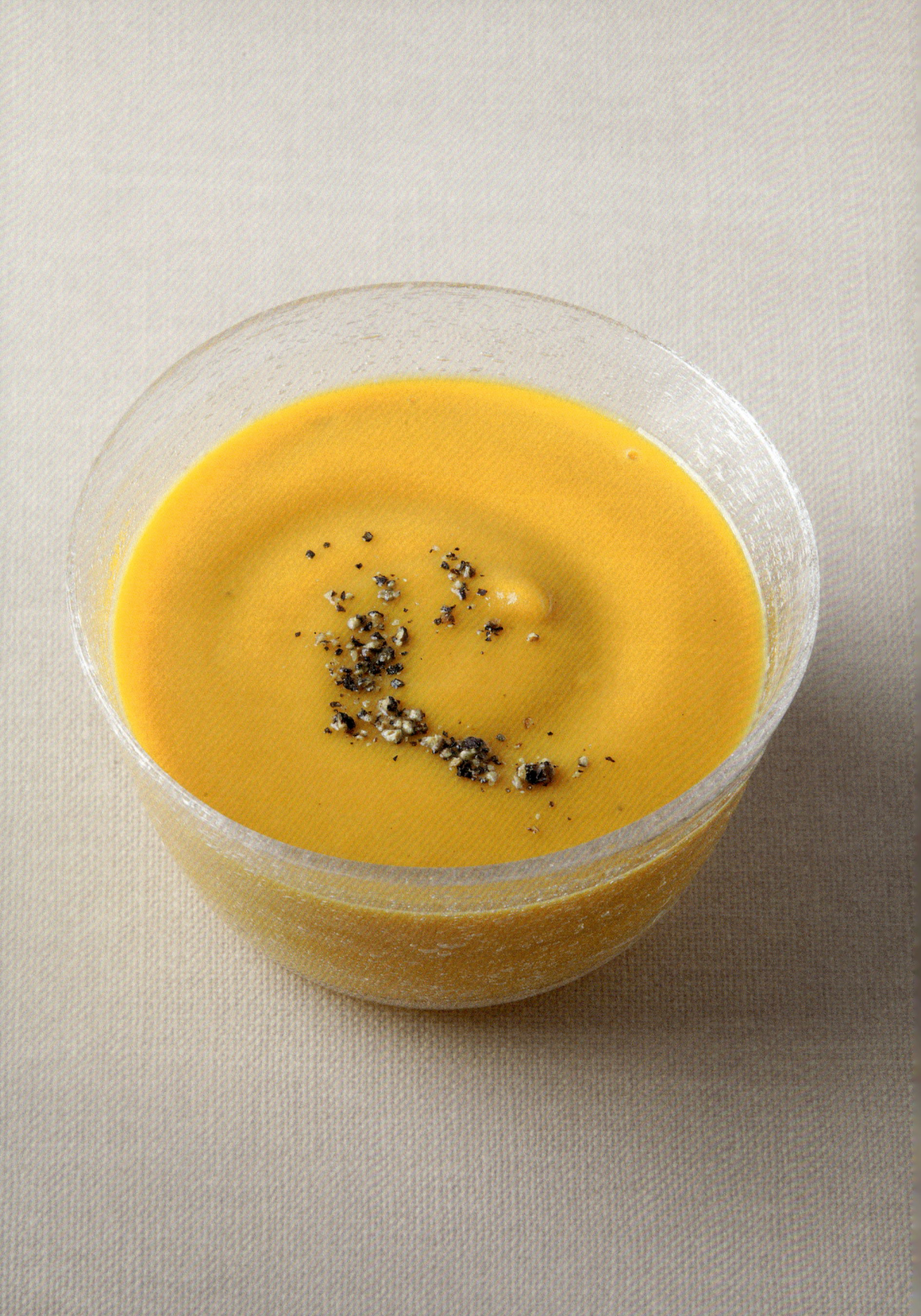

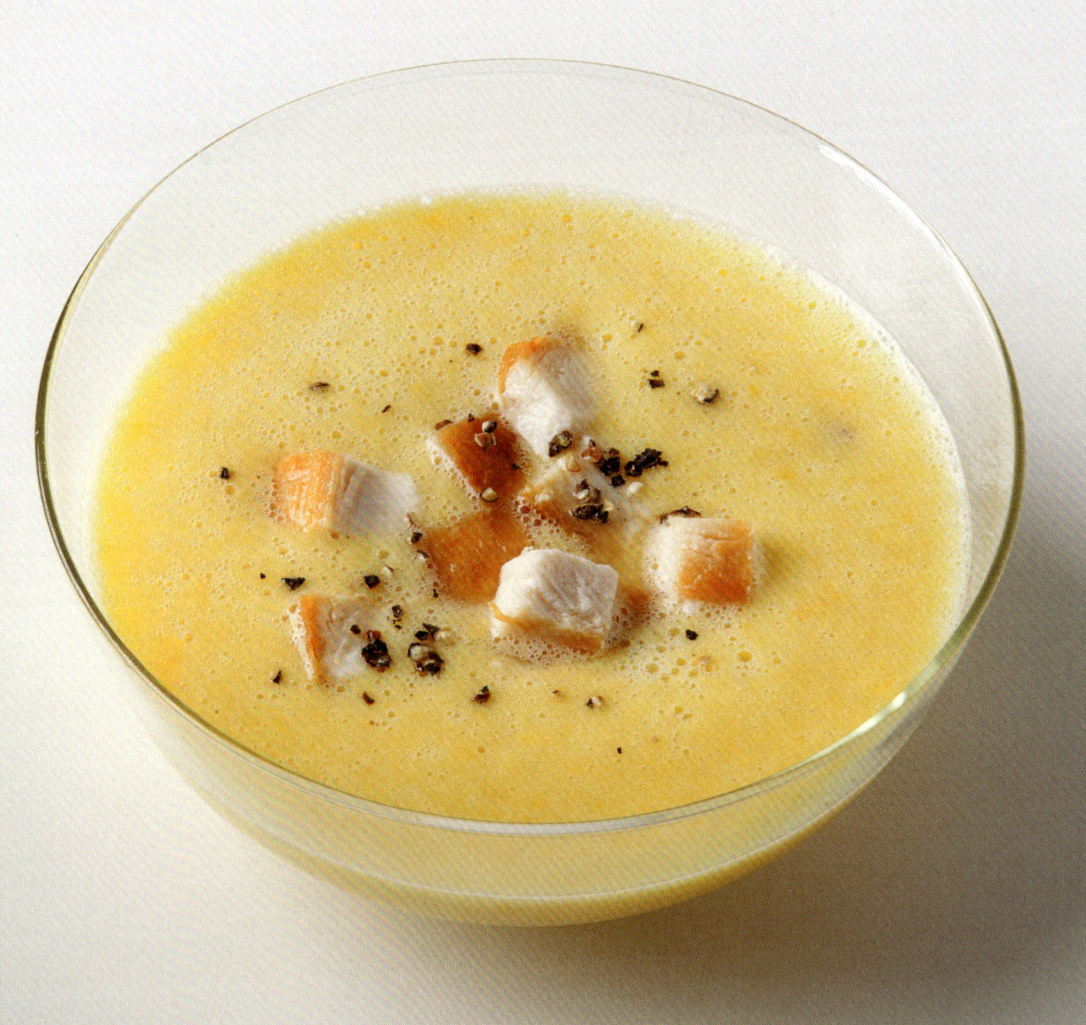

MAIS-HÜHNERSUPPE

Zubereitungszeit: 30 Minuten

Portionen: 8

Kalorien: unter 200

- 600 g Maiskörner, frisch oder aus dem Glas
- 1 große Zwiebel, geschält und in Würfel geschnitten
- 50 g Stangensellerie, in Würfel geschnitten
- 1,25 l Hühnerbrühe, natriumarm
- 250 ml Wasser
- 300 g Hähnchenbrust, gebraten und in Würfel geschnitten
- Salz und Pfeffer

1 Den Mais, die Zwiebel und den Sellerie zusammen mit Brühe und Wasser in einen großen Topf geben. Aufkochen, dann bei geringer Hitze 10 Minuten köcheln.

2 Die Suppe cremig pürieren. In den Topf zurückgeben, das Hähnchenfleisch dazugeben und zugedeckt nochmals 10 Minuten köcheln.

3 Mit Salz und Pfeffer abschmecken.

HERZHAFTE SPINATSUPPE

Zubereitungszeit: 40 Minuten

Portionen: 4

Kalorien: unter 200

- 1 TL Olivenöl
- ½ mittelgroße Zwiebel, geschält und fein gehackt
- 2 Knoblauchzehen, geschält und zerdrückt
- 200 g Jasminreis
- 1 Stange Sellerie, fein gehackt (etwas vom Selleriegrün zum Dekorieren beiseitelegen)

- 500 ml Gemüse- oder Hühnerbrühe, natriumarm
- 250 ml Wasser
- 180 g Babyspinat
- 400 ml Milch, fettfrei oder fettarm
- Salz und Pfeffer

1 Das Olivenöl in einem großen Topf erhitzen, die Zwiebel und den Knoblauch darin glasig dünsten.

2 Den Reis und den Sellerie dazugeben, die Brühe und das Wasser angießen. Aufkochen und zugedeckt 10 Minuten köcheln.

3 Den Spinat zugeben und noch 5 Minuten weiterköcheln.

4 Die Milch dazugeben und die Suppe pürieren. Je nach gewünschter Konsistenz noch etwas heißes Wasser oder heiße Brühe zugeben. Mit Salz und Pfeffer abschmecken.

DEKORATION: Mit dem fein geschnittenen Selleriegrün garnieren.

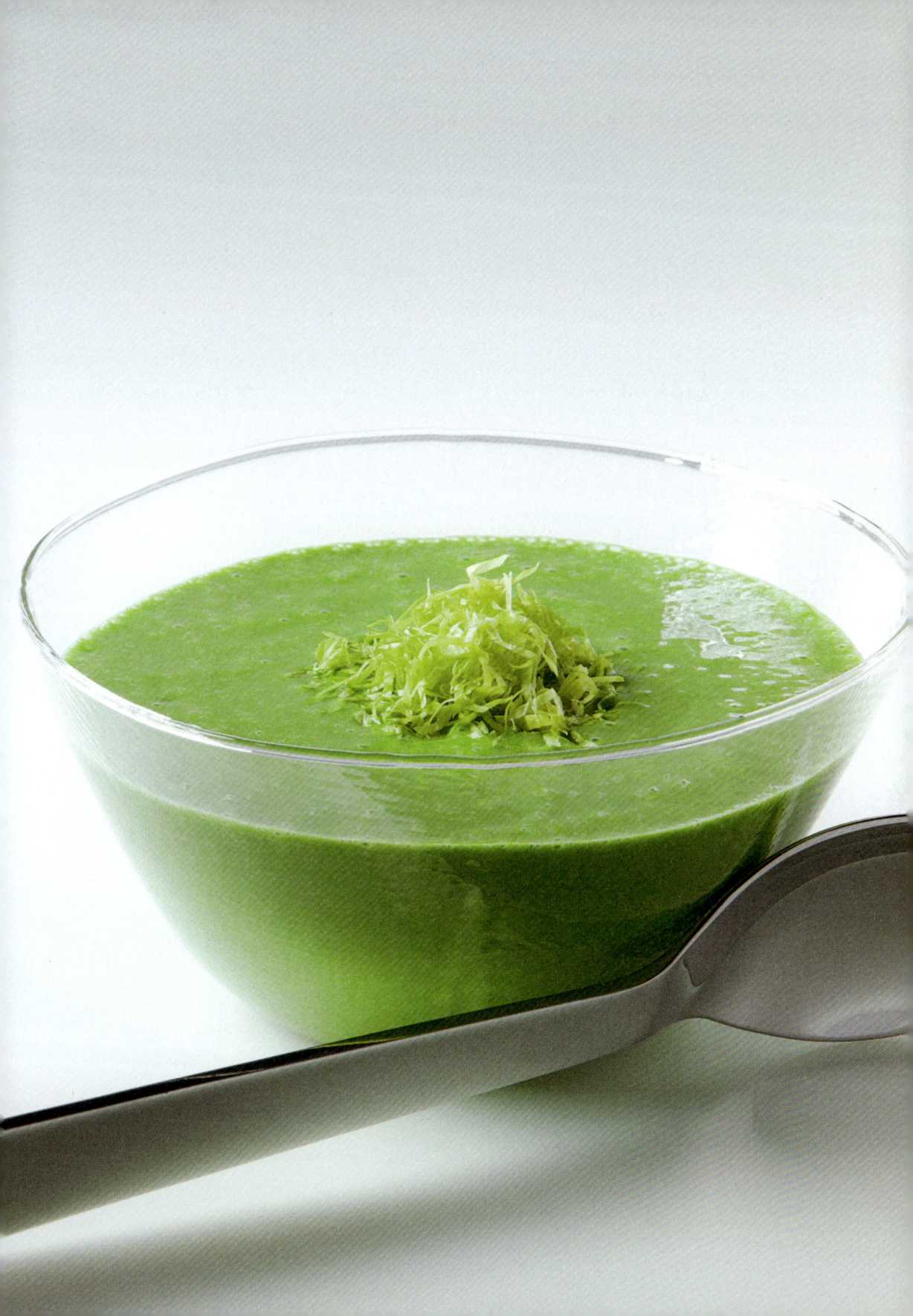

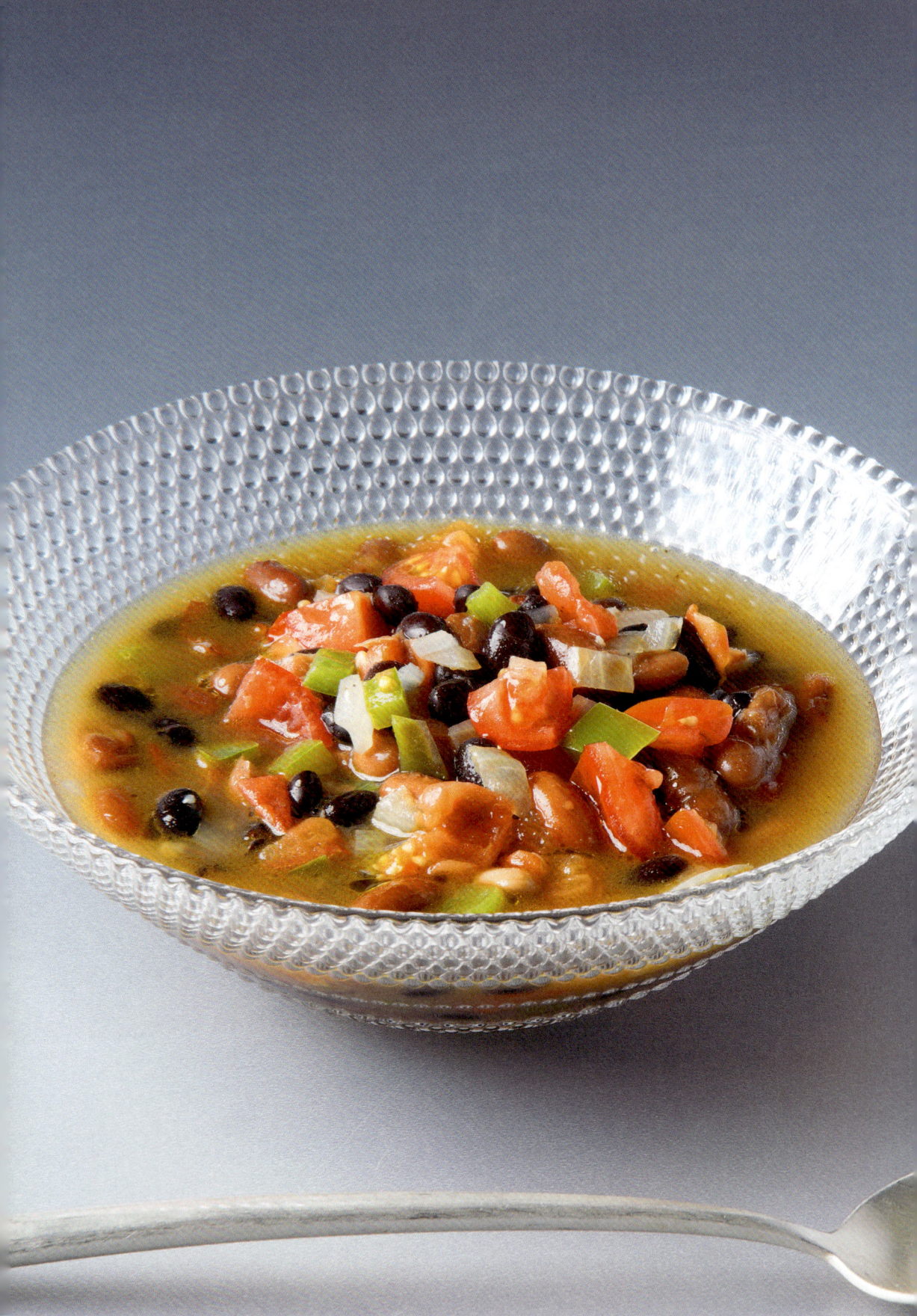

SUPPE MIT TOMATEN UND BOHNEN

Zubereitungszeit: 30 Minuten   Kalorien: unter 200

Portionen: 6

- 1 EL Olivenöl
- 1 mittelgroße Zwiebel, geschält und gewürfelt
- 1 grüne Paprika, gewürfelt
- 450 g Wachtelbohnen aus der Dose
- 450 g schwarze Bohnen aus der Dose
- 2 mittelgroße Tomaten, gewürfelt

- 250 ml Hühnerbrühe, natriumarm
- 750 ml Wasser
- 3 EL Zitronensaft, frisch gepresst
- ½ TL Knoblauchpulver

1 Das Öl in einem Suppentopf sanft erhitzen, die Zwiebel darin glasig dünsten.
2 Die Paprika, die Bohnen und die Tomaten zugeben, die Brühe und das Wasser angießen, mit Zitronensaft und Knoblauchpulver würzen.
3 Alles bei mittlerer Hitze unter gelegentlichem Umrühren 15 Minuten köcheln.

DIE ERSTAUNLICHE KAROTTENSUPPE

Zubereitungszeit: 40 Minuten
Portionen: 4

Kalorien: unter 200

- 2 EL Butter
- 1 große Zwiebel, geschält und gehackt
- 1 Knoblauchzehe, geschält und zerdrückt
- 300 g Karotten, geschält und gewürfelt
- ½ TL geriebene frische Ingwerwurzel
- 4 große Streifen Bio-Orangenschale

- 500 ml Gemüse- oder Hühnerbrühe, natriumarm
- 250 ml Wasser
- 2 EL frischer Dill, gehackt (4 Zweige zum Garnieren beiseitelegen)
- 120 ml Buttermilch
- 60 g saure Sahne
- Salz und Pfeffer

1 Die Butter in einem Topf sanft erhitzen, die Zwiebel und den Knoblauch darin glasig dünsten.
2 Die Karotten, den Ingwer und die Orangenschale dazugeben, die Brühe und das Wasser angießen und aufkochen. Die Hitze reduzieren und zugedeckt etwa 20 Minuten köcheln, bis die Karotten gar sind.
3 Die Orangenschalen herausnehmen, den Dill und die Buttermilch hineingeben und die Suppe pürieren.
4 Die Hälfte der sauren Sahne unterrühren und die Suppe nochmals unter ständigem Rühren erhitzen, aber nicht mehr kochen lassen. Mit Salz und Pfeffer abschmecken.

DEKORATION: Mit jeweils einem Klecks saurer Sahne und einem Dillzweig »getoppt« servieren.

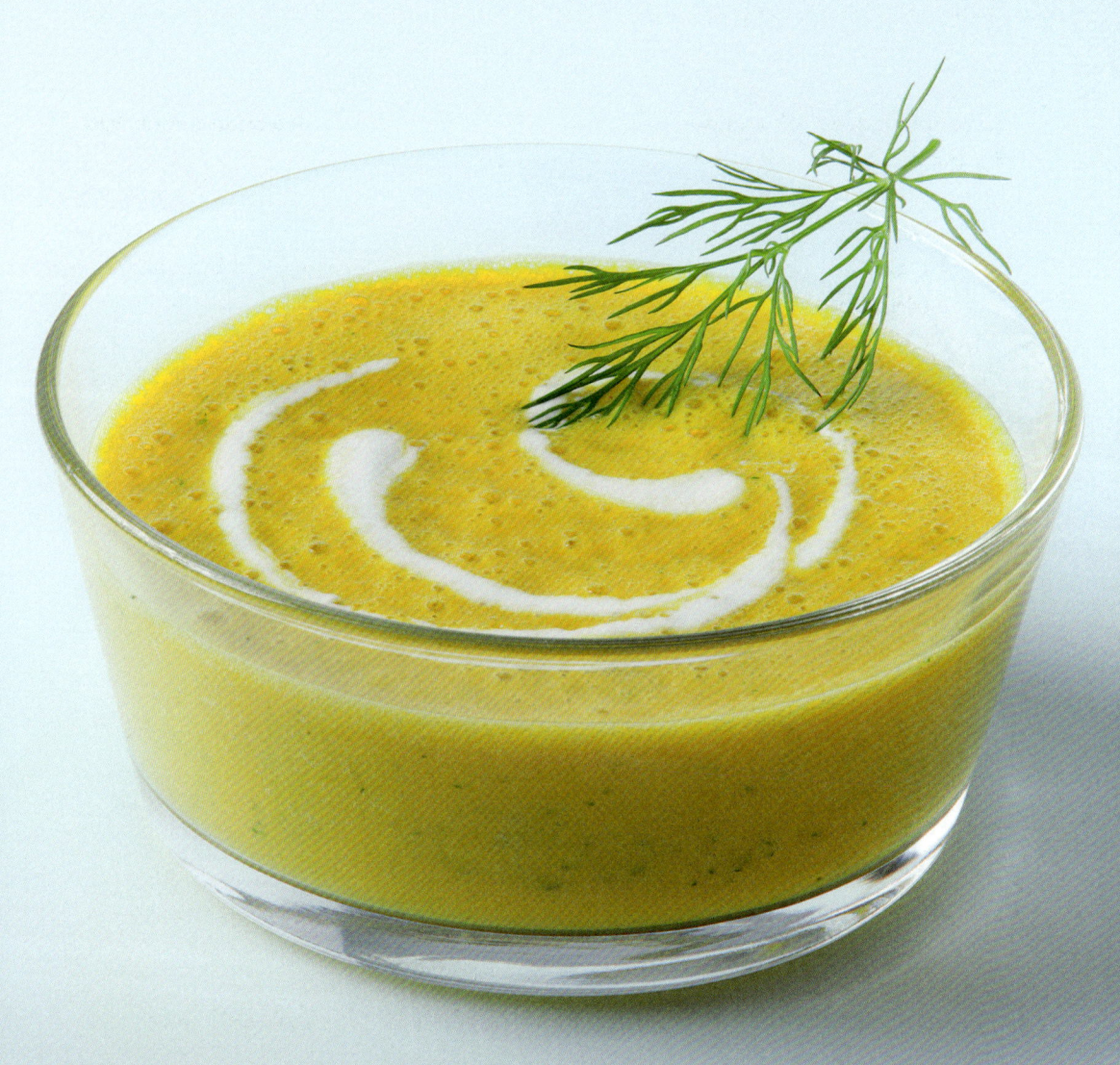

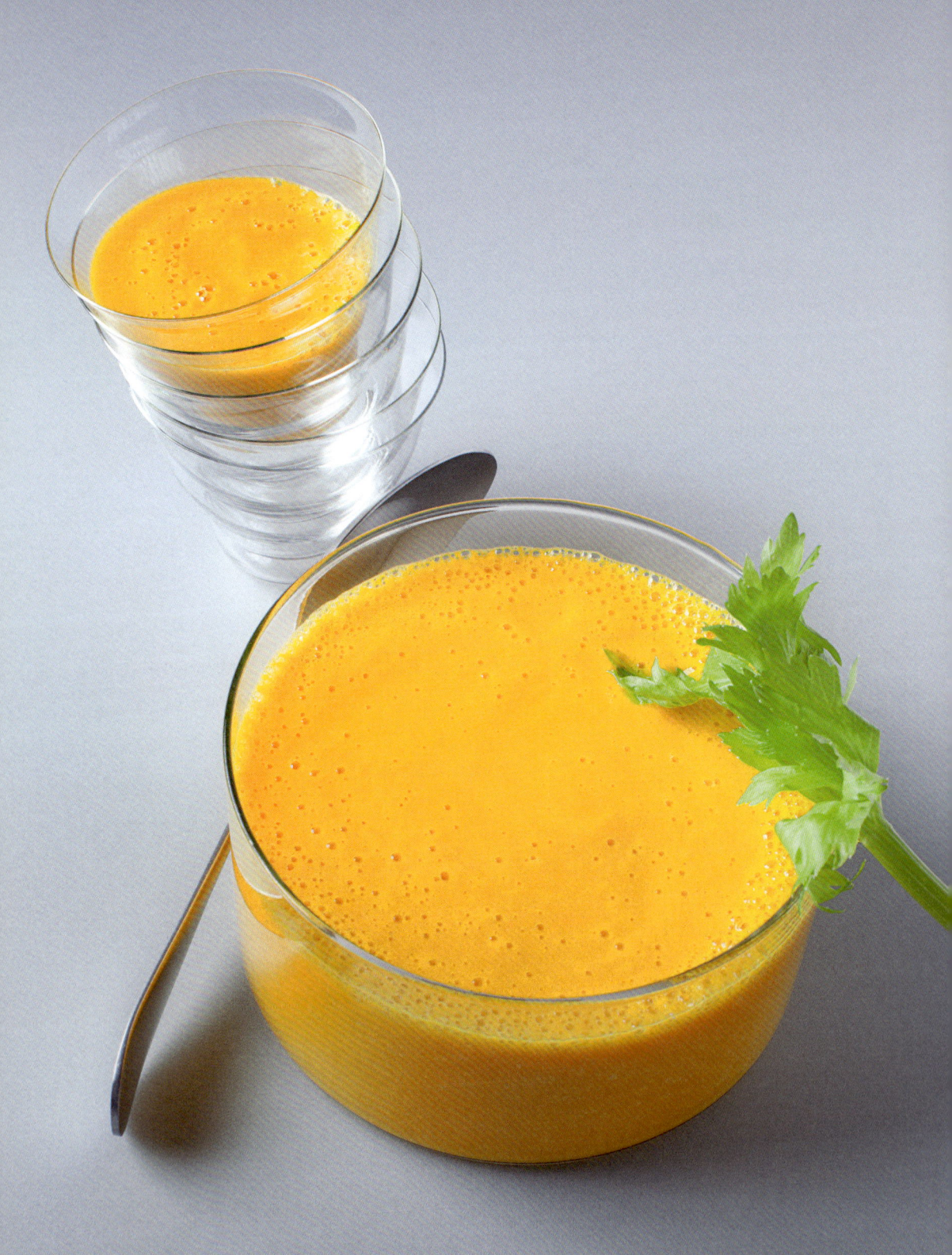

DIE FANTASTISCHE SÜSSKARTOFFELSUPPE

Zubereitungszeit: 60 Minuten
Portionen: 6

Kalorien: unter 200

- 3 mittelgroße Süßkartoffeln, geschält und geviertelt
- 1 EL Olivenöl
- 1 mittelgroße Stange Lauch (nur den weißen Abschnitt), gewaschen, geschält und gehackt
- 1 kleine gelbe Zwiebel, geschält und gehackt
- ½ Stange Sellerie, je zur Hälfte gehackt und (zum Garnieren) in lange Stifte geschnitten

- 1 mittelgroße Karotte, geschält und gehackt
- 1 Knoblauchzehe, geschält und zerdrückt
- 1,25 l Hühnerbrühe, natriumarm
- 120 ml Buttermilch, fettarm
- Salz und Pfeffer

1 Die Süßkartoffeln in einem großen Topf in ca. 500 ml Wasser gar köcheln.

2 Inzwischen das Öl in einem großen Topf sanft erhitzen. Den Lauch, die Zwiebel, den Sellerie, die Karotte und den Knoblauch darin unter Rühren 3 Minuten andünsten.

3 Die gegarten Süßkartoffeln dazugeben, die Hühnerbrühe angießen und aufkochen. Etwa 15 Minuten köcheln lassen, bis das Gemüse gar ist.

4 Die Suppe cremig pürieren und die Buttermilch einrühren. Mit Salz und Pfeffer abschmecken und nochmals kurz erhitzen (nicht mehr kochen).

DEKORATION: Mit den Selleriestiften anrichten.

BROKKOLI-CHEDDAR-SUPPE

Zubereitungszeit: 45 Minuten   Kalorien: unter 200
Portionen: 8

- 1 EL Butter oder Olivenöl extra vergine
- 1 mittelgroße Zwiebel, geschält und gehackt
- 1 Stange Sellerie, gehackt
- 2 Knoblauchzehen, geschält und fein gehackt
- 1 TL frische Thymian- oder Petersilienblätter, gehackt (einige Blättchen zum Garnieren beiseitelegen)

- 800 g Brokkoli, in Röschen geteilt
- 1 l Hühner- oder Gemüsebrühe, natriumarm
- 500 ml Wasser
- 120 ml Milch oder fettarme Sahne
- 100 g Cheddar-Käse, gerieben
- Salz und Pfeffer

1 Die Butter beziehungsweise das Öl in einem großen Topf sanft erhitzen, die Zwiebel und den Sellerie darin 5 Minuten andünsten.

2 Den Knoblauch sowie den Thymian oder die Petersilie dazugeben und noch 1 Minute unter Rühren mitdünsten.

3 Den Brokkoli dazugeben, die Brühe und das Wasser angießen, aufkochen und zugedeckt ca. 15 Minuten köcheln.

4 Die Suppe pürieren und die Milch oder fettarme Sahne und die Hälfte vom Käse dazugeben. Nochmals unter Rühren erhitzen (nicht mehr kochen). Mit Salz und Pfeffer abschmecken.

DEKORATION: Mit Petersilien- oder Thymianblättchen und dem restlichen Käse bestreut servieren.

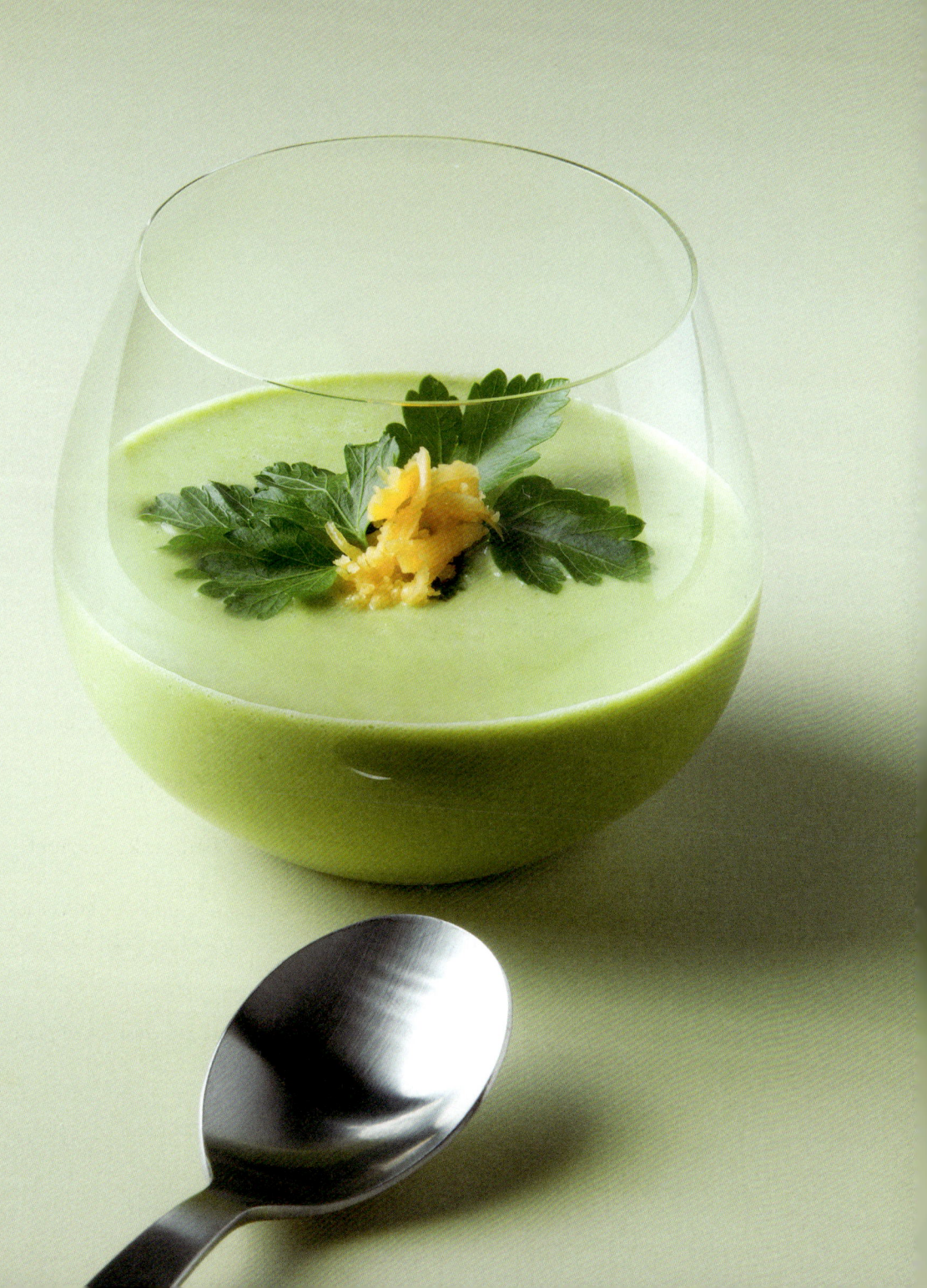

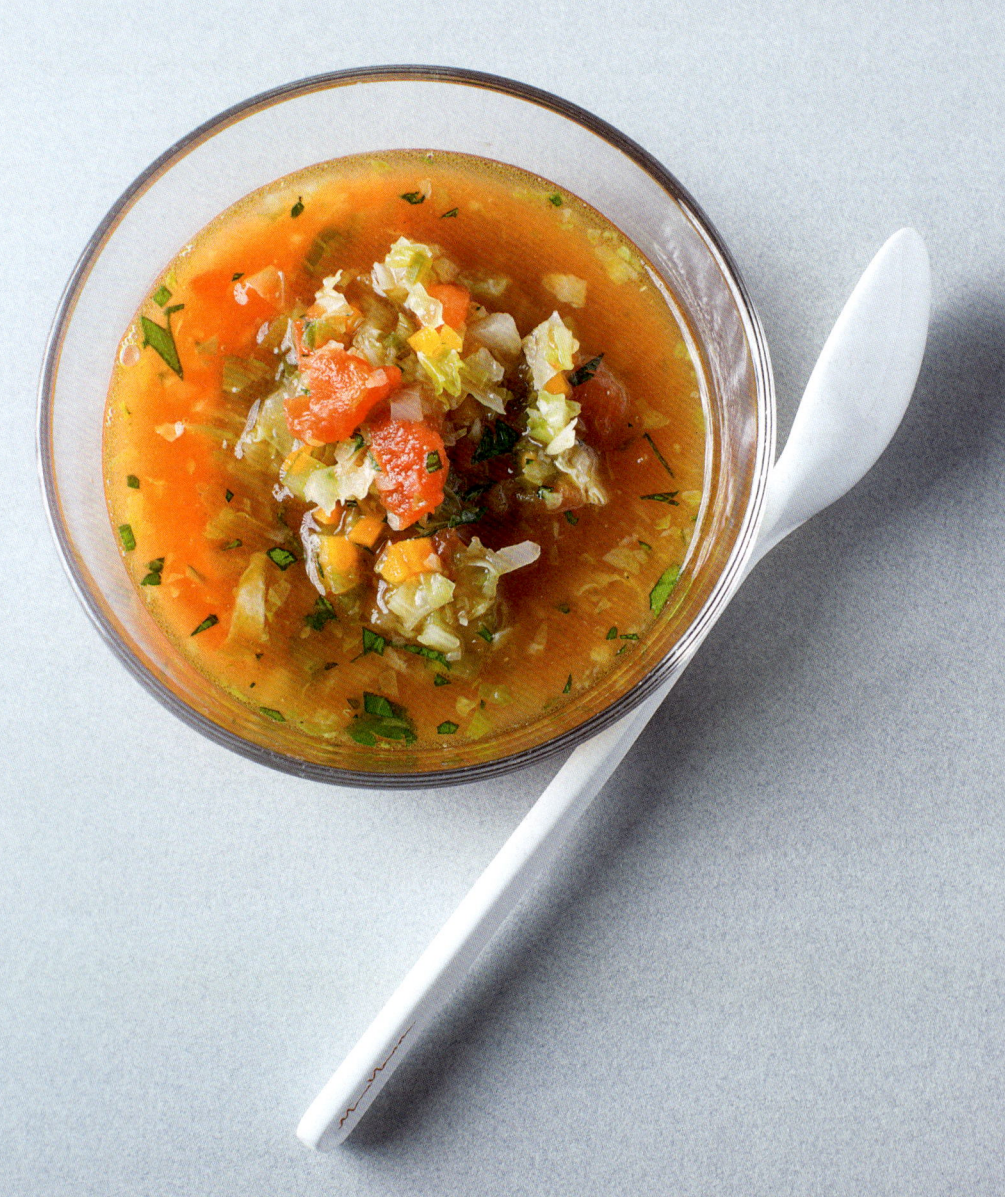

LECKERE KOHLSUPPE

Zubereitungszeit: 45 Minuten

Kalorien: unter 200

Portionen: 6

- ½ EL Butter
- 3 EL Olivenöl
- 1 mittelgroße Zwiebel, geschält und klein gehackt
- 1 kleine Dose Tomaten (420 g)
- 500 ml Wasser
- 500 ml Gemüsebrühe, natriumarm
- ½ EL Rinderbrühe-Pulver
- ½ TL Knoblauchpulver

- 60 g Karotten, geschält und gewürfelt
- 150 g Stangensellerie, gewürfelt
- ½ grüne Paprika, gewürfelt
- 350 g grüner Kopfkohl (Wirsing, Weißkohl oder Spitzkohl), in Streifen geschnitten
- ½ TL italienische Gewürzmischung
- ½ TL frische Petersilie, gehackt

1 Die Butter und 2 EL Olivenöl in einem Topf sanft erhitzen, die Zwiebel darin glasig dünsten.

2 Die Tomaten dazugeben, das Wasser und die Brühe angießen, mit dem Rinderbrühe-Pulver und dem Knoblauchpulver würzen. Aufkochen und anschließend 15 Minuten köcheln lassen.

3 Die Karotten, den Sellerie, die Paprika und den Kohl in den Topf geben. Etwa 15 Minuten weiterköcheln, bis das Gemüse gar ist.

4 Vom Herd nehmen, die italienische Gewürzmischung, die Petersilie und das restliche Olivenöl unterrühren.

BÜCHER UND ADRESSEN, DIE WEITERHELFEN

Ernährung

Breckwoldt, Michael: Essen aus der Natur: Kräuter, Beeren, Pilze sammeln und verwenden; Stiftung Warentest

Elmadfa, Ibrahim; Aign, Waltraute; Muskat, Erich; Fritzsche, Doris: Die große GU Nährwert-Kalorien-Tabelle; Gräfe und Unzer Verlag

Grillparzer, Marion: Fatburner. So einfach schmilzt das Fett weg; Gräfe und Unzer Verlag

Hickisch, Burkhard; Guth, Dr. med. Christian: Grüne Smoothies; Gräfe und Unzer Verlag

Hudak, Renate: Kräuter selbst anbauen: Schritt für Schritt zum eigenen Kräuterparadies; Gräfe und Unzer Verlag

Mayer, Joachim: Leckeres vom Balkon; Gräfe und Unzer Verlag

Nöcker, Rose-Marie: Das große Buch der Sprossen und Keime. Mit vielen Rezepten; Heyne

Sandjon, Chantal-Fleur: Abnehmen mit Smoothies; Gräfe und Unzer Verlag

Smith, Dr. Ian: SHRED. Die Erfolgsdiät ohne Hungern; Gräfe und Unzer Verlag

Bewegung

Bimbi-Dresp, Michaela: Pilates (mit DVD); Gräfe und Unzer Verlag

Bös, Klaus: Walking und sanftes Lauftraining; Gräfe und Unzer Verlag

Clark, Joshua; Lauren, Mark: Fit ohne Geräte. Trainieren mit dem eigenen Körpergewicht; Riva

Czichoschewski, Heiko: Fit for two. Das effektive Partner-Workout; Bruckmann Verlag

Froböse, Ingo: Das Muskel-Workout. Über 100 hocheffiziente Übungen ohne Geräte; Gräfe und Unzer Verlag

Kyrein, Martin; Waesse, Harry: Yoga für Einsteiger; Gräfe und Unzer Verlag

Regelin, Petra: Hanteltraining für Frauen: Den Körper formen. Die Muskeln stärken; Blv

Rieth, Stefan: Das neue Stretching (Buch mit DVD): Fit und beschwerdefrei mit Functional Training; Gräfe und Unzer Verlag

Tschirner, Thorsten: Fit mit dem Thera-Band; Gräfe und Unzer Verlag

Winkler, Nina: Bauch, Beine, Po intensiv; Gräfe und Unzer Verlag

Zylla, Amiena: Barre Workout (Buch mit DVD). Das Flow-Training aus Ballett, Pilates und Yoga; Gräfe und Unzer Verlag

Adressen, die weiterhelfen

www.lebensmittellexikon.de
Einmaliges Internet-Nachschlagewerk mit tausenden Lebensmitteln, zu Nährwerten, Lebensmittelzusatzstoffen und gesunder Ernährung

www.kuechengoetter.de
Eine Fülle toller Rezepte, auch zum Abnehmen, Warenkunde zu zahlreichen einzelnen Lebensmitteln, Videos, Blog & Genießer-Community

www.fidolino.com
Unter der Rubrik „Produkte" finden Sie hier: gutes Eiweißpulver, Mini-Trampolin, XCO-Hanteln, Thera-Bänder, Thermo-Behälter, leistungsstarke Mixer, Schrittzähler für die Hosentasche, Bücher zu Ernährung und Fitness…

www.covemo.de
Hier gibt es den neuen, von Physiotherapeuten entwickelten Rückentrainer für zu Hause, fürs Büro, für die Sporttasche…

www.sportprogesundheit.de
Hier finden Sie Gesundheitssportangebote des Deutschen Olympischen Sportbunds in Ihrer Nähe.

Angebote zu Freizeit- und Mannschaftssport in Ihrer Nähe finden Sie bei Ihrer Volkshochschule sowie unter dem Suchbegriff „Freizeitsport" und der Eingabe Ihres Wohnorts.

www.adfc-tourenportal.de
Hier gibt es Infos zu empfehlenswerten Touren in ganz Deutschland, zu kostenlosen Tour-Angeboten sowie einen Online-Tourenplaner. Als ADFC-Mitglied können Sie auch an den regelmäßigen Feierabendtouren der Zweigstelle vor Ort teilnehmen.

www.sportscheck.com
Hier können Sie Sport-Springseile in einfachen und raffinierten Ausführungen bestellen, außerdem anderes Fitnesszubehör und Sportkleidung für alle Sportarten.

www.runnersworld.de/training/dehnuebungen-fuer-laeufer-im-video.185500.htm
Noch einfacher geht's nicht: Hier finden Sie alle wichtigen Dehnübungen für den ganzen Körper, in einzeln anklickbaren Videos von Profis vorgemacht. Außerdem viele Infos für Läufer und solche, die es werden wollen.

REGISTER

A

Abnehmen, gesundes 14 f.
Abnehmen, schnelles 7, 14 f.
Alkohol 39 f.
»Allesfresser« 21
Antioxidanzien 21
Ausdauertraining 28

B

Ballaststoffe 21
Bauchumfang 64
Bedürfnisse, wahre 26
Bewegung 19
Blutdruck 14, 19
Blutfette 19
Blutzuckerspiegel 14, 19

C

Cardio-Training 28
Cholesterinwerte 14

D

Diabetiker 40
Diätschäden 15
Dosenware 39
Durchhalten 25, 32, 125 ff.
Durchstarten 24, 63 ff.

E

Einkäufe 34 ff., 66 ff., 98 ff.,
    128 ff.
Eiweiß 18
Endspurt 18, 126
Energiebilanz, negative/
    positive 18 f.
Extremdiäten 15

F

Fehltritte 32
Fett 18
Fitnessstudio 28
Fleischverzehr 21
Flexibilität 65
Fokussierung 16
Freie Radikale 21
Freunde 13
Frühstück 40
Frust 32

G

Gemüse 27
Gesundheitliche Bedingun-
    gen 17
Getränke 39, 40
Gewicht, aktuelles 17
Gewichte, Training mit 28
Gewichtsabnahme 16, 17, 38
Gewohnheiten 17, 64
Gewürze 40
Grundlagen 24, 31 ff.

H

Herz-Kreislauf-Training 28
Hürden 13

I

Individuelle Bedürfnisse 26
Intermittierendes Fasten 19 f.

K

Kaffee 39
Kalorienzufuhr, unregelmä-
    ßige 19
Kleidergröße 16
Kleidergröße, neue 96
Kohlenhydrate 18

Konzentration

Konzentration 16
Körper formen 25, 95 ff.
Körperumfang 16, 17
Krafttraining 28

L

Lebensweise, gesunde nach der
    Diät 29

M

Mahlzeiten 24
Mahlzeiten überspringen 38
Mahlzeitenrhythmus 26
Mahlzeitentausch 40
Medikamente 17
Mischkost 21
Motivation 13, 16, 24, 32
Muskelaufbau 28

N

Nährstoffdichte 21 f.
Nährstoffe 27
Naturbelassene Speisen 27

P

Pflanzenkost 21
Plateauphase 64
Portionsgrößen 40

S

Säfte 39
Satt-Gefühl 26
Schlafengehen 40
Selbstbewusstsein 64
SHRED-Basisprogramm 14
SHRED-DVD 27 f.
Smoothie-Rezepte 175 ff.
Smoothies 38
Snack-Joker 103

Snacks 24, 39, 157 ff.
Snacks mit 100 kcal 159 ff.
Snacks mit 150 kcal 167 ff.
Suppen 39
Suppenrezepte 247 ff.

T
Tauschen von Mahlzeiten 40
Tiefkühlware 39
Training 27 f.
Trainingsdauer 27

U
Überraschungseffekt 16, 20

V
Variieren 26 f.
Vegetarier 21, 40

W
Wiegen 38
Workout 27 f.
Wunschgewicht 17

Z
Ziele 12, 15

REZEPT-REGISTER

OBST-SMOOTHIES

Avocado Supreme 219
Down-Under-Spektakel 191
Erdbeer-Smoothie für
    Eilige 192
Grüne Energie 244
Grüner Powerdrink 243
Grünes Monster 203
Gurken-Birnen-Energy-
    drink 179
Muntermacher 224
Scharfer Kraftmix 236
Sunset 215
Tropical Breeze 195

OBST-SMOOTHIES MIT JOGHURT ODER MILCH

Banane in Orange 227
Bananen-Hafer-Kraftkick 232
Bananen-Kiwi-Spleen 196
Beeren-Apfel-Smoothie 211
Beerenstark 240
Blaues Wunder 187
Blue Mango 231
Cherry-Muntermacher 207
Die Kraft der Banane 200
Erdbeer-Spritz 228
Früchte-Extravaganz 223
Heidelbeer-Hit 199
Heidelbeer-Swizzle 220
Lila Launemacher 184
Lila trifft Orange 204
Mangomania 176
Nachthimmel 216
Pfirsich-Erdbeer-Nektar 208
Pflaumenpower 239
Rote-Bete-Detox 212
Schoko-Shake mit Pfiff 183
Süße Detox-Verführung 235
Wassermelonen-Spritz 180
Zitronen-Orangen-Elixier 188

SUPPEN UND EINTÖPFE

Blumenkohl-Kartoffel-
    Suppe 263
Bohnen-Karotten-Suppe 248
Bohnensuppe schwarz-
    weiß 251
Brokkoli-Cheddar-Suppe 280
Butternusskürbis-Apfel-
    Suppe 268
Die erstaunliche Karotten-
    suppe 276
Die fantastische Süßkartoffel-
    suppe 279
Gurken-Gazpacho 264
Herzhafte Spinatsuppe 272
Huhn und Reis 255
Leckere Kohlsuppe 283
Linsen-Curry-Suppe 259
Mais-Hühnersuppe 271
Mais-Kürbis-Suppe 256
Schlankmacher-Spargel-
    suppe 252
Suppe mit Tomaten und Boh-
    nen 275
Tomaten-Basilikum-Traum 267
Tristés neue Nudel-Hühner-
    suppe 260

SUPER SHRED

ISBN: 978-3-8338-4285-6
Projektleitung: Regina Denk
Übersetzung: Reinhard Ferstl
Lektorat: Barbara Kohl
Fotografie: Fotografie, Styling, Requisite und
Foodstyling: Joerg Lehmann, Berlin
Foodstyling: Anne Rabeler und Max Faber, Berlin
Illustrationen: Bettina Stickel
Umschlaggestaltung und Innenlayout:
Sabine Krohberger, ki 36 Editorial Design, München
Satz: Ute Fründt
Druck und Bindung: Firmengruppe Appl, Wemding

1. Auflage 2014

www.graefeundunzer-verlag.de

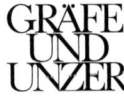

GRÄFE
UND
UNZER

Ein Unternehmen der
GANSKE VERLAGSGRUPPE